首都国医名师"大师1+1"丛书·第一辑

余瀛鳌通治方验案按

余瀛鳌　主审

李鸿涛　主编

扫码看名师亲授视频

U0259232

北京科学技术出版社

图书在版编目（CIP）数据

余瀛鳌通治方验案按／李鸿涛主编. — 北京：北
京科学技术出版社，2021.2
（首都国医名师"大师1+1"丛书. 第一辑）
ISBN 978 – 7 – 5714 – 1397 – 2

Ⅰ. ①余… Ⅱ. ①李… Ⅲ. ①医案 – 汇编 – 中国 – 现
代 Ⅳ. ①R249.7

中国版本图书馆 CIP 数据核字（2021）第 026119 号

策划编辑：侍 伟 吴 丹
责任编辑：吴 丹
责任校对：贾 荣
装帧设计：昇一设计
责任印制：李 茗
出 版 人：曾庆宇
出版发行：北京科学技术出版社
社　　址：北京西直门南大街 16 号
邮政编码：100035
电　　话：0086 – 10 – 66135495（总编室）　 0086 – 10 – 66113227（发行部）
网　　址：www.bkydw.cn
印　　刷：三河市国新印装有限公司
开　　本：710mm×1000mm　1/16
字　　数：238 千字
印　　张：16
版　　次：2021 年 2 月第 1 版
印　　次：2021 年 2 月第 1 次印刷
ISBN 978 – 7 – 5714 – 1397 – 2

定　　价：69.00 元

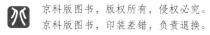

余序

　　谦虚好学的李鸿涛博士，是当前中医界的青年才俊之一，现任中国中医科学院信息研究所古籍资源研究室主任。2012 年中国中医科学院启动全国中医药传承博士后人才培养工作，他本人找到我，希望能够以我的临床经验传承总结作为研究方向，申请进站工作并跟随我学习。几年前我曾经和他合作过几个科研项目，他能够根据研究内容的不同特点出色地完成工作。此外，近些年他丰富的专业成果和著作，也体现了他在中医领域的开拓和贡献。因此，可以说李鸿涛博士的专业能力和条件完全符合中国中医科学院对于传承博士后学术经验传承的要求，故乐而首肯。

　　李鸿涛博士进站学习、工作以来，我曾和他反复研讨，认为治学之要应突出学术理论与临床诊疗相融合。两年多来，他能够在学习过程中做到善学多思，明辨笃行，突出重点。与我商讨后，他将研究重点放在归纳凝练我提出的临证"通治方"思想及其临床运用上，特别是对于通治方思想的形成基础、临证常用通治方及化裁、通治法与药物配伍经验，做出了传承性和探索性相结合的工作。他不仅在总结与归纳我的临证经验、诊疗模式、方药心悟等方面下了很大的功夫，而且结合自身

1

学验基础能够有所提炼和创新，对于丰富中医辨证论治和辨病论治理论做出了积极的贡献。

通过两年多的积累和勤奋工作，今年上半年，李鸿涛博士在与我商讨出站报告撰写事宜后，拟定框架，月余即基本竣稿。我抽暇展阅后，深感其撰文资料丰盈，条理清晰，论证翔实，医文相植。之后不久，他又在出站报告答辩会上受到专家好评，其文稿被推荐为优秀论文。说明此文不仅是一份传承工作的较为满意的答卷，而且文中的经验和案例亦能为阅习者提供一定的"学以为用"的参考，这也是我所企盼的。

此书即在上述研究资料基础上编辑整理而成。书中所论内容主要是我在通治方研究方面的学术与临床概要。李鸿涛博士在解析方剂、选择验案、撰写按语等方面力求精要而便于读者阅习。此书完稿后，又经我逐一审订。此书的出版受到出版界同仁的关怀与重视，在此一并致谢！

今以上述刍言以为序。

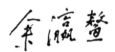

前言

　　中医药学是中华文明的杰出代表，蕴含着科学的理论体系和丰富的诊疗经验，几千年来，在护卫我国人民繁衍生息、生命健康方面，做出了巨大贡献，并对世界医学科学产生了深远影响。

　　今日中医之发展仍以"传承""创新"作为两大主题，相辅而并重。其中，人才培养是中医药学薪火相传、生生不息的动力。国家中医药管理局和中国中医科学院领导以名老中医药专家学术经验继承作为重要的人才培养方式和途径，并在 2012 年对于此项工作做出高瞻远瞩的规划，决定启动并开展全国中医药传承博士后项目，将传统的中医药师承教育与国家博士后科研工作结合起来，开创博士后人才培养的新方向。此项工作，为我们中青年中医工作者提供了宝贵的深造机遇，是新时期中医教育改革的创新之举。

　　2013 年，本人有幸被批准成为全国中医药传承博士后中的一员，师承我国著名中医学家余瀛鳌教授，以余老学术思想和临证经验的整理和传承作为研究方向，开展研究工作。余瀛鳌教授是中医界公认的中医文献和中医临床大家。我和余老相识多年，我在中国中医科学院学习和工作的十余年里，小到撰著求序、求医问药，大到项目审核、课题论证，余老都是每求必应。尤其是在进入博士后流动站的两年多的时间里，余老不仅在学术上对我悉心指导，在生活上也给予了我无微不至的关怀。导师学风严谨、知识渊博、谦善和蔼，是我的楷模。在此对余老辛勤的培养致以衷心的感谢！

两年多来，在余老的指导下，我在传承博士后工作中坚持王永炎院士提出的"读经典、做临床、参名师"的治学理念，一方面，通过跟师临证和纂述心得，总结和整理了余老通治方学术思想和临床经验；另一方面，通过科研访谈和查阅文献，我的中医素养和临证思辨水平也得到了提高，收获颇丰。这本小书也是在本人出站报告的基础上经过增订和修改，并在余老逐字逐句的审订后完成的。本书以余老所倡导的通治方为核心，分为上、下两篇。上篇为医论，总结余老的通治方学术思想和"辨病辨证—通治方—通治法—应证化裁"的临证模式；下篇整理余老临床各科常用通治方近60首及常用加减法。因下篇是按照"通治方—验案—按语"的体例编纂，故将本书命名为《余瀛鳌通治方验案按》，使读者阅案以识方之用，览按以明案之效。数易其稿，方成此编，希望能够为中医药学术的传承贡献一份绵薄之力。尽管如此，本人自知学识尚浅，对余老丰富的学术思想和临证经验领会不足，以致书中产生疏漏或错误之处，祈望大家不吝赐教。

最后，向对本书的出版给予热情帮助并付出辛勤劳动的北京科学技术出版社领导和编辑同志致以衷心的感谢！

李鸿涛

目录

下篇

方　　按

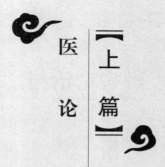

上篇

医论

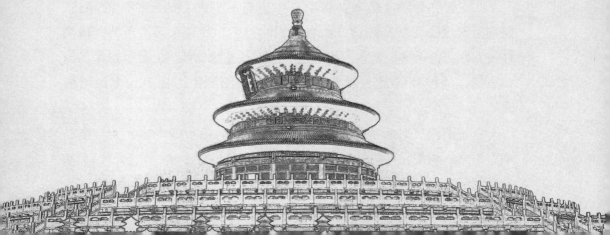

第一章 辨病论治与"通治方"

一、 辨病论治

从医学发展的观点分析，"辨病论治"当早于"辨证论治"，因为医者对疾病的认识是逐步深入的，当深入到一定阶段，就希望能得到删繁就简的证治规律——治疗学的目标，就是通过临证实践的积累和总结，以寻求更切合病证、便于在辨病论治中广泛应用的"通治方"。如《素问·腹中论》治疗臌胀用鸡矢醴方，属于辨病论治；后世又将臌胀分为数种证型予以分别处治，重在辨证论治。除臌胀的治疗外，《黄帝内经》所载的以生铁落饮治狂病、四乌贼骨一藘茹丸治"血枯"病等，亦均具有辨病论治的特点。早于《黄帝内经》成书的《五十二病方》，载述了"蛊者，燔'扁辐'（蝙蝠）以荆薪，即以食邪者"；《黄帝内经》以后的《武威汉代医简》载有"治诸（即'癃'）……皆同乐（药）治之"。汉晋以前，癃、淋不分，此处"诸"系指诸种淋证，包括石淋、血淋、膏淋等。说明那时对于这些病证，在诊治方面已经形成了辨病论治的思路。

东汉·张仲景《伤寒杂病论》中也有不少关于辨病论治的阐述，特别是《金匮要略》在这方面有鲜明的特色，如乌头汤治历节，黄芪桂枝五物汤治血痹，肾气丸治消渴，茵陈五苓散治黄疸，甘草粉蜜汤治蛔虫病，桂枝茯苓丸治妇人癥病，胶艾汤治胞阻，甘麦大枣汤治脏躁等。

晋·葛洪《肘后备急方》介绍了有关辨病论治的内容，如对卒心痛、伤寒、痢疾、天行疫疬、温疫、疟疾、黄疸、沙虱、乳痈等病，基本上按病论治，而不以分型论治的形式铺叙，便于读者在仓促之间按病索方。嗣后，《备急千金要方》《外台秘要》《太平圣惠方》等多种唐宋方书，由于方治搜罗广博，记载了更多属于辨病论治的方药。宋元以后，值得着重提出的是明·孙志宏撰著的《简明医彀》，该书对于320余种各科病证，一般均列"主方"一项，不同的病证只列一个主方，多附有较详细的加减法，甚便于读者查阅选用。这部著作体现了孙氏对于辨病论治的深入探索，是临床辨病论治的重要参考文献。

二、 辨病论治的实践性

古今很多医家，在其医疗实践中，在重视辨证论治的同时，往往自觉或不自觉地也会寻求辨病论治，注重方药与病证的合拍，这在绝大部分中医临床文献中都能得到反映。如余老的祖父奉仙公治常疟凡属太阴证者，用自订"新六和汤"（见《医方经验汇编》，由草果、知母、厚朴、杏仁、半夏、生姜组成）加减施治取效。又如治葡萄疫（患者以少年及学龄儿童居多，症见皮肤"锦纹点点，大小不齐，大者如青钱、指甲，小者如粟米、豆瓣；色青而紫，或如胭脂"，"察其脉象多芤，大小不一，有缓有数；其神志亦不甚为苦，纵热不炽，虽渴不烦……"），由于此病多预后不良，奉仙公"经数十年悉心研究"，指出此病缘于"幼年血气未定，正元不充，或当病后，或体素薄，或食冷物，逼其隐伏之热，使恶疠之气直犯血脉"，后以自拟"新订消斑活命饮"〔大黄（酒炒）、黄芩（酒炒）、连翘、甘草、山栀（炒黑）、苏荷、板蓝根、青黛、西洋参（隔汤炖）、当归（酒洗）、大生地（炒）、广郁金、紫背浮萍、紫菊花或根〕等方施治，获得良效。

余老的父亲余无言先生于1935年在上海曾治一张姓患者，其患水臌，病情重笃，须经常抽腹水以求缓解。无言先生鉴于过去采用张子和、危亦林、张景岳、孙一奎等名家的治法治臌，效果均不够理想，诊后夜读《傅青主男科》，见书中有"决流汤"（黑丑、制甘遂、上肉桂、车前子）（是方亦见于陈士铎《石室秘录》）治水臌，遂以此方加味治之，消水颇见捷效，并无明显不良反应。无言先生细绎其配伍、组成，认为决流汤"大有经方之遗意，以丑、遂行水治其标，以肉桂温阳培其本，药味少而效力专……"（见《翼经经验录》），后以此方施治多人，用于消除腹水，并在消水后辅以香砂六君子汤调中以善其后。

1961年起，余老诊治了多例急慢性肾炎患者，通过临床观察，他认为急性肾炎与中医所说的"风水"相近，遂确立了"发表祛风利水法"，拟定了"风水第一方"（麻黄、苏叶、防风、防己、陈皮、炙桑白皮、大腹皮、丹皮、猪苓、茯苓、泽泻、木通、车前子），主治急性肾炎遍体水肿、头痛、血尿等症，有较好的治效（见秦伯未原编、余瀛鳌重订《内经类证》）。又如对于病毒性肺炎，当时西医缺乏捷效药物，根据临床所见，余老拟定了一个"麻杏石甘加味方"（麻黄、杏仁、生石膏、生甘草、黄芩、生地、板蓝根、忍冬藤）应用于临床。根据病情，便结加大黄、瓜蒌仁；口渴甚，加天花粉、麦冬；痰多，去生地，加川贝母、黛蛤散；咽痛，加玄参、桔梗；胸痛，加枳壳、橘络……如发热超过39℃，一天宜服2剂。经临床实践证明，此方确有实效，如配合必要的输液及口服西药，可以缩短疗程，提高效验。

总之，辨病论治是临床医学发展中非常重要的组成部分，深切希望中医界的同仁能予以适当的注意。当然，通治方的应用，有时尚需根据病情而予以变通，使论治中的治法、立方、遣药更为契合，这又是辨病论治中贯穿辨证论治的思路与方法。

三、"通治方"

现今市售的多种中成药，大多具有辨病论治的特色。这些成药的主治病证较为明确，较易据方议治，属于所述主治病证的通治方。古代的通治方，是经过发展逐步得到充实的。前面提到《黄帝内经》《五十二病方》《武威汉代医简》等所记述的辨病论治与通治方，从一个侧面反映了我国汉代以前的诊疗概况。张仲景在论述黄疸时，有"诸黄，腹痛而呕者，宜柴胡汤""诸黄，猪膏发煎主之"之语，此二方亦即对

"诸黄"（多种黄疸）拟定的通治方。更明显的是，仲景谓"妇人六十二种风，及腹中血气刺痛者，红蓝花酒主之"，点出此方广泛的通治范围。《金匮要略》甚至在保健方面也有通治方的介绍，如"妇人妊娠，宜常服当归散主之""妊娠养胎，白术散主之"，这是对产前保健方的较早记述。《肘后备急方》在搜集通治方方面着力尤深，如葛洪认为"伤寒有数种，人不能别，令一药尽治之……"，提出用葱豉汤为主方加减施治。他又以黄连、黄柏、当归、龙骨四药煎煮入蜜，治疗痢疾，明示其"天行诸痢悉主之"的通治方性质。其他如"避瘟疫药干散""辟天行疫疠""辟温病散方""治疟病方""治一切疟乌梅丸方"（非《伤寒论》所载乌梅丸）、"治黄疸方""治一切恶毒肿方""乳痈方""诸疽疮膏方""疗狾犬咬人方""疗沙虱毒方""神黄膏疗诸恶疮、头疮、百杂疮方"等，均为葛氏所收编的通治方。

前面提到的《简明医彀》，不仅倡导并突出辨病论治，更是提供各科病证的通治方。该书所列 210 余首"主方"，立方精审，配伍严谨，读者易学易用，虽无方名，但通治方的特色昭然。试以该书"自汗"为例。

"主方：人参、黄芪（蜜炒）、白术、茯苓、当归、黄连、白芍、枣仁（炒，研）、牡蛎（煅）各一钱，桂枝七分，甘草（炙）五分。上加浮小麦一撮、乌梅一个、枣二枚，水煎服。

"不止，加五味子、肉桂、麻黄根，煎成，调龙骨末；虚人，加山萸肉、肉苁蓉；湿胜者，泽泻、茯苓、防风、白芷；阳虚加制附子；火盛倍黄连；热极者，另煎凉膈散（方见火门）；甚不止，浮小麦半升，煎汁去麦，用汁煎药。兼痰盛气滞等，随证加减。"

上方是自汗的通治方，作者详述了加减用法，在此方后，又分别介绍了不同因、证的自汗治疗。如用黄芪建中汤治虚劳自汗；大补敛汗汤治气虚自汗；玉屏风散治表虚自汗等。末附若干"简便方"亦具有通治方性质。

在中医各类方书及综合性医书中，类似的通治方多不胜数，这是各科临床家多年的医疗实践或博采古今医家学术经验所制得，我们应在临证中加以筛选整理、对比观察，并检验其治效，使其中较为成熟的治法和方药得到进一步弘扬和推广。

四、 精化辨证， 开展中医 "通治方" 研究

目前所编的中医药高等院校教材，往往在病证后例举若干分型，据型列方，这样就会使得一个疾病的治疗存在分型和处方偏于繁杂，不太切于临床掌握和应用的缺陷。余老主张对于常见多发病应力求精化辨证，根据中医临床文献所反映的实际情况，对各科病证的治疗模式宜采用辨病论治与辨证论治相结合的方法。在此方针指导下，通过体味病证病机演化的规律拟定针对性较强、疗效突出的通治基本方，具体应用时，可在通治方基础上据证或症加减化裁，执常达变，提高效验。

后世医学著作，基本上都反映了辨病和辨证相结合的特色，如《张氏医通》之三痹汤（治风寒湿痹）、"倪涵初疟痢三方"、《医学心悟》之定痫丸都是突出辨病论治与辨证论治相结合之通治方。现代医家总结个人临床经验，亦颇多辨病、辨证之效方、专方、经验方，这些针对性较强、疗效较好的经验效方，往往体现了医家一生中临证实践、沉潜方药的心悟和灼见，均属各科通治方的范畴，我们应注意继承发扬、推广应用。

第二章　"通治方"思路的形成与临床实践

传统中医的临床实践，从医圣张仲景开始就已经渐趋规范，然而不同于《伤寒论》突出辨证论治结合辨病论治的诊疗思路和诊疗要法，余老所谓的"通治方"主要是针对不同病证而提出的，既包含辨中医的病，又包含辨西医学的病。简言之，即治疗某病之基础方或特效方。

《金匮要略》对于黄疸，就有"诸黄，猪膏发煎主之""诸黄，腹痛而呕者，宜柴胡汤"的论述。余老指出，应该注意的是，此处所谓"诸黄"，指的是各种黄疸，其中并无辨证分型的含义。又如《金匮要略·呕吐哕下利病脉证治》有"诸呕吐，谷不得下者，小半夏汤主之"的载述，也就是说各种病因所致的呕吐，均可用小半夏汤作为辨治的通治方。外科的"金创"，是指由金属器刃损伤肢体所致疾病，包括伤后感染、溃烂成疮。仲景曰："病金创，王不留行散主之。"这与后世外科专著中所列"金创"的诊疗相比，辨病论治和运用通治方的学术特色相当鲜明。值得一提的是，张仲景对于妇产科病证的辨病论治和通治方有颇多论述。如其在《金匮要略》中提到"妇人怀妊，腹中疠痛，当归芍药散主之""妇人脏躁，喜悲伤欲哭，象如神灵所作，数欠伸，甘麦大枣汤主之""产后腹中疠痛，当归生姜羊肉汤主之"；还提到"妇人六十二种风，及腹中血气刺痛，红蓝花酒主之""妇人妊娠，宜常服当归散主之""妊娠养胎，白术散主之"；并指出妊娠患水肿病，用葵子茯苓散通治。这里所说的通治方治病，实际上是诊疗大法中的"圆机活法"，其目的在于使读者容易掌握运用。

从东汉以后的历代临床文献中，均可看到一些医家名著中涉及对某些病证的经验通治效方，但往往比较散见。到了明代，孙志宏所撰的《简明医彀》对多种病证的方治列有主方、成方及简方，便于读者从中更好地选择应用。该书中所述的绝大多数病证，均列了主方，这些主方都是根据疾病的病因病机等实况，参酌古今文献，并结合他个人的诊疗经验所拟。虽无方名，但立方缜密，遣药灵活，且多附列证候变化的加减法，每能切中病机，反映了孙氏为了使习医者较容易地掌握常见诸病的治疗，探索多种病证的治疗规范的精神。《简明医彀》的主方内容堪称是该书的主要学术特色之一，其"主方"即有了通治效方思想的雏形。

余老临证十分重视审因、辨证和辨病相结合，他认为适度的临床分型是必要的，但分型过细，往往并不符合诊疗的现实情况。首先，来诊患者的主诉往往分散见于主观分成的诸型中，使得医生难以在过细的分型中论治。其次，过细的分型也使读者不易学习掌握，更难以推广应用。

数十年来，余老在临证中比较重视对通治效方的整理和研究。1993年前后，余老与当时上海中医药大学中医文献研究所所长萧敏材教授商定组织一些国内专家共同编写一套临床通治方选，即重视在古今医籍中"博采众方"，力求精简、实用、实效。多年来，余老在临床中也对一些病证的通治方进行了筛选、观察和研究。如对于慢性肾炎的治疗，余老的通治方，基本上是济生肾气丸、二仙汤合理中丸加减，经常加入土茯苓、白茅根、生黄芪、山楂等，以消减尿蛋白，或加丹参、红花等通络活血之品，以改善肾循环，增强肾功能。如尿中有隐血，则结合清肾治法。患者经治后，往往血肌酐等下降，尿蛋白、尿隐血消减，病情明显好转。

又如，余老治疗的癫痫患者较多，最初余老常选用古方"白金丸"（见清·王洪绪《外科证治全生集》），以此方的两味药，即白矾和郁金，为治疗癫痫的核心药物，但又觉得此方不够全面。在数十年临证中，余老体会到痫病的治法应以潜镇止痫为主，故立方往往以生牡蛎、生龙齿、生白矾和郁金四味药为主，并结合在溯因、辨证中察知的求诊者的不同情况加减施治。如有些患者曾在出生时被产钳伤脑，或在少儿时期头部受伤，在施治时宜增加活血祛瘀通络药物，如丹参、鸡血藤、桃仁、红花、赤芍等；又有一部分患者（并无外伤史或家族史）痰证十分明显，当选加胆南星、杏仁、竹茹、陈皮、制半夏等；头目昏沉不清的患者往往加上远志、石菖蒲以开通脑窍；有时所遇的癫痫非常顽固，往往会加入僵蚕、全蝎或琥珀粉等药。通过方药的调整变化，使临床疗效明显提高。

从当前中西医并存和中西医结合的临床现实考虑，余老希望同道们共同深入研究通治方在诊疗中所起的积极作用；同时为促进中医药学的对外交流、学习和运用，也希望能加强对临床中高效且针对性较强的通治方的研究和拟定。

第三章 "通治方"概念及运用范畴

余老曾跟我谈起，多年前他曾接诊过一位患者。这位患者早年曾参加抗日战争和解放战争，十多年的艰苦环境使他得了类风湿关节炎，两膝关节及手指关节经常肿痛。后经过多种方法治疗，效果都不太理想。最近几年关节渐趋变形，运动屈伸受到一定的影响，尤其是每当阴天或下雨之前，膝关节就沉重发麻，相当痛苦。某年冬天，有一位中医大夫告诉他一个所谓"屡用有效"的治疗关节炎的"通治方"。他如获至宝，配制成丸剂连续服用4个多月，服后非但关节肿痛麻木没有减轻，而且还新添了鼻衄、目胀、口干、舌麻、大便燥结等病状。这张处方是：生草乌一两二钱，五灵脂一两，官桂四钱，地龙六钱（炙），木鳖子六钱，当归一两，细辛三钱，麝香一钱（另研），上药共研细末，米粉糊丸如梧桐子大，每服4丸，每日2次，温水送下。

余老看了这张处方后，认为这是一张治疗寒邪偏胜的痛痹方，可以说是古方"一粒金丹"（《宣明论方》）的加减变方，其中的草乌辛热有大毒，而官桂、细辛、麝香又都是辛温香窜的药物，对于患者这样久病体虚、湿邪偏胜的着痹当然是不相宜的，所以就产生了副作用，使病情更加复杂了。所以，这张处方实际上并不是什么"通治方"。

"通治方"即通用方，在临床应用时至少应具备药性平和及照顾全面两个特点，它应该是中医辨证施治理论的产物。比如中医统称关节炎为"痹病"，认为它大多由于风、寒、湿三种邪气侵袭而形成。如果风邪偏胜，关节以游走性窜痛为主，则为"行痹"；如果寒邪偏胜，关节疼痛较剧烈，局部用热敷可以缓解，名为"痛痹"；若湿邪偏胜，则多表现为关节重着肿痛，而为"着痹"。治疗这三类比较多见的痹病，有不少专门方剂可以斟酌使用。但古人考虑到痹病的致病因素虽然有风、寒、湿等多种邪气，临床症状却往往错综难分，因此可以研究用一个处方加减治疗三种不同痹病。于是在辨证施治原则的指导下，产生了"三痹汤"（见喻嘉言《医门法律》，组成：人参、黄芪、当归、川芎、白芍、生地、杜仲、续断、防风、桂心、细辛、茯苓、秦艽、川牛膝、独活、甘草）这样一个既能祛除风、寒、湿邪气，又能补益气血、滋养肝肾、正邪兼顾的方剂，并广泛应用于临床。因为三痹汤药性平和，且加减使用确实可以治疗不同类型的痹病，所以后世就把它列为治疗痹病的常用通治方之一。

几十年来，余老对于一些疾病的治疗不断总结，拟定了有效的通治方，那么究竟应该如何选用通治方呢？余老认为，首先，应该掌握各种疾病的病理机制以及病情变化发展的规律，并且要把疾病的八纲属性辨识清楚，然后才能拟定或选用通治方。其次，对于每一个通治方的组成和适应证，应该心中有数，不可毫无根据地随意使用通治方，更不能不假思索、轻率地将一些剧毒药和刺激性强烈以及性质极偏的药物，随便加入一般的通治方中，以免产生某些意外的不良反应。再次，通治方选定后还应结合患者的具体情况予以适当化裁，这样才能更有助于临床疗效的提高。

第四章 临证"常法"与"变法"

余老通过多年的临床工作体会到，对于各种常见多发疾患，无论中医还是西医，都有一套常用的防治方法，我们可以称之为"常法"。一个医生在诊疗方面最基本的要求就是要熟悉"常法"，但只熟悉"常法"又难以应付复杂多变的证情，因此还需要学习、掌握一些灵活变通、更能契合具体病情的治法，这些方法简称为"变法"。掌握"常法"与"变法"的多少及运用的精确熟练程度，是衡量一个医生诊治水平高低的标尺。

清·张璐的《张氏医通·卷二》中载有一则医案："癸卯元夕，周、徐二子过石顽斋头纵饮，次日皆病酒不能起，欲得葛花汤解酲。余曰：东垣葛花解酲汤，虽为伤酒专剂，然人禀气各有不同，周子纵饮则面热多渴，此酒气皆行阳明肌肉之分，多渴知热伤胃气，岂可重令开泄以耗津液，与四君子汤去甘草，加藿香、木香、煨葛根、泽泻，下咽即苏；徐子久患精滑，饮则面色愈青，此素常肝胆用事，肾气并伤，酒气皆行筋骨，所以不上潮于面，葛花胃药，用之何益，与五苓散加人参倍肉桂，服后食顷，溲便如皂角汁而安。"凡是学过中医的人都很清楚葛花解酲汤是治疗伤酒的"常法"，而张石顽能"因人制方"，以"变法"取效，足见临证时审时度势、因变立法的重要性。

1961 年春，余老受上级委派前往内蒙古包头市从事中医人才培养，同时也承担一些中医诊疗任务。有一位迁延性肝炎患者，症见右胁下痛胀，胸中痞闷，身疲肢倦，心中苦，善太息，大便燥结，小便微黄，食纳尚可，苔薄边红，脉象弦细。肋缘下 2cm 可触及肝下缘，并无黄疸，肝功能有三项不正常。当时辨证认为其系肝郁夹热，遂以丹栀逍遥散加减，并以越鞠丸 9g 入煎。服数剂后，患者觉胁痛减轻，其他症状也有所好转，于是守住原法继续治疗，久而久之，此法逐渐失效，原有症状复现，少腹有拘急疼痛，颇为棘手。后余老写信向业师秦伯未先生请教。秦老复函略谓："据述症情，可考虑用'玉璜治肝燥胁痛法'。"于是余老试用清·魏玉璜先生的一贯煎方。陆定圃《冷庐医话》称此方主治肝燥胁痛、胃脘痛、疝瘕等症，方药为沙参、麦冬、地黄、枸杞子、川楝子、当归身，结合患者口中苦燥，于原方中加入酒炒黄连。服后数日，患者胁痛顿减，以此方加减连服，诸症悉缓；两个月后患者肝功能恢复正常，肝在肋缘下已不能触及。最后以柔肝健脾法收功。

这个治例的成败经验给我们很多启发，开始用的丹栀逍遥散、越鞠丸是治疗肝郁夹热的"常法"，但方中有一些香燥劫耗肝阴的药，对这位具有肝燥胁痛病机的患者是不相宜的。

此外，古代有不少名医在其他人所用方内加上一味药即能奏效，如元代《敖氏伤寒金镜录》的作者杜清碧患了"脑疽"，自己开了防风通圣散，但连服无效，当时另一名医朱震亨替他诊治后说："你何不将防风通圣散用酒制一下。"后来按朱氏的方法治疗，果然痊愈。

又如明·缪仲淳曾治一王姓遗精患者，此患者病情相当重，甚至只要听到妇女的声音就会遗精，身体瘦弱已极，眼看不久于人世。一般医生都说没有办法了，缪仲淳的一位学生开一处方，以远志为君药，莲须、莲子为臣药，龙齿、茯神、潼蒺藜、牡蛎为佐使药，配成一料丸药，患者服后感到病状缓解一些，但遗精仍未止。缪仲淳诊后，认为学生这张方子配伍不错，于原方中加入鳔胶一味，按前法服用，一料丸剂尚未服完，病即向愈。

因此，余老指出，作为医生，当用"常法"治病失效之后，一方面应该翻阅有关文献，从中求取借鉴，启发诊治思路；另一方面还需向前辈师长虚心请教，必要时采取会诊或病案讨论的形式以获得适宜的治疗方案，千方百计，集思广益，这样才能逐步提高临床治疗的水平。

第五章　临证"法治"与"意治"

中医临证，要求在辨病和辨证的基础上"立法处方"。余老认为，当对每一个患者具体问题具体分析时，就会涉及"法治"与"意治"的问题。

所谓"法治"，一般是在辨证之后，论治、处方之前必当确立的治疗原则和方法。试以便秘而言，如见阳明胃实、燥渴谵语，属实闭，立法宜泻实通腑；老弱之人精血匮乏或产妇气血不足，以致肠胃失润，为虚闭，当以养血润肠为法；口燥唇焦、舌苔黄、小便黄赤、喜冷恶热，为热闭，立法宜清热导滞；唇淡口和、舌苔白、小便清、喜热恶寒，此属冷闭，治当以温润为法。掌握辨证和立法，是作为一个临床医生所必备的基本素质。

所谓"意治"，即注重在诊疗中体现"医者意也"之真谛。求"意"的关键是"在人思虑"，亦即注重辨证和考虑问题的细致全面，求取治疗之意理、掌握变通之治法。所以说"医者意也"，是指医生在精细分析病因病机的前提下，经过认真思辨而获得证治理念和处治活法。今仍以便秘为例谈一治案。宋代权奸蔡京苦于便秘，请名医多人治疗均无效，蔡某又不愿服大黄通下，更使医者束手，史载之往诊，切脉后，嘱以二十文钱购买紫菀，研末冲服，"须臾大便遂通，元长（即蔡京）惊异，问其故。曰：'大肠，肺之传道，今之秘结无它，以肺气浊耳。紫菀能清肺气，是以通也。'自此医名大进，元长深敬服之"。这种便秘治法，可谓灵变，属于"意治"的范畴，突出了医者在诊疗上的活法巧治。

又以腰痛为例，一般医生根据"腰为肾之府"的理论，多从益肾施治，或据外感风、寒、湿等情况予以祛邪。而《先醒斋医学广笔记》载述缪仲淳治先安人因亡女忽患腰痛，患者艰于转侧，甚则影响张口受食。前医或从肾虚论治，或从湿痰论治，均无效。缪氏细询因证，指出非肾虚所致。处方以白芍、制香附、橘红、白芷、肉桂、炙甘草、乳香、没药，加灯心草共研细末，"一剂，腰痛脱然，觉遍体痛……再煎滓服，立起。予骇问故，仲淳曰：此在《素问》'木郁则达之'，顾诸君不识耳"。缪氏认为此腰痛为肝郁所致。此例腰痛治法，与通常医籍所载迥异，同样说明缪氏长于"意治"，治法通权达变的特点。

但我们从事临床的同志，又不能一味地去追摹"意治"。关键是，须有坚实的学术、临床基础，须运用科学、辩证的思维方法，并应理解"法治"与"意治"的密切关联，即"意治"不能脱离"法治"，"法治"在一定的辨证条件下，须以"意治"来加以体现。明·冯嘉会指出："夫天下意与法原自相持，意缘法以行，而后驭之精；法传意以出，而后垂之永。"（《仁文书院集验方·序》）这是对"意治"与"法治"关系的精辟见解。

上述的"意治"案例，还启发医生在辨证中不可忽视"审因"。蔡京之便秘，因于肺气浊；先安人之腰痛，因于亡女，肝木抑郁。故前者清肺气之浊而用紫菀末；后者达肝木之郁，故着重用疏郁缓痛治法。明代名医卢之颐指出，医生于临证中应防止"审因者略证，局证者昧因；知常而不及变，循变而反舍常"之偏向。意谓医生在辨证中须注意审因，审因中又当具体辨析临床所表现之不同证候。在治法上，既应"知常"（这是对医生诊疗的基本要求），又能"循变"（对医生在证治方面的较高要求），而所谓"循变"并非唾手可得，它须建立在熟悉常法、思虑精审的基础上。

第六章　活法巧治案按

清·俞震《古今医案按·原序》谓："孟子言'梓匠轮舆，能与人规矩，不能使人巧'。巧者何？变通之谓也。巧固不能使人，其实不出规矩，人可即规矩以求巧。……病不根据规矩以为患，医第循规矩以为治，常者生焉，变者死矣！转恨医之法未备也。不知法岂能备？要在乎用法之巧耳。……闻之名医能审一病之变与数病之变，而曲折以赴之。操纵于规矩之中，神明于规矩之外，靡不随手而应。始信法有尽，而用法者之巧无尽也。"这段名言，对医者诊治病证有很大的启发。清·赵濂《医门补要·自序》亦谓："……法贵乎活，治贵乎巧……"这是因为通常医者治病，大多熟悉常法，但欲更好地提高效应，尤当辨证精审，识变法，掌握巧治，才能逐渐达到"操纵于规矩之中，神明于规矩之外"的境界。如果仅仅满足于常用方药，则常常不免酿致误弊。

以下二十案，前十案为余老选辑的古代名医在辨证治疗中识变、巧治的验案，后十个巧治验案为笔者读书选辑的。选按如下。

一、瘟疫脐下按痛

汪石山治一人，年弱冠，房劳后，忽洒洒恶寒，自汗发热，头、背、胃脘皆痛；唇赤舌强，呕吐，眼胞青色。医投补中益气，午后谵语恶热，小便长。初日脉皆细弱而数，次日脉即浮弦而数。医以手按脐下痛，议欲下之。遣书来问。汪曰：此疫也。疫兼两感，内伤重、外感轻耳。脐下痛者，肾水亏也。若用利药，是杀之也。古人云：疫有补、有降、有散，兹宜合补、降二法以治，用清暑益气汤（《脾胃论》方）除苍术、泽泻、五味，加生地、黄芩、石膏，服十余帖而安。（明·江瓘

《名医类案》卷一"瘟疫")

> **按**：瘟疫而有脐下按痛，通常易被认为是实证而用下法。但因患者的明显诱因是在房劳后，脐下虽痛而无其他阳明腑实见症，况有恶热、小便长等表证未除之征，故汪氏据症分析，指出患者内伤重于外感。"脐下痛"的辨证，当斟酌虚实以定治法，汪氏结合溯因辨析，断为"肾水亏"，可谓独具慧眼。然瘟疫有肾水亏者，又不宜用大队滋腻、补肾之品，故以李杲清暑益气汤加减，重在清热生津、益气阴，其中生地有明显清热、滋肾效能。

二、 肾虚头痛

黄锦盛，头左大痛，医以为偏头风，凡疏风清火之药，一服之其疼愈甚。观其脉盛筋强，纵欲必多，以致水因下竭，而火愈上炽，宜养肝以熄风，滋阴以潜阳。仿仲景济阴、复脉之例，参入（喻）嘉言畜鱼置介之法。与何首乌、阿胶、胡麻、麦冬、白芍、菊花、桑叶、牡蛎、龟板，药下其痛立止。惟其房劳不节，加以服药不坚，宜其愈而复发也。凡阴虚头痛之证，法当准此。（清·谢星焕《得心集医案》卷一）

> **按**：此案以偏头痛为突出主症，他医用疏风清火之剂，属于习用常法，但服之愈甚。谢氏抓住患者"纵欲"之内因，断为肝肾阴虚，其治糅合诸法，重在"养肝以熄风，滋阴以潜阳"。证治投契，故获捷效。
>
> 须予以说明的是，肾虚头痛，其临床表现亦殊不一致。如明·李中梓诊"少宰蒋恬庵，头痛如破，昏重不宁，风药、血药、痰药久治无功，……（脉）尺微寸滑"（见《医宗必读》卷八），断为"肾虚水泛为痰"，予地黄四钱，山药、丹皮、泽泻各一钱，茯苓三钱，沉香八分，日服四剂，两天后，头痛减去十之六七，"更以七味丸人参汤送，五日其病若失"。此案前医以风药、血药、痰药

治疗，均属世医治头痛习用常法，因未能精审得病之由，而久治无功。李氏据脉析证，基本上以六味地黄丸或七味都气丸加减取效。由此可见，对于一些因证不易审辨的患者，重视脉理的分析尤关紧要。

三、痢疾用补

吾邑陆炳文，本富家子，年三十岁。时七月间患血痢，日夜百余度，肚腹痛。医悉用芩、连、阿胶、粟壳之剂，皆不效。其病反剧，家人惊怖。邀老医刘宗序脉之，曰：脾胃受伤，若用寒凉，病安得愈。投以四君子汤加干姜、附子，其夕病减半，旬日而愈。或问其故。刘曰：病者夏月食冰水、瓜果太多，致令脾家伤冷，血不得于四肢百脉，渗入肠胃间而下。吾所用附子、干姜，补中有发，散其所伤冷毒，故得愈也。王汝言《明医杂著》有云：芩、连、芍药，为痢疾必用之，岂其然乎！（明·俞弁《续医说》卷六"脾胃伤冷"）

淮安郡侯许同生令爱，痢疾腹痛，脉微而软。余（李中梓自称）曰：此气虚不能运化精微，其窘迫后重者，乃下陷耳。用升阳散火汤一剂，继用补中益气汤十剂即愈。（《医宗必读》卷七）

按：痢疾治法，率多选用芩、连、木香、芍药、白头翁、马齿苋、葛根、秦皮等药，此属常法。然又不能遇痢即予套用，当须细辨酌治。李中梓经治案，脉微而软，证为气虚下陷，初用升阳散火汤，后用补中益气汤。此二方本非用于治痢，以其脾虚气陷，抑遏阳气于脾土，故用之。刘宗序所治血痢案，因是冷毒所致，更不宜用芩、连等寒凉之品，遂以四君加姜、附，温中兼散，使"日夜百余度"之重证血痢得以治愈。

四、 心脾痛、 胁痛

江筼南（即江瓘）治一妇，患心脾疼，弱甚。医以沉香、木香磨服之，其痛益增；且心前横痛，又兼小腹痛甚。其夫灼艾灸之，痛亦不减。江以桃仁承气汤去芒硝投之，一服而愈。

虞恒德（即虞抟）治一人，年四十余。因骑马跌仆，次年左胁胀痛。医与小柴胡加草龙胆、青皮等药不效。诊其脉左手寸尺皆弦数而涩，关脉芤而急数，右三部惟数而虚。虞曰：明是死血证……用抵当丸一剂，下黑血二升许，后以四物汤加减调理而安。（以上二案均见于《名医类案》卷六）

> **按：** 案一，心脾痛主要指胃痛（或泛指上腹痛），胃痛在临床多用疏肝行气、温胃和中等法。此案用桃仁承气汤去芒硝，是因其用行气药和温灸法，治不对证，而患者更兼"小腹痛甚"，为蓄血之征。此法与通常所见心脾痛治法不同，虽主症为心脾痛，但治疗的着眼点在"小腹痛甚"。疏方也与一般实证心脾痛有别。案二"胁痛"，须从脉诊中悟其治法。特别是左手脉有涩芤之象，主失血、血少，断其为死血者，以其有跌仆伤损史，故不宜以一般胁痛所常用的柴胡、青皮等疏肝利气之品与治。抵当丸原治下焦蓄血证，虞氏借以疗胁下死血。鉴于患者脉现芤象，明示失血之征，故于下瘀血后改用四物汤加减以养血柔肝。治法标本兼顾，层次井然。

五、 肝病胁痛

余尝治钮柜村学博福厘之室人，肝痛脉虚，得食稍缓。用北沙参、石斛、归须、白芍、木瓜、甘草、云苓、鳖血炒柴胡、橘红，二剂，痛止后，用逍遥散加参、归、石斛、木瓜调理而愈。（《冷庐医话》卷三"肝病"）

> **按**：不少医生遇肝病、胁痛患者，辄喜用疏肝理气之品。余老在青壮年时期治肝炎胁痛也常用柴胡疏肝汤加减，有时服药一二剂，疼痛即可有所缓解，但有些患者初服有效，嗣后复发，甚至胁痛愈甚。初不甚悟其谛理，后经秦伯未先生指点，加之阅历之增长，才对肝病的治法有较深刻的领会。余老十分赞赏陆定圃有关肝病用药的见解。陆定圃说："盖此证初起即宜用高鼓峰滋水清肝饮、魏玉璜一贯煎之类，稍加疏肝之味，如鳖血炒柴胡、四制香附之类。俾肾水涵濡肝木，肝气得舒，肝火渐熄而痛自平。若专用疏泄则肝阴愈耗，病安得瘥？"（见《冷庐医话》卷三）是故肝病而肝区疼痛者，不宜滥用香附、青皮、枳壳、豆蔻等疏肝行气之药，亦不宜施以大剂龙胆草等苦寒泻肝之品。

六、 潮热咳血缘于表邪内陷

徐晓窗，年逾五十，形伟体强，忽患潮热咳血，楚南诸医，咸称血因火动，迭进寒凉，渐至胸紧头痛，不能自支，于是检囊归家，坐以待毙！延医数手，无非养阴清火。迨至饮食愈减，咳红日促。余（谢星焕自称）按脉象，紧数之至。且病经数月而形神未衰，声音犹重；肌肤虽热而厚衣不除，久病面色苍黑，额痛时如锥刺。内外谛审，并无内伤确据，一派外感阴证。伏思表邪入阴，扰乱营血，必当提出阳分，庶几营内可安。乃以参苏饮除半夏，加入止嗽散，与服二剂，助以热粥，始得微汗，似觉头疼稍减，潮热颇息。以后加减出入不越二方，或增金钗、麦冬，或参泻白散。调理一月，药仅十服，沉疴竟起……（《得心集医案》卷一）

按：潮热咳血，多被看作是阴虚内热，并每以滋阴清肺为治疗大法。此案前经数医悉用寒凉，经谢氏详审辨证，确认并非内伤之证。案中标示患者脉象紧数，虽热而厚衣不除，兼有头痛等，是为气虚外感，误用寒凉抑遏，风寒邪气陷于营阴而致潮热咳血，与平素多见之阴虚潮热、血因火动者迥异。故予参苏饮合止嗽散益气透表、宣肺利气、疏散风寒而治愈。

七、 盗汗因于肝胆有火

壬申状元秦润泉，三年盗汗，每寐衣被俱湿，饮食起居如常，经数十医不效。时予（指清·吴篁池）在都，因来就视。予诊之，六脉如丝，却悠扬无病，惟肝脉中取弦实。予曰：公之脉，六阴脉也。脉无他异，惟左关弦耳，此肝胆有火。……用小柴胡汤加当归、生地、丹皮、经霜桑叶，不数剂而痊。（清·沈源《奇症汇》卷六）

按：盗汗多属阴虚。此案经数十医治疗不效，案中虽未备述，恐亦不越滋阴、敛汗等治法。此案有两点须予注意：其一，盗汗的程度是"衣被俱湿"，汗出量较通常久病盗汗者为多；其二，脉现弦实（特别是肝脉），这与阴虚盗汗所常见的细数脉有较明显的区别。方予小柴胡汤加桑叶配入血分药中，透散肝胆伏火，火散热透，自然血分安宁、津液内守。

八、 督脉失权所致五更泻

吴乐伦乃室，年近四旬，素患小产，每大便必在五更，服尽归脾、四神、理中之药，屡孕屡堕。今春复孕，大便仍在五更，诸医连进四神丸，不仅解未能移，并且沉困更甚，商治于余（谢星焕）。诊毕，乐兄问曰：拙荆虚不受补，将如之何？余曰：此乃八脉失调，尾闾不禁，病在奇经。……诸医从事脏腑肠胃，药与病全无相涉，尝读《内经·骨空论》曰：督脉者，起于少腹以下骨中央，女子入系庭孔。又曰：其络循阴器，合纂间，绕纂后，别绕臀。由是观之，督脉原司前后二阴。尊阃督脉失权，不司约束，故前坠胎而后晨泻也。又：冲为血海，任主胞胎。治之之法，'惟有斑龙顶上珠（斑龙为鹿之代称，斑龙顶上珠即鹿茸），能补玉堂关下穴'。但久病肠滑，恐难以尽其神化，当兼遵'下焦有病人难会，须用（禹）余粮赤石脂'，如斯处治，丝毫无爽。五更之泄，今已移矣；十月之胎，今已保矣。《内经》一书，可不读乎！（《得心集医案》卷五）

> **按：** 五更泄泻，多属命火式微或脾肾两虚之病理，故世医多以四神、附子理中辈加减与治。此案以上法数治不效，且有"屡孕屡堕"之候。谢氏认为此案"乃八脉失调，尾闾不禁，病在奇经"，与一般所见之五更泻病理有异。立方用鹿茸以峻补奇经及脾肾；因患者久病肠滑，故加用赤石脂、禹余粮。经治后，泄泻获瘥，胎孕得保。综观此案，其论病及施治方药，颇能增长医者之见闻，对今人之泥学古方者，也有一定的启悟。

九、 肠风因于内伤寒凉太过

周慎斋治一人，患肠风，血大下不止，头晕倒地，三四年不愈，皆曰不可治。周诊脉，左手沉细，右尺豁大。此因内伤寒凉太过，致阳不鼓，故左脉沉细；血不归络，火浮于中，故尺脉豁大。用补中益气汤十帖；再用荆芥四两、川乌一两，醋面糊丸，空心服，愈。（俞震《古今医案按·下血》）

> **按：** 肠风多因外风入客或内风下乘所致。其治疗常法，外风宜槐角丸（《寿世保元》方）、脏连丸（《外科正宗》方）、柏叶汤

（《寿世保元》方）；内风为主多宜用胃风汤（《太平惠民和剂局方》方）加减。此案"因内伤寒凉太过"，故不宜再施凉血、祛风、清肠之味，方用补中益气汤为主，这是肠风病证的一种特殊治法，后以荆芥、川乌制丸（即"乌荆丸"）治之而愈。乌荆丸与脏连丸为寒热霄壤对峙之方，以其切合病机，故获神效。

十、 淋证由败精留塞所致

杭州赵芸阁……其戚有为医误治，服利湿药以致危殆者二人，皆赵拯治获瘥。其一患淋证，小便涩痛异常，服五苓、八正等益剧。赵询知小便浓浊，曰败精留塞隧道，非湿热也。用虎杖散入两头尖、韭根等与之，小便得通而愈。（《冷庐医话》卷三）

按：由于淋证多属下焦湿热，用五苓散、八正散早被视为常法。但此案病理属"败精留塞隧道"，方用《证治准绳》虎杖散（即单味"虎杖"）加两头尖、韭根等以泄浊通闭，在治法上可谓独树一帜。

十一、 清肺气、 滋化源治疗癃闭

大仳篆村，小溲不通已至三日，腹膨急胀，至不能忍。先有京医连进通利，不通愈甚，急觅余诊。予见其肺脉独大而数，知其素来嗜饮。因问："连日饮何酒?"篆村曰："近因酒贵，常饮烧酒，三日前有小集，饮烧酒且甚多。"予曰："是矣。"时端阳节后，急令买大枇杷二斤，恣意啖食。另变补中益气方法，去党参、黄芪、白术、当归，惟用陈皮一钱、甘草梢八分、醋炒柴胡五分、蜜炙升麻三分，而加天冬三钱、麦冬三钱、北沙参三钱、车前草一颗，与服。一时许，小溲大行一大钵而愈。

松江华亭县，刑席邵瓣莲有沉疴甚奇，每发当脐腹痛非常，而先必溲闭，百医罔效。必小溲自通，而腹痛乃止，其症少时即有，至四十外乃更甚，适当举发，延予一诊。其脉肺部独大而数，与篆村侄同，予问："素嗜饮酒烟否？"曰："皆有之，而水烟犹朝夕不断。"予曰："是矣。"即以与篆村侄方，去升、柴，加黄芩、知母与服，服后小溲大行，腹痛亦止。（《仿寓意草》）

按：李文荣认为，《素问·灵兰秘典论》所论"膀胱者，州都之官，津液藏焉，气化则能出矣"关键在于"气化"二字。导致癃闭发生的根本原因在于膀胱气化失职，而气化之权，实由肺所主。肺位最高，为五脏六腑之华盖，水之上源，在人身主乎天气。天气常清明而下降，肺气清肃下行，膀胱水道自然通利。若上源不清，下流则止，癃闭之症即现矣。所谓上源不清者，盖由肺中蕴热，热则气反逆而上，肺气不行则诸气不行，因此导致化源枯涸，水泉不利。治当清肺中之热，滋上源之水，源清则流畅。清肺气、滋化源多选用甘寒之品，如沙参、天冬、麦冬、知母、黄芩等。

以上两案，均为热郁于肺、化源不清所致小溲不通。一为伤于酒热，一为伤于烟热。肺为娇脏，喜润而恶燥，烟酒之热蕴于肺中，肺失肃降通调之职，故而水泉闭塞。方以补中益气汤，去其温补（去参、术、芪），而但用其升，又佐以凉润清滋之品（加天冬、麦冬、沙参、知母、黄芩），以复肺之清降。李氏并谓前案用升麻、柴胡升提，而后案不用升、柴而加黄芩、知母者，以"前者曾用通利小便之药，愈利愈不通，气行更结，非加升、柴以提其气转而不能通。如酒壶然，壶嘴不通，揭其盖自通也"，后者"为服利药，热久而重，故不用升、柴加黄芩、知母也"。前方中天冬滋肾，麦冬润肺，金水相生，水源自旺；沙参入肺经，气阴双补；佐以升、柴引入上焦，车前草利下，则肺中虚火自降，清肃之令乃行，源清流畅，小便复常。

十二、 "轻可去实" 救治 "大实有羸状"

何氏妇年未四旬，于庚戌冬患腹胀善呕，或云寒凝气滞，宜吸鸦片烟以温运之，及烟瘾既成，而病如故。或云冷积也，莫妙于蒜罨。往夏遂以蒜擗如泥，遍涂脊骨，名曰水灸，灸后起疱痛溃，骨蒸减餐，其胀反加，经乃渐断。招越医庄某治之，云劳损也，进以温补，病乃日甚。复邀张凤喈、包次桥、姚孟斋诸人视之，咸云劳损已成，或补阴、或补阳，服至冬令，便泻不饥，骨立形消，卧床不起。今春请神方于各乩坛，皆云不治。其夫因蒲艾田荐于许信臣学使，随任广东，家无主意，束手待毙而已。蒲闻而怜之，为屈孟英一诊，以决危期之迟速，初无求愈之心也。切其脉弦细数，循其尺索刺粗，舌绛无津，饮而不食，两腿肿痛，挛不能伸，痰多善怒，腹胀坚高，上肤黄粗，循之戚戚然，昼夜殿屎，愁容黎瘁，小溲短涩而如沸，大便日泻十余行。脉色相参，万分棘手，惟目光炯炯，音朗神清，是精气神之本实未拔，病虽造于急中之急，却非虚损之末传也。殆由木土相凌，为呕为胀，洋烟提涩其气，益令疏泄无权，蒜灸劫耗其阴，更使郁所内烁。进以温补，徒为壮火竖帜而涸其津。溉以滋填，反致运化无权而酿成泻，固之涩之，煞费苦心。余谓赖有此泻，尚堪消受许多补剂，纵临证心粗，不询其泻出之热而且腻，岂有肾虚脾败之泻，可以久不安谷而延之至今乎？夫人，气以成形耳，法天行健，本无一息之停，而性主疏泄者肝也，职司敷布者肺也，权衡出纳者胃也，运化精微者脾也，咸以气为用者也。肝气不疏，则郁而为火；肺气不肃，则津结成痰；胃气不通，则废其容纳；脾气不达，则滞其枢机，一气偶愆，即能成病。推诸外感，理亦相同，如酷暑严寒，人所共受，而有病有不病者，不尽关乎老小强弱也，以身中之气有愆有不愆也，愆则邪留著而为病，不愆则气默运而潜消。调其愆使其不愆，治外感内伤诸病，无余蕴矣。今气愆其道，津液不行，血无化源，人日枯瘁，率投补药，更阻气机，是不调其愆而反锢其疾也。疾日锢而腹愈胀，气日愆而血愈枯。或以为干血劳，或以为单腹胀，然汛断于腹胀半年之后，是气怼而致血无以化，非血病而成胀矣。既胀而驯致腿肿筋挛，不可谓之单胀矣。肿处裂有血纹，坚如鳞甲，显为热壅，不属虚寒。借箸而筹，气行则热自泄，首重调怼，展以轻清，忌投刚燥；热泄则液自生，佐以养血，须避滋腻，宜取流通。徐洄溪所谓病去则虚者亦生，病留则实者亦死。勿以药太平淡，而疑其不足以去病也……于是以沙参、竹茹、丝瓜络、银花、楝实、枇杷叶、冬瓜皮、黄柏、当归、麦冬、枸杞、白芍出入为方，用水露煮苇茎藕汤煎药，服四剂，脉柔溲畅，泻减餐加。乃参以西洋参、生地、黄连、花粉、薏苡、栀子之类，又六剂，舌色渐淡，腿肿渐消。服至匝月，忽然周身汗出溱溱，而肿胀皆退，舌亦津润，皮肤渐蜕，肌肉渐生，足亦能伸，便溺有节。并不另授峻补，两月后可策杖而行矣。天时渐热，服药已久，以虎潜丸方熬为膏，用藕粉溲捣成丸，因丸剂皆药之渣质，脾运殊艰，孟英凡治阴虚须滋补者，悉熬取其精华，而以可为佐使者和之为丸，不但药力较优，亦且饵之易化。如法服至季夏，健步经通，遂以康复。(《王孟英医案》)

> **按**：此案为胀病误治转危，经王孟英救治，成功康复的案例。案中体现了王孟英审证透彻，不囿于成见，而能自出机杼的辨治特点。
>
> (1) 审病机，必伏其所主而先其所因。
>
> 王孟英审察病机，并不为成见所惑，能够做到"必伏其所主而先其所因"，在辨清疾病原发的基础上，重在分清了疾病的病性，体现了治病求因、审因论治的思想。
>
> 该病例屡经误治，甚至迷信于乩方，诸法皆以虚损论治，迭进补益，以致"舌绛无津，饮而不食，两腿肿痛，挛不能伸，痰多善怒，腹胀坚高，上肤黄粗，循之戚戚然，昼夜殿屎，愁容黎瘁，小溲短涩而如沸，大便日泻十余行"。病情虽然危重，但王孟英根据患者"目光炯炯，音朗神清"，断定患者"精气神之本实未拔"，且非虚损重证之末，仍然可以施以救疗，说明王孟英通过诊察患者的目光、声音来判断神气的存亡，从而推断疾病的预后。

结合前面诸医所误用之药，以及患者当前病状，王孟英辨证为"殆由木土相凌，为呕为胀，洋烟提涩其气，益令疏泄无权；蒜灸劫耗其阴，更使郁所内烁。进以温补，徒为壮火竖帜而涸其津。溉以滋填，反致运化无权而酿成泻"。患者初病腹胀、呕吐，本为肝脾不和、升降失司所致，此时若予以疏肝和脾之剂即可建功，但其他医者反误认为是虚证，概以补益敛涩之剂，致使肝木愈横、脾土愈虚，肝强则"两腿肿痛，挛不能伸，善怒，腹胀坚高"，脾弱则"饮而不食，上肤黄粗，循之戚戚然，昼夜殿屎，愁容黎瘁，大便日泻十余行"，且泻久伤阴，"舌绛无津，上肤黄粗，循之戚戚然，小溲短涩而如沸"。王氏辨证为"气愆其道，津液不行，血无化源，兼有热壅"，即此意。

（2）论治法，重在疏其血气、令其调达。

王孟英在治法上非常重视调理气血。他认为"夫人，气以成形耳，法天行健，本无一息之停"，且"一气偶愆，即能成病"。并指出："身中之气有愆有不愆也。愆则邪留著而为病，不愆则气默运而潜消。调其愆使其不愆，治外感内伤诸病，无余蕴矣。"强调了外感、内伤皆以调理气机为要。调理气血又重在肝、脾、肺三脏，他在医案中言道："而性主疏泄者肝也，职司敷布者肺也，权衡出纳者胃也，运化精微者脾也，咸以气为用者也。"

该患者本为肝脾不和、气血失调，又因多次误治，"肝气不疏，则郁而为火；肺气不肃，则津结成痰；胃气不通，则废其容纳；脾气不达，则滞其枢机，一气偶愆，即能成病"，"今气愆其道，津液不行，血无化源，人日枯瘁，率投补药，更阻气机，是不调其愆而反锢其疾也。疾日锢而腹愈胀，气日愆而血愈枯。或以为干血劳，或以为单腹胀，然汛断于腹胀半年之后，是气愆而致血无以化，非血病而成胀矣"。辨明了此案重在调理气血，使壅滞之气血恢复正常运转是治疗的重点。

（3）议方药，贵在"轻可去实"。

王孟英生于浙江钱塘，行医于江浙一带，以善治温病而著名。他秉承江南医家用药特色，善用轻清调气之品，这一点在本案中体现得淋漓尽致。对于本案，他说："首重调恣，展以轻清，忌投刚燥；热泄则液自生，佐以养血，须避滋腻，宜取流通。徐洄溪所谓病去则虚者亦生，病留则实者亦死。勿以药太平淡，而疑其不足以去病也。"这种"轻可去实"的遣方用药方法，对于这一反复误治的病例无疑是十分恰当的。

王孟英以沙参、竹茹、丝瓜络、金银花、楝实、枇杷叶、冬瓜皮、黄柏、当归、麦冬、枸杞子、白芍等出入为方，用水露煮苇茎藕汤煎药。从方药组成上看，此方是在一贯煎基础上加减而成，具有养阴疏肝、行气解郁的作用。方中去掉了滋阴柔腻的生地，加上了健脾利湿化痰的竹茹、丝瓜络、冬瓜皮、苇茎，和营缓急、疏肝止痛的白芍，清热泻火的金银花、黄柏，清热宣肺止咳的枇杷叶。全方以川楝子调肝之气，枇杷叶调肺胃之气，竹茹、丝瓜络调脾胃之气，与王孟英前面所谈"肝气不疏，则郁而为火；肺气不肃，则津结成痰；胃气不通，则废其容纳；脾气不达，则滞其枢机，一气偶恣，即能成病"的病机特点相应。况且此方中沙参、竹茹、丝瓜络、金银花、楝实、枇杷叶、冬瓜皮皆系轻清之品，较之前面诸医所用滋腻峻补之品，确有过于清淡之嫌，但王氏深入理解《黄帝内经》"轻可去实"之旨，用轻清之味，于平淡中见神奇，故药到而病除。

综上所述，王孟英辨证精细，立法恰当，用药准确，使得这一误治转危之患者得以挽救，体现出辨证论治的特色和优势。

十三、 "提壶揭盖" 救治水肿尿闭

予在苕溪治一水肿者，腹大肤肿，久服八正散、琥珀散、五子五皮之类，小便仍淋漓，痛苦万状。予曰："此虽虚证，然水不行则肿不消，肿不消则正气焉能平复？"时值夏月，予不敢用麻黄，恐脱汗而汗漏不止，以苏叶、防风、杏子三味各等份，令煎汤温服，覆取微汗。次日，至病者之室，床之上下，若倾数桶水者，被褥帏薄，无不湿透。病者云："昨日服药后，不待取汗而小水如注，不及至溺桶，而坐于床上行之，是以床下如此也。至天明，不意小水复来，不及下床，是以被褥又如是也。今腹满、肿胀俱消，痛楚尽解……写一六君子方，去甘草加苍术、浓朴、炮姜、熟附子，每日令浓煎温服。即以此方令合丸药一料，每日巳未时服之，即止其汤药，半载后痊愈。（《侣山堂类辩·发汗利水辩》）

> **按：** 此案启发我们，在治疗疾病时，常需对比思考。本案虽为虚证，然肿不消，邪不祛，正不能复。该患者久服八正散、琥珀散、五子五皮之类利水剂而不效，利水诸法亦为祛邪，何以不效？当求治于经典，《黄帝内经》载"三焦膀胱者，腠理毫毛其应"，"三焦者，决渎之官，水道出焉"，指明开腠理即所以理三焦、利水道也，故用苏叶、防风、杏仁发表理肺，毛窍开则三焦畅、水道通，譬如滴水之器，开其上窍则下窍水自出焉，故小水如注，腹满、肿胀俱消。邪祛即可复正，以六君子汤去甘草加苍术、厚朴、炮姜、熟附子温中健脾，后以丸药服之而愈。
>
> 历代诸多医家，所以能有所成就，大都缘于对《黄帝内经》深入研习，并结合临床实践，对其中某一点或某一方面有所发挥。可见《黄帝内经》是临床辨证的源泉，我们应对其加强领悟和学习。

十四、开上、畅中、渗下治疗湿阻清阳所致眩晕

眩晕多年，每发于湿蒸之令。今年初夏，潮湿过重，发亦频频。诊脉濡细，舌苔腻白。考古法眩晕一证，概从《内经》诸风掉眩皆属于肝之论。大旨不外乎风阳上旋，更辨别挟火、挟痰以治之。今按脉证，乃湿郁上泛，挟浊痰腻膈所致。因前人未经论及，而临证亦罕见也。拟辛香运中，以化湿化痰主之。制厚朴一钱，煨草果四分，炒苏子一钱五分，旋覆花一钱五分，茅术一钱，制半夏一钱五分，陈皮一钱，白芥子七分，椒目五分，赤苓三钱。再诊：眩晕不复作，舌白依然，脉濡，便溏，脘中较爽。信系体肥多湿，嗜酒多湿，卧于地坑之上亦感湿，好饮冷茶停湿。倘泥于古法而投滋降，不亦远乎。再拟昨方加减，仍守太阴阳明主治。茅术一钱，煨草果五分，制半夏一钱五分，土炒白术一钱五分，佩兰叶一钱五分，制厚朴一钱，旋覆花一钱五分，藿梗一钱五分，陈皮一钱，通草一钱。（《增评柳选四家医案·张大曦医案》）

> **按：** 从患者的发病季节来看，"每发于湿蒸之令。今年初夏，潮湿过重，发亦频频"。一年之中，湿热之气最为显著之时当属长夏之季，此时天暑下迫，地湿上蒸，气交氤氲，若体质偏湿或脾虚之人最易为病。从后文可知，该患者体肥、嗜酒、喜卧于地坑之上、好饮冷茶等，数犯湿侵之由，显系湿邪痰浊为患。《温热经纬》云："太阴内伤，湿饮停聚，客邪再至，内外相引，故病湿热。"患者还兼有脉象濡细、舌苔腻白等候，皆是一派脾虚湿盛之象。张氏辨为湿郁上泛，挟浊痰腻膈，甚为贴切。该患者脾虚湿困，土衰木旺，故见目眩眼花、晕转不宁；湿与热合，郁蒸而蒙蔽于上，浊邪害清，故现头目昏瞀，清阳不展。然而治湿之法不外三焦分治，分消走泄。上焦如雾，当辛香芳化；中焦如沤，当辛开苦泻、升降枢转；下焦如渎，当但分利之，疏而逐之。张氏拟定辛香运中、化湿化痰之法，实寓疏利三焦、调和升降之意。方中苏子、

旋覆花、白芥子入肺经，宣降肺气，如吴鞠通言"肺主一身之气，气化则湿亦化"。草果、苍术、陈皮辛、苦，温，入脾经，燥湿浊，开脾气；厚朴、半夏苦、辛，温，入胃经，化痰饮，降胃气。以上五药辛开苦降，斡旋中焦，以杜生湿生痰之源。椒目苦、辛，寒，归肺、胃、膀胱经，通利水道，蠲饮除痰；赤茯苓，甘、淡，微寒，渗利湿邪，健脾化痰。二药通利下焦，使湿热之邪从小便排解。二诊更增藿梗、佩兰，加强芳香化湿之力；以白术易苍术以增强健脾化湿之功；通草性微寒，味甘、淡，甘淡渗湿、清热利尿，增强下焦疏利之功。药证相符，前后二诊，疗效卓著。

从本案，我们得到如下启示。①《素问·至真要大论》虽明言"诸风掉眩，皆属于肝"，但在临证过程中不可墨守，应"有者求之，无者求之，盛者责之，虚者责之，必先五胜"。要在错综复杂的临床表现中抓住疾病的根本，不可见晕即平肝。本案土虚为本，肝旺为标，故以治脾为首要。②对于湿病的治疗，三焦辨证指导下的三焦分治法具有重要的意义，用开上、畅中、渗下，分消走泄等法治疗，层次井然，行之有效。

十五、 温摄下元治疗虚喘

陆祖愚治费表母，生平饮酒多而谷食少，酿成痰火，每至五更则疾作，喘嗽频并，气逆息粗，不能伏枕，由来久矣。年近七旬，其痰火发，日夜昏晕数次，四肢厥冷，自汗如洗，形容瘦削，六脉如丝。或与清痰清火，毫不应。乃用附子理中料，千杵蜜丸，淡盐水服，以助下元；另以知母、贝母、桑白皮辈煎汤，徐徐含咽，清其上膈。数剂嗽稀喘止，肢温汗敛。再用十全大补汤料丸服，数十年痼疾，从此遂瘥。（《续名医类案·咳嗽·陆祖愚医案》）

按：人之体质，一为先天禀赋，父母所予，另为后天饮食居处而成。此案费表母平素饮酒，酒为粮食之精，少饮则和血脉，多饮则成痰火，加之年高，纳谷少，后天充养不足，久则正气亏乏，下元不受滋养。痰火喘满，气逆息粗，自汗如洗，不能伏枕，乃肺气不能自救，五更时阳气始生，并与痰火而作；阳气不足，痰阻气道，阳气不达于四末，症见四肢厥冷、形容瘦削、六脉如丝。

本病虚实错杂，寒热并存，治疗陷入两难之间，清火化痰则虚者更虚、寒者更寒，温阳回厥则实者更实、热者更热。妙在用附子理中丸以盐水引入下元，则药咸入肾也，固暖下元；进而用知母、贝母、桑白皮等煎汤，清化上膈痰热，徐徐含咽，防其速入胃中，伤及脾阳。两相配合，固下清上，数剂喘嗽止，再以十全大补丸调理而愈。此案启发我们，在治疗虚实错杂、寒热并存的疾病时，要注意方法得当，巧而解之。

十六、 本五脏气血阴阳治虚损

清音化痰汤：此张师治予喉痛失音之方也。初予患喉痛微有痰涎，后至语言无音，虽未着床，然形体消瘦矣。延师诊视之，曰此劳怯之一端也，遂立此汤。服头煎而音出，约八剂而痊愈，后服滋阴补血丸药数月而身体健壮矣。治肝肾两亏，阴虚火炎，喉痛音哑，痰壅气促之症，经验，忌服半夏、白术燥烈之药，并房劳忿怒动火之事，失治则成喉疳败症也。清金化痰汤：大生地三钱，熟地五钱，玄参三钱（盐水炒透），枸杞子二钱（酒炒），女贞子三钱，天冬三钱（去心），麦冬三钱（去心），丹皮二钱，山药四钱（微炒），水煎服。肝火炽盛，肾水亏竭，水不制火，阴火上冲而贯喉咙，故咽干作痛，日久失音也。痰为火苗，火灼津液而成痰，致痰壅气促也。方中用熟地、玄参以滋肝肾而补真阴，且壮水以制火而除痰。生地入心肾而凉血生血。枸杞、女贞益肝肾而生精气。天冬、麦冬滋肾润燥，益水降火，消痰止嗽，清喉发音。

丹皮凉血退蒸，泻君相之伏火且清肝与心包之热。山药清虚热而补脾涩精，且能制地黄之滑利。阴生水足则火降而痰化，喉痛消而音出也。

　　桂附养脏汤：此予治两姨弟索大爷口疮腹泄之方也。初伊患口疮腹泄之症已经数月，后至食水下咽，肠一鸣而即泄出，胃间毫不能存，六脉沉细将绝，神脱气惫，四肢厥凉，危在旦夕。予视之恻然，见其口干，不时饮水，乃立一罂粟壳、车前子、淡竹叶、酸梅加红糖之方，令其煎汤以代茶，不期饮一日夜，腹泄止一半，而口疮渐消，饮粥亦能少存。次日诊其脉，脉亦微起，遂用此方连服十数剂而愈。实令人意想不及，洵所谓药治有缘人也。治腹泄日久，肠滑脱泄，饮食不存，口内生疮，服治口疮清凉之药则腹泄益甚，服止泄收涩之药则口疮尤剧，口渴烦躁，形体消瘦，四肢厥凉，脉息奄奄之症，经验。少有迟缓则服药不及也。桂附养脏汤：熟地三钱，附子一钱（炮），肉桂一钱（捣块），破故纸一钱五分（盐炒），山药三钱（炒），党参二钱，黄芪三钱（蜜炙），归身二钱（酒洗），白芍三钱（酒炒），茯苓二钱（乳浸），陈皮一钱（留白），罂粟壳二钱（蜜炙），诃子二钱（面煨），肉豆蔻二钱（面煨），川牛膝一钱五分（酒蒸），车前子二钱（微炒），炙甘草二钱，引加煨姜一片、大枣二枚，煎出微冷服，每煎分三次服，服后压以食。大肠者传导之官，肾者作强之官，酒色过度斫丧真元，则肾火衰而不能温养脾土，故泄。泄久脾虚肠滑，则饮食入胃不能消化，而肠滑不能存贮，故随食随下也。肾精枯竭，龙雷之火不安其位而上炎，故口内生疮。此火非苓、连、知、柏而可消也，此土非白术、莲肉而能健也。方中君以熟地、附子、肉桂补肾生精，补命门之火以生土，而引上炎无根之火降而归原。破故纸助命火而止肾泄，山药涩精而补脾，臣以党参、黄芪、茯苓、陈皮、炙甘草治阳虚气弱而补益脾胃，归身、白芍治阴亏血败而和养肝脾，佐以罂粟壳、诃子、肉豆蔻固肾补肠，收脱涩泻，使以牛膝、车前子利小便而不走气，益肝肾藉以下行，引以煨姜、大枣温肠胃而和荣卫。此乃阴阳交补，气血兼资，而又涩以止脱，故应手而愈也。再每煎分三次服者，恐通口直下，肠滑而胃间不能存也。服后压以食者，防治肾妨心，治命门妨肺之义也。（《鲁峰医案》）

按：鲁氏承袭仲景《金匮要略·血痹虚劳病脉证并治》中"五劳六极"所致虚劳之理，将这类病证概言为"虚损"，并认为"虚者，气血之虚；损者，脏腑之损。虚久致损"。气血为脏腑所化生，若脏腑健旺，即便伤及气血也相对易复，但若久虚未复，迁延不愈而致脏腑受累，则成损而难复。此文指出了虚损的成因和轻重浅深，可谓要言不烦。

鲁氏治疗虚损亦本五脏气血阴阳，即脏腑定位，气血阴阳定性。气虚责之肺脾，而益气补中；血虚责之心肝，而养心补血；阴虚责之肾中真阴亏损，而纯甘壮水、补阴配阳。如治虚火喉痹，他指出：若为肾水亏竭，水不制火，烁津而成的喉痛痰壅，则用清金化痰汤壮水之主以制阳光；若为阳虚所致，责之肾中真阳虚乏，则宜用甘温益火之品，补阳以配阴。又如治命火虚衰、脾肾衰败之口疮、下利，则用桂附养脏汤，脾肾双补，以甘温引火归原。其引火归原之方，必用补骨脂、牛膝、车前子，并注重阴阳互根而配以熟地。

十七、 攻下瘀血治疗瘀血失神

郁黄僧乙丑秋，初患疟寒热有时，俗工治之及二旬矣，治虚治痰参术杂投，躁扰日甚，诸医坚认为虚妄也。至八月望始延先生，脉得沉涩，按之中坚，便通似下坠，而溺短涩，先生曰：噫，此血疟也，向补非矣！投桃仁承气加柴胡、当归，便见衃血矣。诸俗工不信，更进参术一剂，不识人，妄言妄见，技穷罔措。有家有者，先生大笑，投以桃仁承气，玄明粉五钱、滑石五钱、辰砂三钱，下瘀血十余日安。

邹鸣庭，疟五日后大发狂，骂詈搏击，奔入祥符寺，裸形飞趋，其弟掖之，至大咶人，诸医为痰为虚治，罔验。先生望其色黑且滞，曰：此忧恚血郁，血蓄发狂也。生大黄、桃仁、赤芍、枳实两大剂，下黑血几及半桶，即熟睡而苏。两生症相类，而不知黄僧为如狂喜忘，鸣庭为

发狂，颇有差。黄僧病久，鸣庭病暂，治亦异也。(《冰壑老人医案》)

十八、 清燥宣湿治愈谵语发狂

　　金妇，先因燥邪，热不能解，前医屡进清攻，遂致颈肿发狂，昼夜谵语不休。诊脉空大，面色枯黄。阴虚燥火留据上焦，反复不解，传入心包，以致神昏志乱，壅不能降，故上肿欲溃。大剂救阴清燥。大熟地、北沙参、甘枸杞、当归、麦冬、枣仁、龟板、鳖甲、玉竹。一帖遂得神清安寐，颈旁肿块外溃流脓，数进均愈。因误食山楂复狂。山楂能耗阴破气也。今时痘科，往往用两许，日日频投，以图发痘疏壅，故多无浆不救。此因建中救偏之未体究，乃致流毒至今也。仍用前法全瘳。今年失于调补善后，饮食不节，腹肿而痛，小便混浊有沫，脉沉涩微数。仍是中虚木强，春令湿热乘虚侵袭。曾用苓、术佐苦辛已效，因急图病痊，另医误进攻泻，遂致腹大食少，复求余治。进柔肝培土，佐苦辛宣湿清热。西党参四钱，块苓三钱，冬瓜子三钱，鳖甲三钱，制半夏二钱，桂枝三分，川黄连三分姜汁炒，芦根五钱。十余剂胀痛渐愈，腹亦敛小。中满症补中分消，必佐柔肝清热方效。肿胀之候，须分别湿多、燥多。如液虚，肝燥撑胀，亦多肿胀而痛。或有块硬，此由筋急肠燥，非另有血积痰食壅滞。古法未载，余往往用润药获效。此亦由内伤燥症之变端。故燥与湿二者，不但外感固多，即内伤亦正不少，人所不觉。血虚则燥火为病，气虚则寒湿为病。脉之沉濡者多湿病。古有濡脉之名，即濡软之象，如按滥泥。湿属阖机，用药可刚燥，宜开剂，苦辛之味，或升阳之品、淡渗之类，俱可采用。兼热者佐清降，开中参阖。劲、涩、数多主燥，燥属开机，宜用阖剂，酸咸之味佐甘润之品，或清降之法，或佐辛通阖剂兼开。医家若能体认燥湿之病，投剂开阖适宜，

无往不利矣！（《婺源余先生医案》）

十九、 治疑难病重在伏其所主， 先其所因

陈克昌年值六十有零，下痢两月，昼夜十余行，发热口渴，腹中胀闷，烦躁不安，完谷不化。医者皆作火治，投以芩、连、槟、朴，命迫悬丝，速余诊治。脉大而数，按之空虚，此火衰不能生土，内真寒而外假热，何火之有？发热者，阴胜格阳于外也；口渴者，阴胜不能熏腾津液也；腹中胀闷者，阴胜而阳气阻滞也；烦躁不安者，阴胜格阳，阳气内争，故令阳烦而阴躁也；完谷不化者，釜底无火也。法当温补脾肾，阳回而阴自化，诸症自无不愈。遂用附子理中汤加荷叶一片，煎令冷服，即《内经》"伏其所主，先其所因"之谓也。渐次调治，半月果安。

文学宗兄璇，一年值六十有四，只举一子，年甫二十一岁，苦患呕吐，心下痞塞，心悸，头晕，饮食少思，已年余矣，更医数手，毫无寸效，怆惶速诊。余曰：水饮停积症也，何用忧疑。水逆于胃则为呕吐，凝于膈则为痞塞，凌于心则为悸，水阻阳气不得上升则为眩，外症显然，医胡不察耶？于是以半夏、生姜行水散逆而止呕，橘皮开胃消痰降

气而和中，人参壮正气以胜水邪，茯苓利水气而通肾交心，连服七剂，呕止痞消，心悸、头晕并愈也，改用调脾善后三日而康。渠尽情理，合家叩首送归。越二日，以书谢云：豚儿命获重生，实宗翁之赐也，承先启后，恩德难忘。余复书曰：先生之言过矣，余不过尽一寸之微长，聊比焦头烂额而已，恩何云乎哉。

赵侣鹏病后发斑，隐隐见于肌表，其色淡红而不甚显，名曰阴斑，与阳斑之红赤不同。此缘中气大虚，寒伏于下，逼其无根失守之火浮越于外而然也。余遵古法，以大建中汤治之，自无不应。方中以人参、黄芪补中，半夏、甘草调中，复有白芍、当归之活血，则外溢之斑流而不滞；有桂心、附子之温中，则失位之火引而归元。连服十余剂，斑化而神清。方中以桂、附、参、芪治斑，法之变者也，医不达权，安足语此耶？（《续貂集》）

> **按**：这几个医案体现了作者审证重视"伏其所主，先其所因"，治病必求其本的思想。作者对于临证中虚实寒热、真假错杂的疑难病证，尤其重视审证求因，即《素问·至真要大论》所提到的"必伏其所主，而先其所因"。如"虚寒下痢"案，患者下痢昼夜十余行、发热口渴、腹中胀闷、烦躁不安、完谷不化，医者皆作火治，投以黄芩、黄连、槟榔、厚朴，命悬一线。作者诊之，其脉大而数，按之空虚，从而认定"火衰不能生土，内真寒而外假热"，用附子理中汤加荷叶一片，煎令冷服，采用反治法"热因热用"，调治半月而愈。
>
> "水饮停积"案，患者患呕吐、心下痞塞、心悸、头晕、饮食少思，经历数医皆不能治。作者依据脉症诊断为水饮停积证，予半夏、生姜、橘皮、人参、茯苓，七剂，呕止痞消，心悸、头晕并愈。
>
> 第三案"中气大虚，无根失守之火浮越而为阴斑"案的治疗取效，亦取决于"先其所因"。可见立法处方必当以审因为第一要务，否则方药杂投，效即难求。

二十、寒热真假辨治

真热假寒证

丁卯二月，里中一仆妇，患伤寒已服发表药，汗出热退矣。次日复热，热亦不甚，遂服清热药数剂，绝不效。渐至烦躁，胸膈胀闷，浑身壮热，而手尖独冷。更一医，谓是阴证，欲用附子理中汤，不敢骤用而请质于余。余诊其脉极沉，然沉而数，数而有力。视其舌有黄苔，有芒刺。问其大便，有八九日未解。余曰："此热证，非阴证也，脉沉者，热结在里耳。以通身热，手尖冷，辨为阴证固矣，然阳证亦有手冷，且冷过腕者，何以辨之？又当辨之于舌色，辨之于脉。阴证之身热手冷者，脉必浮大而空。以通身之热是假热，内有真寒，故外发假热。热是假热，则脉亦现假象而反浮大，但按之甚空。此假不掩真，而知其为阴证也。若阳脉反沉者，以表邪去而里邪急也，热邪在里，故脉反沉。人皆谓阴证脉当沉，阳证何以脉亦沉？殊不知阴证不发热之脉则沉，沉而无力，阳证热在里之脉亦沉，沉而且数且有力也。阴证虽热，而舌色必白或灰黑，或有滑润黑苔，阳证虽手尖冷，而舌苔必黄，或焦紫有芒刺。盖手尖冷者，阳极似阴。其脉沉者，热极反伏也。此证脉沉数有力，而舌有黄苔，故断为热结在里。当予三承气汤酌而用之。若徒用清润之味，不能救车薪之火也。倘误以为阴，而误用参附，则立危矣。"余因用大黄五钱，黄连五分，厚朴、枳壳各一钱，陈皮八分，木香五分。前医犹力阻勿服，余力劝其服。服后连下三次，热遂退，手温，膈宽，知饿进食，安眠，不复服药矣。

真寒假热证

丁卯三月，在潜口友人馆中赏花饮酒，汪君揽思邀为其三令郎看病，索发散药一剂。余同往视之，一见病人面赤放光，心便惊惧，知其为阴证面色也。再为诊之，脉浮大有出无入，按之细如丝。余曰："此非表证也。即刻服参，尚恐汗出不止，不能收摄，奈何仍欲表散，若用表药，必汗出亡阳，人事昏乱，说神说鬼矣。今夜无从得药，药铺中无此药，索性明早自带药来用可也。"是夜，果大汗不止。余次早如约候之，开手便用附子三钱，人参四钱。服至第四日，痰中带血，其家惶惧。余曰："此乃寒痰，即阴气所化。服热药，阴寒之气始能化痰而出，所以带血者，胃为多气多血之腑，痰出时偶黏滞胃中之血，非此证有血，丝毫无是虑也。"果少顷便不复有血矣。其胸膈仍滞，畏寒作呕。又加附子至四钱，人参六钱。服二七而热全退，稍进饮食，服二十余日而痊愈。此因汪揽思先生见余起阴证甚多，用药不畏，故能顺手用药，无掣吾肘，一直到头，中无变证，不过三七之期，遂得痊愈也。后岩镇令亲家闻此病是阴证，因质之镇中名医，名医力争云，阴证不发热，此发热何得是阴证？噫！内真寒外假热，何云阴证不发热？彼必以不发热为阴证，所以于发热之阴证，俱作火治，不知医杀若干矣。（《吴氏医验录》）

> **按：** 第一案所述为热厥，即阳热之证反而见到四肢厥逆。此种真热假寒证当与"寒厥"相鉴别，鉴别要点取之于脉。该案中作者对于寒热真假之辨切中要害，言简而意赅。
>
> 第二案所述为真寒假热证。真寒假热证，又被称为格阳，为阴寒之邪壅盛于内，逼迫阳气浮越于外，使阴阳之气不相顺接，相互格拒的一种病理状态。其本质为阴寒内盛，但由于格阳于外，在临床上出现面红、烦热、口渴、脉大等假热之象。这种特殊的病理状态或由久病迁延，虚阳不潜，或由素体阳虚外感，误发少阴之汗，或由暑月中寒，误茹苦寒等引起，以致真龙飞越，虚阳贯顶。
>
> 寒热真假证临床上并非鲜见，真假混淆，扑朔迷离，若不加细心体察，一时间真伪确难分辨。吴氏对于一些疑似症状与细微鉴别之处议论精深，发蒙启悟。如能细细体味吴氏所著《吴氏医验录》中辨治真假寒热证之经验，必定可以对如何从错综复杂的表象中去伪存真有所体悟。

第七章　临证思维与策略

余老在 60 余年的临床工作中，积累了丰富的经验，强调中医临证必须坚持一定的辨治原则，注重探索疾病的辨病论治与辨证论治规律，逐步总结完善治疗的经验和方药，通过实践反复验证并不断提高。现将其临证思维与策略总结如下。

一、辨治原则

余老认为，临证严谨地遵循辨治原则是处方用药取得临床疗效的必要保障。其辨治原则主要体现在以下五个方面。

1. 首重调肝

余老临证重视调肝。他认为，肝主疏泄，为一身气机条畅之主，百病每多生于气郁，而又易致脏腑气机郁滞。调肝之法虽然是在调节一脏，但实际上可以有助于其他四脏生理功能的发挥以及病理状态的自愈，更可以促进五脏平衡的重新恢复。他认为，调肝之法有调肝气与育阴血两个方面的内涵，正如《素问·至真要大论》言："疏其血气，令其条达，而致和平""定其血气，各守其乡"。调肝气可以畅达气机，育阴血可以柔肝活络。余老在治疗肝病、情志病、月经病、甲状腺疾病以及前列腺炎等疾患时均用到了调肝法。

2. 培补脾肾

余老治疗迁延性、慢性疾患重视培补脾肾。他认为，肾为先天之本，脾为后天之本，是人体正气的发源之处，正气充足才能激发机体的自我修复能力，从而促进疾病向愈。如治疗慢性肾病则补肾脾，慢性肝病则益气阴、健脾，糖尿病则补气阴、通络、健脾补肾，脑梗死则补气通络、益肾健脾。余老的这一治疗思想是《素问·五常政大论》"必养必和，待其来复"这一基本原则的具体体现。

3. 顾护胃气

余老对于患慢性病需要长期用药的患者，非常注重顾护胃气。首先，在选择药味上，余老少用壅滞及攻伐克削之品，立方遣药较为轻灵，即使应用厚味滋阴之品也会佐以理气和胃、消导促运之品，以防壅塞胃气。其次，余老所开处方一般不超过 14 味中药，多数处方少于 12 味，药量也比较轻，比如青皮、陈皮各 4 ~ 6g，半夏 3 ~ 8g，大黄 3g，木香 6g，以防过剂伤正。再次，在服药方法上，余老对于需要服用 1 个月以上中药的患者，一般每服药 6 天后，停 1 天药，4 周共服 24 剂；或者短期连服 20 天，中间服至 10 剂时停药 1 天，然后再服用剩下的 10 剂汤药，尽剂后再复诊。这种服药方法是为了让患者的胃气得以休息和恢复，既有利于药物很好地吸收和发挥作用，又有利于患者身体的较快恢复。

4. 补泻得宜

余老临证权衡攻补时，告诫我们应该谨遵《素问·五常政大论》"无使过之，伤其正也"之训。故在选用治法上，应活血兼益气，疏肝兼柔肝，理气兼养阴，滋阴兼和胃，利水兼养阴。做到补而勿壅，攻而勿伐，凉而不遏，温而不燥，升而不浮，降而不坠。时时处处从正气着眼，体现了补泻各"得其所宜"的基本原则。

5. 调畅气血

余老注重通过调畅气血来调整人体脏腑失和的病机。气血周流于全身，无处不到，二者相依相随不可分离，因此，气病及血，血病及气，进而导致气血失常是临床中常见的病机。所以余老临床中治疗疾病往往气血并治，如益气活血、调气活血、益气养血、益气摄血等。气血调畅，五脏得养，脏腑方能各司其职，升降出入有序，百病不生。

二、通治方应用策略

　　笔者通过跟随余老学习，并对余老门诊立法处方进行整理和研究发现，余老治疗疾病过程中坚持辨病论治与辨证论治相结合，在选用或拟定通治方后，又针对患者的病情选取相应的通治法佐治兼病兼症（证）。这些通治法是在主病的基本治法和方药的基础上，根据患者具体症（证）情予以应症（证）选取、配伍的。比如，对于慢性肝病，余老常用基本治法为调肝、育阴血，但根据患者的具体病情，兼湿者又配合化湿法，兼瘀者又配合通络化瘀法，兼肝硬变者又佐以软坚法，兼湿阻水停者又佐以化湿利水法，见脾虚或肝脾不和者又佐以调肝健脾法，体现了方药运用的原则性与灵活性。

　　现将余老临证中通治方、通治法及应用策略初步总结如下。

（一）病证与常用治法

　　余老指出，对于各种常见多发疾患，不论中医还是西医，都有一套常用的防治方法，这些治法称为"常法"。一个医生在诊疗方面最基本的要求就是要熟习常法。用常法予以施治就是"法治"。对于以下疾患，余老临证常用治法如下。

　　慢性肝炎：调肝，育阴血，益气阴，健脾，化湿，解毒，通络。

　　肝硬化：调肝，育阴血，益气阴，软坚，利水，健脾，护肝解毒。

　　慢性肾炎：补肾脾，益气，通络，利水，清肾。

　　尿路感染：清肾，益气阴，利水，祛湿。

　　糖尿病：益气阴，通络，健脾，清胃，补肾。

　　冠心病：宽胸化痰，通络，益心气，开窍，宁神。

　　阿尔茨海默病：益肾通络，化痰开窍，益智宁神。

　　脑梗死：益气通栓，利脉，补肾健脾，调腑，疏风，宁神。

　　血管神经性头痛：调肝，疏风，醒窍，通络。

　　高血压：益气阴，平肝通络，调肝降压。

癫痫：潜镇止痫，化痰通络。

更年期综合征：调肝滋肾，育阴扶阳。

腰痛：益肾通络，祛风，利湿。

结肠炎：清肠化湿，理气止痛，止泻。

耳鸣：补肾，调肝，育阴，通络，通窍。

乳腺增生：疏肝消癖，通络化痰。

痹病：疏风通络，温阳化湿，蠲痹止痛。

不育：温补命门，疏肝通络，益肾强精。

（二）通治方

余老在临床中主张辨病与辨证相结合、简化辨证分型方，因此，诊疗中惯用通治方。其通治方思想的形成来源于两个方面。一方面，在余老学医之初，其父余无言先生在治疗一些疾病时会运用一些核心的方药，这些方药组成相对固定，临床中按照患者的具体症状和病情采用名方或经验方予以加减，即可取得疗效。如余无言先生治疗臌胀时经常用到傅青主的决流汤加减。其业师秦伯未先生也有临证经验效方的使用，如经常用黄芪建中汤加减治疗胃炎，获得了较好的疗效。另一方面，余老在研究明·孙志宏《简明医彀》时发现，书中所述各种病证，绝大多数均列主方。这些主方都是根据各个病证的病因病机，参酌古今文献，结合医家的诊疗经验所拟的自订方，虽无方名，但立方缜密，遣药灵活，且多附列据证加减法。余老认为，孙志宏所列的主方已初具通治方思想的雏形，反映了孙氏力求运用主方规范病证的主体通用方治的思想。徐灵胎在《兰台轨范·序》中强调："欲治病者，必先识病之名，能识病名，而后求其病之所由生；知其所由生，又当辨其生之因各不同而病状所由异，然后考其治之之法。一病必有主方，一方必有主药。……千变万化之中，实有一定不移之法。即或有加减出入，而纪律井然。"余老认为，通治方在临证中加以适当调整，可以起到"以一应百"的通治之效。通过几十年的临床实践摸索和积累，余老形成了通治方的思想，将临床中针对某些病证拟定的经验方和选用的古代经典名方等特效核心方剂称作"通治方"。

（三）通治方与辨证分型方

通治方是在辨病论治与辨证论治相结合的基础上，根据临床具体疾病所选用或拟定的通治方剂，其药物组成相对固定，性味相对平和，照顾疾病病机也较为全面。在通治方的选用方面，要根据临床实际和患者个体特异的表现，立法化裁或组合其他治法与方药，使得治疗方案系统、全面而灵动，既重视个体化临床诊疗实践规律，又符合中医学整体恒动观的基本精神和要求。如本书下编中所选列的近 60 首方剂，都是余老在临床诊疗中常用的通治方。这些方剂或从古方化裁而来，或根据临床实际需求或经验认识所拟，具有通治之效，可作为治疗相应疾病的基础方。

辨证分型方是在辨病基础上，通过运用统计方法，总结该病证候分布规律，依据中医辨证理论予以分类，定名证型，又分型论治所拟的方剂。因为辨证不仅仅关注病证本身，而且关注疾病主体——患者，以及与其相关的地理因素、气候因素、社会因素、时间因素等，这就使中医的辨证论治具有了动态、灵活、全面、针对性强的显著优势。由于中医的治法和方药是以"证"为前提的，即使是同一个疾病，不同阶段、不同地域、不同个体出现了不同的"证"，也会分别采取不同的分型治疗方案。强调一病分多个证型，据分型各用其方。目前中医高等院校规划教材即是其例。

通治方针对具体病证，并据症或证加减，起点精准，反映疾病核心病理规律；辨证分型方针对具体证候，据症或证加减，个性化强，反映疾病动态衍化规律。余老认为，从医学发展的观点分析，"辨病论治"当早于"辨证论治"，因为医者对疾病的认识是逐步深入的，当深入到一定阶段，又希望能得到删繁就简的证治规律。倘若从治疗学的观点来看，中医辨病论治的发展过程，就是寻求更切合病证、便于在辨病论治中广泛应用的通治方的过程。

（四）通治法与经验用药

余老指出，在治疗疾病过程中，在选定通治方治疗主病主证后，又要重视针对患者的具体病情，佐以经验治法和药物治疗兼病兼症（证）。这些经验治法，余老称之为"通治法"。通治法和经验用药可以在临证时根据患者具体情况随需选取并灵活组合，可为通治方的加减化裁提供有益补充。多年来，余老在实际应用通治法时，形成了自己独到的经验，现将余老应用较多的通治法和经验用药选介如下。

调肝：柴胡、香附、川楝子、青皮。

育阴血：生地、熟地、当归、玄参、女贞子、旱莲草。

扶阳：附子、肉桂、干姜。

清脘：黄连、蒲公英。

降气：苏子、杏仁、莱菔子、旋覆花。

化痰：陈皮、半夏、杏仁、竹茹、白芥子、川贝母、浙贝母。

止嗽：百部、白前、紫菀、款冬花。

宽胸：瓜蒌、木香、薤白。

化石、排石：海金沙、金钱草、鸡内金。

健脾：茯苓、芡实、莲肉、山药、白术。

消瘿：玄参、昆布、浙贝母、海藻、黄药子。

消癖：夏枯草、生牡蛎、穿山甲、蒲公英、黄药子、玄参、僵蚕、皂角刺。

通输卵管：皂角刺、路路通、制香附、赤芍。

清肾：石韦、黄柏、土茯苓、白茅根。

软坚：鳖甲、三棱、莪术、生牡蛎。

宁神：合欢皮、夜交藤、柏子仁、炒枣仁。

消疹、消痤、消暗斑：地肤子、僵蚕、龙胆草、白芷。

利咽：桔梗、玄参、锦灯笼、生甘草。

平肝：生石决明、车前草、夏枯草、白蒺藜。

利胆：金钱草、枳实、枳壳、海金沙、龙胆草。

通络：桃仁、红花、丹参、鸡血藤、土鳖虫。

和中：苏梗、麦冬、木香、佛手。

益心气：西洋参、太子参、麦冬、五味子、炙甘草。

制酸：乌贼骨、浙贝母、煅瓦楞。

益肾强精：生地、熟地、山萸肉、沙苑子、补骨脂、锁阳、淫羊藿、肉苁蓉、鹿角胶。

润腑：肉苁蓉、火麻仁、郁李仁、瓜蒌仁、桃仁、杏仁。

除烦：黄连、龙胆草、炒栀子。

蠲痹：秦艽、海风藤、老鹳草、千年健、伸筋草、威灵仙。

生津：石斛、玄参、麦冬、玉竹、天花粉。

固卫：生黄芪、炒白术、防风、浮小麦。

消血管内斑块：蒲黄、五灵脂、丹参、血竭。

利湿热：石韦、萆薢、小蓟、赤小豆、生薏苡仁、冬葵子。

清睾：川楝子、蒲公英、黄柏。

宣通鼻窍：苍耳子、辛夷、细辛。

退黄：茵陈、栀子、金钱草。

扶正抗癌：生黄芪、当归、生地、熟地、沙苑子、补骨脂、白花蛇舌草、半枝莲（乳腺癌加龙葵，肝癌加石见穿、八月札，胃癌及食管癌加半边莲、白英）。

醒脑开窍：石菖蒲、远志。

通络：丹参、桃仁、红花、降香、鸡血藤、地龙。

促消化：炒神曲、鸡内金、炒谷芽、炒麦芽。

潜镇：生龙骨、生龙齿、生牡蛎、生石决明、紫贝齿、紫石英、代赭石。

明目：枸杞子、菊花、青葙子、决明子、密蒙花。

生发：侧柏叶、当归、制首乌。

缩泉：金樱子、覆盆子、桑螵蛸。

消紫癜：紫草、丹皮。

去浊：生薏苡仁、苍术、滑石、土茯苓、萆薢。

止痛：延胡索、生白芍、白芷、细辛。

清肠：秦皮、地榆、黄连、木香。

收敛止泻：秦皮、赤石脂、诃子、石榴皮。

清带、止带：生薏苡仁、苍术、黄柏、败酱草。

利水：茯苓、泽泻、车前子、车前草、冬葵子。

降脂：丹皮、山楂、草决明、姜黄、绞股蓝。

散结：夏枯草、僵蚕、玄参、浙贝母、生牡蛎、穿山甲。

祛风痰：白附子、胆南星、僵蚕、天竺黄、竹沥。

安胎：黄芩、白术、砂仁、桑寄生、菟丝子。

消尿蛋白：土茯苓、白茅根、黄芪、绞股蓝。

止痒：白蒺藜、地肤子、蝉蜕。

通乳：路路通、漏芦、通草、丝瓜络、王不留行、穿山甲。

止痉：全蝎、蜈蚣、葛根、生白芍。

燥湿：苍术、草豆蔻、砂仁、草果。

疏风利水：防风、防己、麻黄、杏仁、苏叶。

护肝解毒：鸡内金、鸡血藤、鸡骨草。

逐水：葶苈子、车前子、黑丑、甘遂。

定眩：天麻、钩藤、菊花。

（五）临证模式与应用策略

1. 临证模式

大凡行事，必有一定之规程，因循而入，审思缜密，法度严谨，丝丝入扣，运筹于事之将立，方能取效于事之竟成。中医临床过程中，望闻问切，省病问疾，辨证施治，处方用药，也有一套规程和范式，我们称之为临证模式。

目前被普遍接受并广泛应用的中医临证模式为西医辨病加中医辨证，但辨证往往受到辨证分型影响，一病分为数型，一型又各立一至数方，虽曰圆机活法，但实则使得初学者既难以掌握中医病证辨证规律，又很难统一对疾病的治疗认识以及总结经验。因此，余老认为，临证中当发展和研究通治方，以通治方为基础总结经验、提高疗效，更为符合临证实情，较为可取。

余老临床中重视临证模式的应用和指导。他在诊疗过程中强调，首先要明确患者的西医学诊断，然后根据患者的主诉和现病史予以辨证、辨病、辨证相参后，针对该患者提出主病主证治法，然后选用通治方，并在此基础上结合患者具体情况佐以通治法辅助治疗兼病兼症（证）。余老临证模式如图（图1）所示。

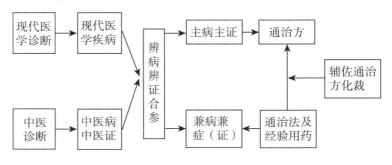

图1　余老临证模式示意

2. 通治方应用策略

通治方，是根据病证的临床特点、发生发展规律以及临床经验总结出来的特效基础方，组成相对固定，具有通治本类疾病的特征，但是临床上仍然可以根据患者的不同情况予以化裁。其主治疾病可以是中医传统病证，也可以是西医学明确诊断的疾病。

通治法相对灵活，不同疾病也可以选择相应治法和经验用药，体现了中医辨证思维中异病同治的思想。具体应用步骤如下。

第一步：辨病选方。

通治方的使用，是在辨病论治与辨证论治相结合的基础上，通过实践积累逐渐总结出来的。因此，"据病用方"是其初衷。岳美中先生也指出："病者本也，体也；证者标也，象也。有病始有证，辨证方能识病，识病后可以施治。"然而，中医临证实践中存在两种辨病模式，即辨中医的病和辨西医的病。中医的病是以中医的症状、病因、病机等为基础所拟定或特定的疾病名称，如消渴、臌胀、风温、感冒、太阳病、痹病、百合病、狐惑病等；西医的病是以西医学病因、症状、解剖、病理生理等为基础拟定或特定的疾病名称，如风湿性关节炎、大叶性肺炎、过敏性紫癜、系统性红斑狼疮等。因此，在实践中，余老拟定的通治方有针对中医疾病的通治方，如治疗郁证的调肝疏郁汤、治疗不孕的暖宫促孕方，也有针对西医疾病的通治方，如治疗病毒性肺炎的麻杏石甘加味方、治疗病毒性肝炎的疏养复肝汤等。

第二步：据证加减。

通治方可以针对一个病证自始至终的核心病机，但是因为患病个体的差异，临床表现上会出现在动态时空上的证候兼夹或变化，因此需要在通治方基础上根据现有的证候特征予以加减变化。如余老常用的，调肝用柴胡、香附、当归、青皮、郁金；益心气用太子参、麦冬、五味子、炙甘草；平肝用石决明、车前草、夏枯草、白蒺藜；健脾用茯苓、芡实、莲肉、山药、白术；滋肾用生地、熟地、玄参、女贞子、旱莲草；扶阳用附子、肉桂；通络用桃仁、红花、丹参、鸡血藤；宁神用合欢皮、夜交藤、柏子仁、炒枣仁；祛湿用陈皮、苍术、薏苡仁、车前子。以上治法与加味药物，是参合了患者的兼夹证候，予以佐用的治法。

第三步：参用通治法。

治疗疾病过程中，余老在选定通治方治疗主病主证，据患者个体特异证候予以加减变通后，又非常重视针对患者的具体症情，即兼病兼症（状），适当配合一些可供在上述基础上选佐的经验治疗方案。余老称之为"通治法"。通治法及用药经验可以在临证时随需选取并灵活组合。如护肝解毒用鸡内金、鸡血藤、鸡骨草；化石用海金沙、金钱草；消瘿用玄参、昆布、浙贝母、海藻、金橘叶、黄药子；开窍用远志、石菖蒲、苏合香；消斑块用蒲黄、五灵脂、赤芍、丹参、血竭；降脂用绞股蓝、牡丹皮、姜黄、山楂；止痒用地肤子、白蒺藜、蝉蜕；解痉用葛根、木瓜、白芍、地龙、僵蚕。以上通治法在临床具体应用时，可以随症化裁或组合。

综上所述，余老在临证中主张辨病论治和辨证论治相结合，在掌握疾病的中西医病机和病证发展变化规律基础上，根据临床治疗"总结经验－重复经验－推广经验"的目标和需求，拟定病证基本治法，并且遵循治法的基本精神，选用或拟定与之相对的、行之有效的通治方。然后再根据患者实际情况，据证加减或参合通治法化裁。所谓专病通治方，就是针对某一疾病的若干证型均能通治获效的方剂，前人也有称之为"主方"者。

余老根据多年来对临床文献和诊疗实践的体悟，认为中医辨病论治的发展过程，就是寻求更切合病证、更便于在辨病论治中广泛应用的通治方的过程。此过程反映了医者对疾病的认识是逐步深入的，深入到一定阶段，其又希望能求得删繁就简的证治规律。余老通过在临床实践中长期的积累和摸索，认为只要能够抓住疾病因症脉治的主要矛盾，在临证中运用通治方与辨证论治可以做到并行不悖，二者甚至可互补增效。

通过跟随余老学习，笔者体会到名老中医临证的方法和范式是有规律可循的，通过对具体病证和具体患者的研究可以发现和总结临床病证的通治方和通治法及其应用模式。掌握一定的临证模式和通治法、通治方后可以逐渐总结经验，提高临床疗效。

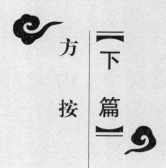

下篇

方按

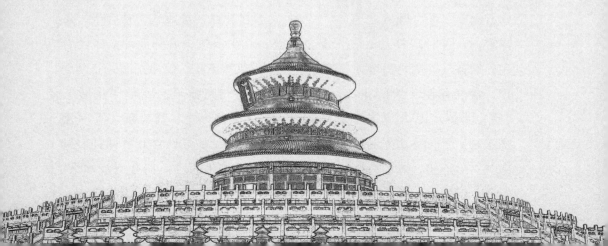

第八章 内 科

一、心脑病证

（一）心悸——调心生脉汤

【组成】太子参15g，麦冬10g，五味子10g，丹参15g，生地15g，熟地15g，黄连10g，肉桂5g，炒枣仁20g（打碎），阿胶10g（烊化），炙甘草8g。

【功效】益心气，活心血，育阴宁神。

【主治】心律失常。症见心悸，胸闷，失眠健忘，或怔忡突发，烦躁不宁，头晕头痛，甚则时有视物黑矇。舌红苔黄，或舌淡有齿痕，脉律参伍不调，或促急时发，或结代不定。

【方解】本方是在生脉散、炙甘草汤和交泰丸基础上加减而成。生脉散最早见于张元素《医学启源》，书中言其"补肺中元气不足"。《古今名医方论》引柯韵伯言曰："麦冬甘寒，清权衡治节之司；人参甘温，补后天营卫之本；五味酸温，收先天天癸之原。三气通而三才立，水升火降，而合既济之理矣。"方中太子参甘温，益元气，补肺气，生津液，合炙甘草补益心气；麦冬甘寒，养阴清热，润肺生津。二药合用，则益气养阴之力增强。五味子酸温，敛肺止汗，生津止渴。三药合用，益气养阴、敛阴止汗，使气复津生，气充脉复，故名"生脉"。《医方集解》说："人有将死脉绝者，服此能复生之，其功甚大。"《温病条辨》亦用本方治疗"汗多而脉散大"之症。可见本方可调补心肺之气，敛心阴，养心复脉。交泰丸出自《韩氏医通》，具有交济水火、协调阴阳、安神定悸的功效，药方取黄连苦寒，入少阴心经，降心火，使其不炎上，取肉桂辛热，入少阴肾经，暖水脏，使其不寒于下，寒热并用，如此可得水火既济。方中配伍生地、熟地、阿胶，增强滋养心肾的功用。丹参凉血活血、安神通络，枣仁养心安神而止悸动。全方兼顾心之气血阴阳，养心气、活心血、安心神，且心肾同调，交济水火，共奏调心气、活心血、育阴宁神之功。

【加减】

动则气短、少气懒言者，易太子参为西洋参 4～10g（另煎），加生黄芪 30g、炙甘草 10g。

烦躁易怒者，加柴胡 10g、香附 10g、龙胆草 6g。

头痛者，加川芎 15g、白芷 10g、秦艽 10g。

胸闷气憋者，加瓜蒌 10g、木香 6g。

咳痰气促者，加苏子 10g、杏仁 10g、车前子 15g（包煎）。

血脂高、颈动脉或冠状动脉斑块狭窄者者，加蒲黄 10g、五灵脂 6g（包煎）。

频发期前收缩者，加琥珀粉 1.5～3g（分冲）、生龙骨 30g（先煎）、生牡蛎 30g（先煎）。

血压偏高者，加生石决明 15g（先煎）、夏枯草 10g、车前草 10g。

【验案举隅】

黄某，女，74 岁。2015 年 2 月 11 日初诊。

主诉：阵发性心房颤动 7 年余。

现病史：患者 1996 年在劳累或休息不好时出现期前收缩，2008 年转为阵发性心房颤动，检查有颈动脉硬化、斑块形成，现口服酒石酸美托洛尔缓释片（倍他乐克）、盐酸地尔硫䓬缓释胶囊Ⅱ（合贝爽）、华法林。目前患者心悸，眠差，入睡困难，烦躁，口干口苦，自述经常上火且舌尖易起疱，小便偏黄，大便干，舌红、苔中度腻，脉微数。

辨证：水亏火旺，心肾不交。

治法：益心气，祛瘀，育阴宁神。

处方：太子参 10g，**麦冬** 10g，**五味子** 10g，**炒枣仁** 20g（打碎），**黄连** 10g，**肉桂** 3g，**生地** 15g，**熟地** 15g，**丹参** 15g，玄参 15g，柏子仁

10g，蒲黄 8g（包煎），五灵脂 6g（包煎），夜交藤 15g。20 剂，水煎服。（以下凡开 20 剂者，均为每天 1 剂，连服 10 天停 1 天，再服剩余 10 剂，本书其余医案亦同此法。）

2015 年 3 月 4 日二诊：患者服前方后，便秘缓解，每日 1 次，口舌未再生疮，口苦好转，睡眠及心悸症状改善，宗前法，上方去柏子仁、夜交藤，加阿胶 10g（烊化）、炙甘草 8g，继服 20 剂。

2015 年 3 月 25 日三诊：患者心悸、心律不齐明显改善，其间在社区医院做心电图检查，仅有偶发性室性期前收缩，其余症状均除，停用西药，将中药末次药方改成丸药，继服。

间断服用 3 个月，病情稳定，7 月份患者单位体检未见心房颤动发生。

> **按：** 该患者就诊时具有明显的水亏火旺、心肾不交的证候表现。心火独亢于上则心悸、心烦、眠差、舌燥口苦而生疮，肾水亏于下则便结溲赤，故余老斟酌应用生脉饮以太子参易人参补心气而不生火，配合交泰丸泻南补北、交济水火，生地、熟地、玄参滋肾水，同时又加强麦冬、五味子育阴宁神之效，蒲黄、五灵脂、丹参活血通络以消斑块，炒枣仁、柏子仁、夜交藤养心安神而定悸复脉。方药对证，故疗效明显。

（二）胸痹——宽胸宣痹汤

【组成】 瓜蒌 12g，薤白 8g，制半夏 6g，赤芍 10g，川芎 15g，当归 10g，生黄芪 30g，太子参 12g，麦冬 15g，五味子 10g，炒枣仁 20g（打碎），丹参 15g，桃仁 10g，红花 10g。

【功效】 宽胸豁痰，益心气，通心络，养心安神。

【主治】 冠心病心绞痛。辨证为胸阳不振，痰瘀互结者。症见胸闷气促，甚则痛引彻背，动则加重，舌瘀暗、苔腻。

【方解】 冠心病心绞痛多属中医胸痹范畴，余老每从益气养血、宽胸通痹、化痰通络等方面着手，常用瓜蒌薤白半夏汤、生脉散、桃红四物汤加黄芪、酸枣仁、远志、丹参等加减治疗。方中生黄芪、太子参补心气，气充则血行，血行则痹通；当归、丹参、桃仁、红花、赤芍、川芎活血行气，通痹止痛；麦冬、五味子、炒枣仁养心阴、安心神；瓜蒌、薤白、制半夏豁痰宽胸，通阳宣痹。全方共奏宽胸豁痰、益心气、通心络、养心安神之功。

【加减】

冠状动脉斑块狭窄或伴颈动脉斑块者，加生蒲黄 10g、五灵脂 6g（包煎）、血竭 2g（分冲）。

心悸失眠者，加黄连 10g、肉桂 4g、夜交藤 15g。

如心悸较严重，可加入煅龙骨（先煎）、煅牡蛎（先煎）、柏子仁、生杭芍，以镇惊安神宁心。

期前收缩者，加阿胶 10g（烊化）、炙甘草 8g。

【验案举隅】

石某，女，68 岁。1993 年 10 月 23 日初诊。

主诉：左前胸憋闷疼痛反复发作半年余，加重 1 周。

现病史：患者 1992 年 4 月在某医院确诊为冠心病，曾使用过消心痛、地奥心血康、牛黄清心丸等药，症状稍有缓解，但仍经常发作。现左前胸阵阵憋闷作痛，活动后加重，心悸气短，头晕目眩，喉中似有痰涎，咽痒，口干渴欲饮，大便燥结，舌体胖大、色紫暗而苔少，脉右弦滑、左弦细。

辨证：胸阳不振，痰瘀互结，心脉痹阻。

治法：益气养阴，宽胸豁痰，通阳活络。

处方：瓜蒌仁 12g，**薤白** 8g，**制半夏** 6g，**赤芍** 10g，**五味子** 10g，**桃仁** 10g，**生黄芪** 30g，**太子参** 15g，**麦冬** 15g，**丹参** 15g，杏仁 12g，木香 4g，川楝子 10g（打碎），延胡索 10g，北沙参 12g，白芍 12g，生地 15g，熟地 15g，炙甘草 10g。14 剂，水煎服。

1993 年 11 月 7 日二诊：服药后，体力及活动耐量改善，左前胸憋闷疼痛亦有所缓解，心绞痛发作次数减少，口干渴症状缓解，大便通畅，仍时有心悸头晕，前方去川楝子、木香，加川芎 10g、郁金 10g，继服 20 剂。

后在此方基础上加减运用，前后治疗约半年，用药 80 余剂，病情完全获得控制，随访两年心绞痛症状未见复发。

> **按：** 此案共用四组药对。瓜蒌仁与杏仁：前者润燥化痰，滑肠通便，又能利气散结而宽胸；后者止咳平喘，润肠通便。两药合用，对于老年津亏肠燥便秘颇为适合。白芍和赤芍：前者养血敛阴，柔肝止痛，以补为功；后者清热凉血，祛瘀止痛，以泻为用；白收而赤散，白补而赤泻；白则养血和营，赤则行血消滞。两者合用，一敛一散，补泻并用，具有养血活血、和营止痛的作用，常用于营血不足兼有血行不畅而出现拘急疼痛的一类病证，对此类患者正为合拍。北沙参和麦冬：北沙参质轻气清，具有轻扬上浮之性，多入上焦而清肺中之邪火，养肺中之阴液；麦冬甘寒多汁，善入中焦而清胃生津。两者合用，肺胃同治，具有清养肺胃、育阴生津的良好作用。本方用此药对，系针对久病阴虚津亏所致的咽干口渴、大便干燥、舌红苔少而设。熟地和生地：熟地和生地两者本为一物，因加工炮制不同，其性有寒热之别，其功用也各有所偏。熟地甘而微温，气味俱厚，补血填精必不可少；生地甘而寒凉，性润多汁，凉血育阴恒以为用。两药配对，补血而凉血，滋阴而生津，血虚兼血热者用之最宜，阴亏津耗者亦可取用。

（三）痴呆——益智醒脑汤

【组成】 生地15g，熟地15g，补骨脂12g，沙苑子12g，枸杞子12g，菊花10g，鹿角胶10g（烊化），丹参15g，桃仁10g，杏仁10g，红花8g，鸡血藤15g，石菖蒲10g，远志12g。

【功效】 益肾通络，化痰开窍，益智醒脑。

【主治】 脑萎缩或老年性痴呆。症见精神淡漠，交流障碍，生活自理困难，或有幻觉，睡眠障碍，判断力和控制力下降，目光呆滞，舌瘀暗、苔浊腻，脉弦涩或细涩，尺弱。

【方解】 中医学认为，脑萎缩或老年性痴呆是伴随着机体衰老，脏腑功能下降，气化不足，而逐渐发生的神气失养或神气受损，并且伴有痰瘀等病理产物的停留，日久可造成对脑络的二次损害。本病可归属于中医"脑髓消"范畴。脏腑功能下降主要是以肝肾精血亏虚为主，或伴有阳气不足；病理产物主要是脏腑气化功能不足而产生的气滞痰阻、血瘀等。肝肾生精而通于脑髓，肝肾亏虚，则脑减髓消，元神不足；气滞、痰凝、血瘀妨碍脑窍清阳舒展，久而为害，易损脑络。所以治疗重点当在益肾通络、化痰开窍、益智醒脑。方中生地、熟地、补骨脂、沙苑子、枸杞子、鹿角胶补肾益精，填充脑髓，济养元神；菊花辛凉疏风，清利头目，引药上行；丹参、鸡血藤、红花活血通络，桃仁、杏仁活血、化痰；石菖蒲、远志豁痰行气，醒脑开窍。全方补泻兼施，标本兼顾，切中病机。

【加减】

遗尿或夜尿频数者，参入缩泉法，加金樱子 10g、桑螵蛸 12g、覆盆子 12g。

气短乏力、汗出易感者，参入益气固卫法，加生黄芪 30g、炒白术 10g、防风 10g。

烦躁多梦、失眠易醒者，加龙胆草 6g、生龙骨 30g（先煎）、生牡蛎 30g（先煎）、炒枣仁 20g（打碎）。

口中流涎、喉中痰鸣、健忘痴呆者，参入开窍化痰法，加益智仁 12g、胆南星 6g、僵蚕 10g。

肝气旺而血压升高者，参入平肝法，加车前子 12g（包煎）、车前草 12g、夏枯草 12g、生石决明 20g（先煎）。

【验案举隅】

例1：

朱某，女，80 岁。2014 年 7 月 2 日初诊。

主诉：家人代诉，进行性脑萎缩伴老年性痴呆 3 年。

现病史：患者进行性脑萎缩伴老年性痴呆已 3 年。目前记忆力减退，健忘，对事物判断和分析能力下降，时有遗尿，精神呆滞，沉默寡言，行动减少，但可勉强自主行动，食纳一般，睡眠较差。舌红、苔中度腻，脉势濡涩。

辨证：肾虚精亏，脑髓失充，痰瘀阻滞。

治法：益肾通络，化痰湿，开窍，缩泉。

处方：**生地** 15g，**熟地** 15g，**补骨脂** 12g，**沙苑子** 12g，**枸杞子** 12g，**鹿角胶** 10g（烊化），**丹参** 15g，**桃仁** 10g，**鸡血藤** 15g，**杏仁** 10g，**石菖蒲** 10g，**远志** 10g，**菊花** 10g，苍术 10g，生薏苡仁 20g，金樱子 12g。20剂，水煎服。

2014 年 8 月 22 日二诊：患者言语交流较前增多，并有逻辑，入睡困难，或凌晨醒来后难以再入睡，记忆力仍差，眼神较前有光泽，舌暗红、苔滑腻，脉沉微涩。治法：补肾通络，开窍宁神。处方：**生地** 15g，**熟地** 15g，**补骨脂** 12g，**鹿角胶** 10g（烊化），**红花** 8g，**鸡血藤** 15g，**桃仁** 10g，**杏仁** 10g，**石菖蒲** 10g，**远志** 10g，**丹参** 15g，肉苁蓉 12g，仙茅 10g，淫羊藿 12g，炒枣仁 20g（打碎）。20 剂，水煎服。

2014 年 9 月 24 日三诊：患者精神较前明显改善，有时能够主动与家人交流，每晚能睡 5～6 小时，短时记忆较差，生活基本能够自理。以上方 10 倍量，改做丸药，每次服 9g，每日 2 次，巩固治疗。

例2：

苏某，女，92 岁。2014 年 6 月 25 日初诊。

主诉：家人代诉，睡眠差、白天幻觉 1 周余。

现病史：患者年高体弱，行动不便，由家属用轮椅推入诊室，不能自己表述病情。家人代述，患者最近 1 周夜晚难以入睡，白天精神较差，时有困倦睡眠，但醒后言语错乱，经常有幻听或幻视现象，食纳尚可，舌中后苔腻，脉沉濡、右有弦意。

辨证：肾虚精亏，脑髓不充，气血两虚，心神失养。

治法：益肾通络，醒脑开窍，益气养阴，宁神。

处方：生地 12g，**熟地** 12g，**菊花** 12g，**枸杞子** 10g，**远志** 10g，**石菖蒲** 10g，**丹参** 15g，**红花** 6g，丹皮 10g，川芎 12g，炒山药 15g，生黄芪 24g，麦冬 10g，夜交藤 15g，炒枣仁 20g（打碎）。14 剂，水煎服。

2014 年 9 月 22 日二诊：上方连续服用近两个月，患者幻视症状减少，但仍有反复，能够和家人进行简单语言交流，夜间睡眠有改善，但仍易醒。双下肢胫部略有水肿，小便少。治宜补肾通络，开窍，健脾，利尿，宁神。处方：**生地**12g，**熟地**12g，**枸杞子**10g，**沙苑子**10g，**石菖蒲**10g，**远志**10g，**丹参**15g，菟丝子10g，玄参15g，山萸肉10g，茯苓20g，山药15g，炒白术10g，鸡内金15g，车前子12g（包煎），车前草12g，炒枣仁15g（打碎）。14剂，水煎服。

2014年11月26日三诊：患者近期未再出现幻视，与家人交流较前清晰，水肿减轻，脸颊略肿，食纳及睡眠、二便均调，时有气短乏力，舌苔白，脉弦细。治宜补肾通络，开窍，升阳，健脾，利水，宁神。处方：**生地**12g，**熟地**12g，**沙苑子**10g，**枸杞子**10g，**补骨脂**12g，**鹿角胶**10g（烊化），**丹参**12g，**桃仁**10g，**杏仁**10g，**红花**8g，**鸡血藤**15g，**远志**10g，**石菖蒲**10g，生黄芪24g，菟丝子10g，防风10g，茯苓12g，车前草10g，炒枣仁20g（打碎）。20剂，水煎服。以资巩固。

随访至2015年8月，患者病情稳定，未再出现精神障碍。

> **按**：该患者年近期颐，即《素问·上古天真论》所言"肾脏衰，形体皆极"，肾气不足，脑髓空虚，五脏六腑皆失其养。气血亏乏，故行动而不能自持；精血亏损，故神气浮散而幻视；心肾不交，故失神不寐而妄语。其基本病机在于本虚标实，属于因虚致实，治宜填补精血、安神醒脑、化痰通络，方用益智醒脑汤加减，而该患者气虚证候较为明显，故参入益气养阴法，药用黄芪、麦冬等。二诊时，患者虽双胫水肿，仍属脾肾两虚，气虚不能化气行水，故少佐白术、茯苓、车前子、车前草等健脾利水之品。方药选用补虚泻实，而以扶正为主。三诊时，因患者水肿已去大半，利水之品不可久用，故稍减之，而参入黄芪、防风，益气升阳，健脾固堤，以扶正固本，防止水湿再度泛滥。

例3：

何某，男，64岁。2013年11月27日初诊。

主诉：脑萎缩2年余。

现病史：患者2011年9月在吉林某三甲医院被诊断为脑萎缩，颈动脉斑块，大脑腔隙性梗死。现头痛、眩晕、头沉如裹，失眠多梦，每夜仅能睡 3 小时，口苦，大便干，偶有胁痛。血压偏高，以夜间高为主，最高 160/105mmHg。舌白少津、苔中度腻，脉沉弦。

辨证：肾虚精亏，痰瘀阻滞，气阴两虚，心神失养。

治法：益肾通络，益气生津，化湿，宁神。

处方：生地 15g，**熟地** 15g，**补骨脂** 12g，**沙苑子** 12g，**枸杞子** 12g，**鹿角胶** 10g（烊化），**丹参** 15g，**红花** 8g，**鸡血藤** 15g，**桃仁** 10g，**杏仁** 10g，菟丝子 12g，紫河车 6g，生黄芪 30g，石斛 20g，秦艽 10g，苍术 12g，炒枣仁 20g（打碎）。20 剂，水煎服。

2013 年 12 月 25 日二诊：患者头沉、头痛明显好转，失眠改善，头晕好转，但偶有发生。血压不稳。口干苦，脘胀不舒。舌苔薄，脉沉，弦意顿减。治宜补肾通络，益气阴，平肝，和中，生津，宁神。处方：**生地** 12g，**熟地** 12g，**补骨脂** 12g，**沙苑子** 15g，**桃仁** 10g，**红花** 8g，**丹参** 18g，生黄芪 36g，当归 10g，天麻 10g，钩藤 15g（后下），丹皮 12g，苏梗 10g，麦冬 12g，石斛 20g，炒枣仁 20g（打碎）。20 剂，水煎服。

2014 年 1 月 15 日三诊：尽剂后患者主观症状消失，精神体力较好。宗前法，改为丸药治疗。处方：**桃仁** 36g，**红花** 36g，**丹参** 36g，**沙苑子** 40g，**生地** 40g，**熟地** 40g，**枸杞子** 40g，**补骨脂** 40g，生黄芪 100g，当归 40g，天麻 40g，钩藤 36g，丹皮 36g，土鳖虫 18g，石斛 40g，炒枣仁 40g（打碎）。上药为细末，水泛为丸，如梧桐子大，每服 6g，每日 2 次。

例4：

冯某，男，54 岁。2011 年 6 月 8 日初诊。

主诉：小脑萎缩 3 年余。

现病史：2008 年患者因行步困难，在廊坊市某医院被诊断为小脑萎缩。现自觉行步力不从心，眩晕，走路不稳且无力，语言欠清晰，血压偏高，目前正服用降压药物，血压 140/90mmHg。舌中苔厚腻，脉弦硬。

辨证：肝肾阴亏，肝阳上亢，痰瘀阻滞，神窍被蒙。

治法：益肾通络，开窍化痰，益气。

处方：**生地** 15g，**熟地** 15g，**补骨脂** 12g，**沙苑子** 12g，**枸杞子** 12g，**鹿角胶** 10g（烊化），**远志** 10g，**石菖蒲** 10g，**丹参** 15g，山萸肉 10g，山药 20g，丹皮 12g，菟丝子 12g，紫河车 8g，僵蚕 6g，白附子 6g，生黄芪 24g。24 剂，水煎服。连服 6 天，停药 1 天。（以下凡开 24 剂者，均为每天 1 剂，连服 6 天停 1 天，本书其余医案亦同此法。）

2011 年 7 月 13 日二诊：尽剂后，患者行步较前改善，头晕缓解，便干，腰酸，说话时觉舌头木硬，咽干痒。舌苔薄腻，脉弦细。治宜益肾通络，健脾化痰，熄风平肝，利咽，润腑。处方：**生地** 15g，**熟地** 15g，**丹参** 20g，**桃仁** 10g，**杏仁** 10g，茯苓 15g，山药 20g，僵蚕 6g，白附子 6g，秦艽 10g，夏枯草 10g，车前子 10g（包煎），车前草 10g，玄参 15g，桔梗 10g，生甘草 6g，麻子仁 24g。24 剂，水煎服。

2011 年 8 月 17 日三诊：尽剂后，患者行步踏实，头晕好转，便通畅，语言较前流利。舌苔薄微腻，脉弦细。改用初诊方，制成丸药，巩固疗效。处方：**生地** 40g，**熟地** 40g，**沙苑子** 40g，**枸杞子** 40g，**鹿角胶** 36g（烊化），**远志** 40g，**石菖蒲** 40g，**丹参** 80g，**补骨脂** 40g，山萸肉 36g，山药 50g，丹皮 40g，菟丝子 40g，紫河车 36g，生黄芪 100g，僵蚕 24g，白附子 24g。上药为细末，炼蜜为丸，每丸 10g，每服 1 丸，每日 2 次。

随访至 2014 年 12 月，患者未再发生行走障碍。

> **按**：该患者被诊断为小脑萎缩，本病属于中医脑髓消范畴。虽其年龄不高，但因长期罹患高血压，导致络脉瘀滞，痰浊内生，损伤脑络，日久而至脑髓渐消，属于因实致虚。治宜益肾通络、健脾化痰、醒窍宁神为主，方用益智醒脑汤加减。又该患者肝阳上亢、阳化内风证候较为明显，故参入平肝熄风法，药用僵蚕、白附子、秦艽、夏枯草、车前子、车前草。方药选用扶正祛邪兼顾，切中病机。

（四）癫痫——癫痫促效方

【组成】生牡蛎 30g（先煎），生龙齿 24g（先煎），生白矾 2.5g（先煎），郁金 10g，杏仁 10g，桃仁 10g，胆

扫码看名师经验

南星6g，法半夏6g，丹参15g，鸡血藤15g。

【功效】潜镇止痫，化痰通络。

【主治】癫痫或继发性癫痫。症见发作性神志异常，发时精神恍惚，甚则猝然昏仆、不省人事、两目上视、口吐涎沫、四肢抽搐，或口中怪叫，移时苏醒，醒后如常。

【方解】此通治方可称得上是古方白金丸的大加味方，是在前人的基础上有所变创而成。白金丸最早见于宋·许叔微《普济本事方》，书中言此方："治癫狂因忧郁而得，痰涎阻塞包络心窍者：白矾三两，川郁金七两。二药共为末，糊丸梧桐子大。每服五六十丸，温汤下。"该方立方法度严谨、药简力专，故多为历代中医古籍转引和应用。清·王洪绪《外科证治全生集·新增马氏试验秘方》记载此方主治痰阻心窍诱发的癫痫发狂诸病。此方具有祛痰醒窍、行气活血、疏肝解郁之效。方中白矾能化顽痰，郁金开郁散结，合制为丸，则痰去窍开，神清病愈。此外，余老认为，白金丸药物用量比例是有讲究的，通过几十年临证探索和体会，他认为作汤药内服时，郁金和白矾比例按4:1更合适一些。同时，强调白矾一定要先煎，这样可以去其火气而展其长（曾有一患者因白矾未先煎，服后全身燥热难耐，寒冬时节欲单衣立于户外方得爽快，后改为先煎后此反应即消失）。加味药中，生牡蛎平肝潜阳、重镇宁神，生龙齿镇惊安神、宁心潜阳；杏仁降气化痰，法半夏燥湿化痰，胆南星清火化痰镇惊，抗惊厥，兼治头风；桃仁、丹参、鸡血藤活血通络化瘀。余老指出，全方立法潜镇止痫、化痰通络，而对于因外伤瘀血所致继发性癫痫者，立法则重在潜镇止痫，通络化痰，用药上亦适当加重活血化瘀药的使用。

【加减】

因方中金石之药较多，不宜在体内久留，故有时需加入少量大黄3～6g以导泻浊毒。

因脑部外伤致病者，宜选择加用赤芍12g、白芍12g、土鳖虫6g、生蒲黄10g（包煎）、红花10g、川芎15g（后下）、当归12g等活络散瘀。

抽搐较甚者，可加钩藤15g、僵蚕6g、地龙10g以止痉。

痰浊较甚，头目不清、困倦酸重、胸闷、呕恶者，可酌加川贝母6g、浙贝母6g、竹茹10g、陈皮6g、石菖蒲10g、远志10g，以增强降气化痰开窍之力。

心神受损，心悸不安、夜寐不宁者，可酌加太子参10g、麦冬10g、五味子10g、炒枣仁20g（打碎），以益气养阴宁神。

发作后或平时头晕、头痛者，可酌加秦艽10g、白芷10g、川芎15g等。

对发作前有幻听、幻视者，可加珍珠母30g（先煎）以潜镇安神。

在急性期，癫痫发作频繁者，可在汤药中另加琥珀末1.5~3g（分冲），以镇惊止搐，增强疗效。

【验案举隅】

例1：

患者，男，15岁。2013年7月24日初诊。

主诉：癫痫频繁发作半年余。

现病史：患者无癫痫家族史，12岁时头部受伤后引发癫痫，服用西药（不详）控制而未发。2013年年初再次发作，西药治疗无效，在北京某医院检查脑电图，示右额慢波，诊断为部分性癫痫。实验室检查发现：肝肾功能不全，丙氨酸氨基转移酶（ALT）117U/L，天冬氨酸氨基转移酶（AST）59U/L。B超示：右肝损伤。近半年来癫痫发作频繁，最多一次中午曾发作3次。大发作时周身抽搐，牙关紧闭，口吐白沫，往往在刚睡醒时易发作，发作持续2分钟余。发作时神志半昏迷，发作停止后头痛剧烈。刻诊：舌苔薄、微腻，脉沉弦。嘱其停用西药。

辨证：瘀阻气滞，痰浊内蕴，心神被蒙，肝木偏亢。

治法：潜镇止痫，通络化痰。

处方：生牡蛎30g（先煎），**生龙齿**24g（先煎），**生白矾**2.5g（先煎），**郁金**10g，**杏仁**10g，**桃仁**10g，**鸡血藤**15g，**丹参**15g，**胆南星**6g，赤芍10g，生白芍10g，竹茹10g，僵蚕6g，柴胡10g，当归10g。14剂，水煎服。

2013年8月14日二诊：服药期间癫痫大发作仅1次，发作前视物昏花，此次发作后意识恢复明显较以前时间缩短。上方去赤芍、生白芍，加远志10g、石菖蒲10g、鸡骨草30g、琥珀粉1.5g（分冲）。24剂，水煎服。

以上方加减服用至2014年1月22日，其间未有大发作，小发作次数亦明显控制，5个月内发作8次，仅表现为视物昏花，持续1.5分钟左右，发作时意识清楚，发作后头痛逐渐缓解或伴有头晕。ALT 71U/L，AST正常，肝功能亦已有部分恢复。治法不变，继以上方加减服至2014年9月3日，其间曾加秦艽10g、白芷10g、菊花10g、川芎15g兼治头痛、头晕，柏子仁养心安神，川贝母、浙贝母开窍化痰。除每月有1~2次短暂眼花症状外，未再有明显发作。复查肝功能恢复正常。嘱其坚持服药半年以上，以资巩固。

例2：

患者，男，39岁。2012年3月15日初诊。

主诉：癫痫反复发作数年。

现病史：患者无癫痫家族史，因重症感冒静脉滴注时受惊吓而发病。现癫痫每半个月即发作1次，每次发作昏厥5~10分钟，喉中痰鸣、口中痰涎较多。平素睡眠较差，入睡困难，咽中有痰，怕冷，血压110/90mmHg，大便正常，舌苔厚、边有齿痕，脉微数、有弦意。

辨证：惊恐伤神，痰瘀阻络，肝郁气逆，心神不宁。

治法：潜镇止痫，化痰通络，醒窍宁神。

处方：生牡蛎30g（**先煎**），**生龙齿**24g（**先煎**），**生白矾**2.5g（**先煎**），**郁金**10g，**桃仁**10g，**杏仁**10g，**胆南星**6g，**制半夏**6g，**丹参**18g，竹茹10g，赤芍10g，远志10g，石菖蒲10g，炒枣仁20g（打碎）。24剂，水煎服。

2012年8月7日二诊：以此方加减服用至今，服药期间病情平稳，发作次数明显呈减少趋势，仅在2012年6月发作1次，痰较前减少，嘱继服原方。

2012年10月15日三诊：近期无发作，偶尔有痰，已不多，食纳、眠、便均可，饮水正常，白天尿频，眠易打鼾，易生口腔溃疡，舌苔微腻，脉势微滑。治宗前法，加强化痰，处方以前方去赤芍、远志、石菖蒲，加僵蚕 6g、黛蛤散 6g（包煎）、苍术 10g、生薏苡仁 20g。24 剂，水煎服。

2013 年 1 月 15 日四诊：前次药生白矾未先煎，混入其他药中一起煮 45 分钟，服后身大热、烦躁，欲脱衣站立户外，移时则缓。癫痫未再发作。大便或干。前半夜约睡 5 小时，仍有因欠觉而头晕，膝微痛，舌苔薄腻，舌尖红，右脉微滑。治宜潜镇止痫，化痰通络，宁神润腑。处方：**生牡蛎** 30g（**先煎**），**生龙齿** 24g（**先煎**），**生白矾** 2.5g（**先煎**），**郁金** 10g，**桃仁** 10g，**杏仁** 10g，**胆南星** 6g，**制半夏** 6g，**丹参** 18g，竹茹 10g，陈皮 6g，川贝母 6g，浙贝母 6g，炒枣仁 20g（打碎），火麻仁 20g（打碎），远志 10g。24 剂，水煎服。

2013 年 4 月 16 日五诊：近 1 年来癫痫未发作，大便时干时稀，排便不爽，纳食可，睡眠偶尔差，右腿膝关节登楼时疼痛，偶有痰涎，或有头晕，或觉心烦易怒，右脉沉滑，苔腻已减。治宗前法，前方去川贝母、浙贝母、远志、火麻仁，加炒白术 10g、山药 20g。24 剂，水煎服，继续巩固治疗。

> **按**：癫痫属发作性神志异常重症，早在《黄帝内经》时代医家对本病就有了一定的认识。《素问·奇病论》曰："病名为胎病，此得之在母腹中时，其母有所大惊，气上而不下，精气并居，故令子发为癫疾也。"说明惊恐伤神是本病的致病因素，也说明此病具有一定的遗传倾向。后世临床医家或认为，该病病因多责之于惊恐、情志失调，或饮食失节、头颅外伤等，致痰瘀互阻，上蒙清窍，使神机受损、心神被蒙，发作时多见昏迷或半昏迷，口吐痰涎，肢体抽搐，目光凝滞或双目上翻，甚则惊叫奔走等症状。隋代《诸病源候论·小儿杂病诸候·惊痫候》提到"惊痫者，起于惊怖大啼，精神伤动，气脉不足，因惊而作痫也"。宋·陈无择《三因极一病证方论》指出"癫痫病皆由惊动……逆于脏气"，杨仁斋《仁斋直指小儿方论·发痫方论》指出"大概血滞心窍，邪气在心，

积惊成痫……治宜通行心经，调平心血，顺气豁痰"。元·曾世荣《活幼口议·痫疾证候》在论述惊、风、食三痫发病时指出，"风痫有热生痰……食痫因食而致惊，食未克化，气仵关膈之间，生痰致风，由风成痫……善治惊痫者，化其痰、和其气"；《丹溪心法·痫》指出"痫证有五，无非痰涎壅塞，迷闷孔窍"。二者都强调了痰在痫证发病中的重要作用，并将治痰法作为首选治法。明·龚信《古今医鉴·五痫》明确指出痫证"皆是痰迷心窍"，方贤《奇效良方·五痫》中亦有"痰痫"之说；楼英《医学纲目·癫痫》指出"癫痫者，痰邪逆上也"；周之干《慎斋遗书》载"羊痫风系先天之元阴不足，以致肝邪克上伤心故也"。此时期既强调痰邪致病，又重视先天禀赋。清代《临证指南医案·癫痫》载"痫病……或由母腹中受惊，以致内脏不平，经久失调，一触积痰，厥气内风，卒焉暴逆，莫能禁止，待其气反然后已"；沈金鳌《幼科释谜·痫痉》中亦有"然诸痫证，莫不有痰，咽喉梗塞，声出多般"的论述。可见，癫痫病因多端，病机交错，尤以痰邪深伏难却为要因，因此病情复杂而顽固。

余老通过多年的临床实践，体会到本病病位主要在脑，发病多与肝脾有关。病机为脾虚酿痰，肝气不平，日久郁积而阳气亢逆，挟痰上冲脑窍，脑络瘀阻，神机失用。病性方面，实证多于虚证，虚实夹杂者亦每见实多于虚；热证多于寒证，寒热错杂者亦存在热多于寒。病理要素以痰、瘀为要，所谓风邪与肝风均不是主要病因病机。针对如上病机，余老认为，临床中可暂不分缓急标本，一般以调理肝脾为主，针对主要病理因素直捣病邪巢穴，祛邪方能安正。治疗原则当遵泻实补虚，泻多于补；调和阴阳，潜多于滋。因此拟定潜镇止痫、化痰通络为主治大法，潜镇以止痫搐，化痰通络以治伏邪。此外，余老对原发性癫痫的治疗注重开窍化痰、醒神宁心，对继发性癫痫的治疗注重针对病因，溯因论治。

例3：

患者，男，23 岁。2014 年 3 月 12 日初诊。

主诉： 脑炎、脑积水后癫痫反复发作 5 年。

现病史： 患者 5 年前因患脑炎引发脑积水，脑积水诱发癫痫发作。平均每隔 1 个月发作 1 次，多在傍晚发作，持续 1 分钟左右。发作时意识模糊，头痛头晕。2014 年 2 月份以来发作 6 次，现胃胀痛，咽中有痰，舌苔微腻，脉沉滑。

辨证： 肝亢痰扰，湿瘀停聚，清阳被蒙。

治法： 潜镇止痫，化痰通络，祛湿。

处方： 生牡蛎 30g（先煎），生龙齿 24g（先煎），生白矾 2.5g（先煎），郁金 10g，桃仁 10g，杏仁 10g，胆南星 6g，清半夏 6g，丹参 15g，鸡血藤 15g，竹茹 10g，陈皮 6g，苍术 10g，生薏苡仁 20g。20 剂，水煎服。

2014 年 4 月 2 日二诊：患者服药期间未有发作，胃痛除，多食则胀，时有烦躁不安，舌苔白，脉滑微数。治宜潜镇止痫，化痰通络，解痉开窍，泄热除烦。处方：生牡蛎 30g（先煎），生龙齿 24g（先煎），生白矾 2.5g（先煎），郁金 10g，桃仁 10g，杏仁 10g，胆南星 6g，丹参 15g，鸡血藤 15g，竹茹 10g，地龙 10g，僵蚕 6g，石菖蒲 10g，远志 10g，生大黄 3g（后下），琥珀粉 3g（分冲）。24 剂，水煎服。

2014 年 4 月 30 日三诊：患者症状平稳，癫痫未再发作，前方有效，处以丸药巩固治疗。处方：生牡蛎 100g，生龙齿 80g，生白矾 20g，郁金 60g，桃仁 36g，杏仁 36g，胆南星 30g，丹参 80g，鸡血藤 40g，地龙 60g，僵蚕 30g，石菖蒲 40g，远志 40g，竹茹 40g，琥珀粉 20g。上药为细末，水泛为丸，如梧桐子大，每服 6g，每日 2 次。

先后以本方加减制丸药坚持服用 1 年。1 年后随访患者，癫痫未再发作。核磁共振检查未见脑积水病征。

> **按：** 本案患者为继发性癫痫，余老认为：本病病位在脑，中医病机为肝气挟痰上冲脑窍，脑络痰瘀阻滞，神机失灵；临床中可暂不分缓急标本，针对主要病理要素以攻之，邪去方能正安。因此，

第一步，选用具有潜镇止痫、化痰通络功能的通治方——癫痫促效方。第二步，因本案患者的原发疾病是脑炎引起的脑积水，故在治疗时强调溯因论治，且据患者伴有湿证的特点，佐以祛湿法（陈皮、苍术、薏苡仁）。第三步，针对患者腹胀、舌苔白的症情，参以通治法之化痰法，选用具有化痰解痉（竹茹、地龙、僵蚕）和化痰开窍（石菖蒲、远志）的药组，一举两得；针对患者烦躁不安的症状，参以通治法之泄热（生大黄3g，小剂量使用不在于通腑、在于泄热）和平肝镇静（琥珀粉）。药证相合，故收良效。

例4：

孙某，女，14个月。2018年5月9日初诊。

主诉： 家人代诉，患婴儿痉挛症8个月。

现病史： 患儿于2017年7月28日6个月时出现晨起后抽搐，表现为点头、四肢上抬拥抱样动作，每天2~3次，发作后入睡。2018年4月17日，呼和浩特市某三甲医院脑电图示：异常幼儿脑电图；弥漫性混合慢波活动持续发放；杂乱多灶性棘波、棘慢波、多棘慢波、尖波发放；间断高度失律。MRI颅脑+DWI：①右侧小脑半球发育畸形；②双侧侧脑室旁片状稍长T1、稍长T2信号。考虑髓鞘发育不良。刻下症见：发育迟缓，对外反应淡漠，四肢及身体软弱无力，坐不稳，爬无力，眠易惊哭，大便干燥，每2~3日一行。脉偏沉数。目前服用4种抗癫痫西药［托吡酯（妥泰）、奥卡西平、丙戊酸钠（德巴金）、左乙拉西坦（开浦兰）］。无癫痫家族史，剖宫产。

西医诊断： 婴儿痉挛症（智力运动发育落后伴倒退）。

中医诊断： 痫证。

辨证： 脾肾气阴两虚，脑髓失养，肝木偏亢。

治法： 补肾，潜镇止搐，益气，通络。

处方：生牡蛎10g（先煎），**生白矾**1g（先煎），**丹参**5g，**桃仁**3g，熟地6g，陈皮2g，沙苑子5g，枸杞子4g，补骨脂4g，柏子仁3g，生黄芪6g，赤芍3g。20剂，水煎服。

2018 年 5 月 30 日二诊：服药后，患儿对外反应渐趋正常，活动较前频繁，腿力较前增强，便秘好转，大便每日 1 次，睡眠惊哭较前好转。点头、抽动及发作频率无变化，一般于睡醒后易发作 2～3 次。手足四肢仍软弱无力，坐不稳，爬无力。脉沉小微滑，舌质红、苔微腻。治宜潜镇止痫，化痰通络，兼益气。处方：**生牡蛎** 10g（**先煎**），**生龙齿** 8g（**先煎**），**生白矾** 1g（**先煎**），**郁金** 4g，**桃仁** 3g，**杏仁** 3g，**胆南星** 2g，**法半夏** 2g，**丹参** 6g，**红花** 3g，竹茹 4g，陈皮 2g，柏子仁 4g，生黄芪 10g。20 剂，水煎服。

2018 年 6 月 27 日三诊：尽剂后，患儿点头、眨眼频率无减少，但程度减轻，身软无力稍有好转，夜间哭闹好转。仍坐不稳、爬无力，偶有摇头。苔腻色淡黄，脉势小滑。治宜潜镇止痫，化痰通络，兼以补肾开窍。处方：**生牡蛎** 12g（**先煎**），**生龙齿** 10g（**先煎**），**生白矾** 1g（**先煎**），**郁金** 4g，**桃仁** 3g，**杏仁** 3g，**胆南星** 2g，**丹参** 8g，竹茹 4g，枇杷叶 4g，赤芍 5g，熟地 10g，陈皮 2g，远志 4g，石菖蒲 6g。30 剂，水煎服。

2018 年 8 月 1 四诊：尽剂后，患儿诸症又减，点头基本消失，偶摇头，仍有眨眼，每日 3～5 次，眼神较前明显灵活有神。仍身软无力，坐不稳，不会爬。近半年体重没增长，反减轻 1kg 左右，现约 9kg。脉沉小、微涩，苔薄腻。治宜补肾益脑通络，潜镇益气。处方：**丹参** 5g，**桃仁** 3g，**鸡血藤** 5g，**生牡蛎** 10g（**先煎**），**生白矾** 1g（**先煎**），熟地 8g，陈皮 2g，沙苑子 5g，枸杞子 4g，肉苁蓉 5g，鹿角霜 5g（包煎），炙黄芪 10g，鸡内金 5g，竹茹 3g。30 剂，水煎服。

2018 年 9 月 5 日五诊：尽剂后，患儿点头基本消失，眨眼减少，表现为眯眼，且发作不定时，精神状态较好。身软，坐不稳，不会爬。食纳较前增加 1 倍。脉偏沉、濡缓，苔微腻。治宜补气血，益脾肾，潜镇宁心。处方：炙黄芪 8g，当归 3g，生地 5g，熟地 5g，山药 6g，炒白术 4g，陈皮 2g，鹿角霜 5g（包煎），菟丝子 4g，沙苑子 4g，枸杞子 4g，生牡蛎 12g（先煎），柏子仁 4g。30 剂，水煎服。

2018 年 10 月 10 日六诊：从 8 月 12 日至今患儿未再出现痉挛，偶见摇头。精神状态良好，不能久坐，食欲可，体重渐增，大便偏稀，日

1～2行。脉势沉小，苔偏腻。治宜疏风潜镇，健脾益气。处方：秦艽4g，防风3g，柏子仁4g，生牡蛎10g（先煎），生龙齿8g（先煎），茯苓4g，芡实4g，山药6g，苍术3g，白术3g，生黄芪10g，炙甘草2g。30剂，水煎服。

2018年11月14日七诊：2018年10月15日患儿因高热再次出现轻度痉挛，点头症状已消失，偶见摇头。精神状态转佳，双目有神，互动较前增多，仍不能坐，不会爬，不会说话，牙齿发育十几颗。纳、眠、便调，体重渐增，呼吸气粗。脉沉小，苔腻减。治宗前法，处方：生牡蛎10g（先煎），生龙齿10g（先煎），柏子仁4g，远志4g，石菖蒲6g，茯神6g，山药6g，芡实4g，生甘草2g。20剂，水煎服。

2019年2月20日八诊：尽剂后，痉挛症状消失。2019年1月20日以后复见点头、缩颈等症状。2月9日发热39℃后，点头次数增加，渐频繁。食欲一般，午餐欠馨，眠可，大便偏干，日2～3行。脉小滑，苔微腻。治宜潜镇止痫，化痰通络，兼以润腑。处方：**生牡蛎10g（先煎），生龙齿10g（先煎），生白矾1.2g（先煎），郁金3g，桃仁3g，杏仁3g，胆南星2g**，僵蚕2g，远志3g，竹茹3g，鸡内金4g，火麻仁8g（打碎），枳实2g。30剂，水煎服。

2019年4月3日九诊：患儿服药后1个半月来无点头、缩颈等症状，现食欲欠佳，进食拖延，眠稳。大便偏干，日2行。脉沉小微数，苔微腻。治宜潜镇止痫，化痰通络，兼以开胃润腑。处方：**生牡蛎10g（先煎），生龙齿10g（先煎），生白矾1.2g（先煎），郁金3g，桃仁3g，杏仁3g，胆南星2g，法半夏2g，丹参8g**，陈皮2g，竹茹4g，火麻仁10g（打碎），炒谷芽4g，柏子仁5g，肉苁蓉5g。30剂，水煎服。

2019年5月15日十诊：患儿点头、缩颈等症状消失，摇头症状明显减轻，大便好转，食欲一般。脉势沉小滑，苔微腻。治宜潜镇止痫，化痰通络，兼以开胃。处方：**生牡蛎10g（先煎），生龙齿10g（先煎），生白矾1.2g（先煎），郁金3g，桃仁3g，杏仁3g，胆南星2g，丹参6g**，枇杷叶4g，竹茹4g，赤芍4g，火麻仁8g（打碎），神曲4g，炒谷芽4g。30剂，水煎服。

2019年6月19日十一诊：尽剂后，患儿摇头症状消失，偶有点头症状，但较轻，食纳改善。2019 年 5 月 31 日脑电图示：异常幼儿脑电图；各期双侧后头部为多灶性棘波、棘慢波、多棘波发放。脉势小滑，苔微腻。治宜潜镇止痫，化痰通络。处方：**生牡蛎** 10g（**先煎**），**生龙齿** 10g（**先煎**），**生白矾** 1.2g（**先煎**），**郁金** 3g，**桃仁** 3g，**杏仁** 3g，**胆南星** 2g，**法半夏** 2g，**丹参** 6g，陈皮 2g，竹茹 3g，赤芍 4g，鸡内金 4g，柏子仁 4g。30 剂，水煎服。

2019 年 7 月 24 日十二诊：尽剂后，患儿点头症状减轻，痰少、黏，脉势小滑，苔微腻。治宜潜镇止痫，化痰通络。处方：**生牡蛎** 10g（**先煎**），**生龙齿** 10g（**先煎**），**生白矾** 1g（**先煎**），**郁金** 3g，**桃仁** 4g，**杏仁** 4g，**胆南星** 2g，**法半夏** 2g，**丹参** 6g，柏子仁 4g，竹茹 2g，陈皮 2g，赤芍 4g，枇杷叶 4g，琥珀末 1g（分冲）。30 剂，水煎服。

2019 年 8 月 28 日十三诊：尽剂后，患儿偶有点头，失神发呆，痰少。脉沉小，苔微腻。治宜潜镇止痫，化痰通络。处方：**生牡蛎** 10g（**先煎**），**生龙齿** 10g（**先煎**），**生白矾** 1g（**先煎**），**郁金** 3g，**桃仁** 3g，**杏仁** 3g，**胆南星** 2g，**丹参** 6g，皂角刺 5g，竹茹 3g，枇杷叶 4g，琥珀末 1g（分冲）。30 剂，水煎服。

2019 年 10 月 22 日武晓冬十四诊：患儿因近期胃口较好、纳增，未予控制，出现饮食积滞，点头症状发作较前频繁，睡眠或醒后出现大哭惊恐症状。治宗前法，佐以健脾消食。处方：**生牡蛎** 10g（**先煎**），**生龙齿** 10g（**先煎**），**生白矾** 1g（**先煎**），**郁金** 3g，**桃仁** 3g，**杏仁** 4g，**清半夏** 2g，竹茹 3g，琥珀末 1g（分冲），枳实 2g，陈皮 2g，茯苓 3g，炙甘草 2g，枇杷叶 4g，焦三仙各 2g，鸡内金 3g。30 剂，水煎服。

2019 年 11 月 26 日李鸿涛十五诊：服前方，大哭惊恐现象消失，现每日时有睡眠后发作，便干。舌根稍腻。目前西药仅服妥泰 1 种。治宜开郁化痰，潜镇止痫，健脾消食，补肾健脑。予升降散合癫痫促效方加减，处方：**清半夏** 3g，**生牡蛎** 10g（**先煎**），**生龙齿** 10g（**先煎**），**郁金** 3g，蝉蜕 3g，僵蚕 4g，片姜黄 2g，生大黄 2g（后下），陈皮 3g，远志 3g，竹茹 4g，钩藤 3g，生麦芽 6g，生山楂 4g，紫河车粉 2g（分冲），枸杞子 4g，生姜 1 片。7 剂，水煎服。

2019 年 12 月 8 日李鸿涛十六诊：尽剂后，患儿便秘改善，睡眠质量好，每晚可睡 9.5 小时，且中间不醒，点头症状减少，每日点头共计 5～7 次。治宜开郁化痰，潜镇益智，解痉。上方钩藤增至 6g，去麦芽、姜黄、枸杞子，加葛根 10g、天麻 6g。10 剂，水煎服。

2019 年 12 月 20 日李鸿涛十七诊：服药后，患儿午睡醒后点头发作明显缓解，隔三四天会有 1 次午睡醒后点头发作，1 天中其他时间点头发作共四五次，眨眼发作每天有三四次，但眨眼程度减轻。睡眠质量很好，晨尿发黄，智力发育有进步，在家人搀扶下走路较前能多走几步。上方不变，继服 14 剂。

2020 年 1 月 7 日李鸿涛十八诊：尽剂后，患儿隔四五日偶有午睡醒后点头发作，1 天中点头发作三四次，眨眼发作二三次。大便时干，身软难以支撑行走，情绪易激动和兴奋。舌根白腻，脉沉细。治宜益气健脾，开窍化痰，潜镇益智。处方：**清半夏** 3g，**胆南星** 3g，**生白矾** 1g（**先煎**），**郁金** 4g，**生牡蛎** 10g（**先煎**），**生龙齿** 10g（**先煎**），生黄芪 10g，陈皮 3g，枳实 3g，蝉蜕 3g，僵蚕 3g，生山楂 3g，竹茹 4g，远志 3g，紫河车粉 2g（分冲），生大黄 2g（后下），生姜 1 片。14 剂，水煎服。

2020 年 1 月 21 日李鸿涛十九诊：尽剂后，患儿午睡醒后点头发作未见，1 天中点头发作次数减少，有二三次；眨眼发作明显减少，近两天未见。1 月 10 日感冒发热咳嗽，停药 1 天，未见宿疾加重。最近食欲较差，有时进食噎塞引起呕吐，伴随食物呕出大量痰涎。晨尿发黄，大便正常，舌根部苔白腻。宗前法，加强益气健脾和化痰通络力量。上方生黄芪加至 20g，另加桃仁 3g、杏仁 3g。14 剂，水煎服。

2020 年 2 月 5 日李鸿涛二十诊：尽剂后，患儿午睡醒后点头发作未见，每天点头发作有一二次，眨眼发作未见。晨尿发黄，大便稍干，每日 1 次，舌根部苔白状况有缓解，食欲增进。家人搀扶下行走耐力增强，智力发育进步，自主意识增强。宗前法，增强温中化痰之力。处方：**清半夏** 3g，**胆南星** 3g，**生白矾** 1g（**先煎**），**郁金** 4g，**生牡蛎** 10g（**先煎**），**生龙齿** 10g（**先煎**），**桃仁** 3g，**杏仁** 3g，生黄芪 20g，陈皮 3g，枳实 3g，蝉蜕 3g，僵蚕 3g，白胡椒 2g（打碎），竹茹 4g，远志 3g，紫河车粉 2g（分冲），生大黄 2g（后下），生姜 1 片。14 剂，水煎服。

2020 年 2 月 19 日李鸿涛二十一诊：尽剂后，患儿偶见睡着之后点头 1 次，每天点头发作共有一二次。晨尿发黄，大便正常，呕吐痰液明显减少，食欲好，纳量增，舌根部白苔减少。自己会扶着沙发行走，但还不能单独站立。对周围事物感兴趣，开始说咿呀、啊呀等短语。治宜潜镇止痫，化痰通络，益气温中，补肾健脑。处方：**生牡蛎** 10g（**先煎**），**生龙齿** 10g（**先煎**），**生白矾** 1g（**先煎**），**郁金** 3g，**清半夏** 3g，**石菖蒲** 3g，**远志** 3g，**桃仁** 3g，**杏仁** 3g，生黄芪 30g，益智仁 3g，白胡椒 3g（打碎），鹿角胶 3g（烊化），陈皮 3g，菟丝子 6g，生姜 1 片。14 剂，水煎服。

目前正在进一步观察治疗中。

> **按**：婴儿痉挛症，又名 West 综合征，点头状癫痫等，是一种严重的与年龄有关的隐源性或症状性、全身性癫痫综合征，并具有发病年龄早、特殊惊厥形式、病后智力发育减退、脑电图表现为高峰节律紊乱的特点。西医学认为，婴儿痉挛症预后较差，发作持续存在的儿童，5 岁时通常转变为其他类型的癫痫。68% 的隐源性及 15% 的症状性婴儿痉挛症患者完全缓解，32% 的隐源性及 85% 的症状性婴儿痉挛症患者有智力低下和有其他类型癫痫发作。30% 的症状性患者可进展为 Lennox - Gastaut 综合征。此例脑发育畸形，为症状性婴儿痉挛症。中医认为，该病发生于婴儿期，且伴有发育迟缓（坐爬等行动迟缓无力，智力发育迟缓），甚至伴有倒退，先天不足之征显现。因此，在应用通治方潜镇止痫、化痰通络时，注重扶正固本，培补先后天，即补肾健脑（熟地、补骨脂、沙苑子、枸杞子、菟丝子、鹿角霜、肉苁蓉、紫河车、鹿角胶、益智仁）和健脾益气（生黄芪、茯苓、芡实、山药、苍术、白术），故而收效明显。另一方面，应该看到，患儿发育过程中后天脾胃消化的状态会对本病的治疗产生很大的影响，脾胃积滞是生痰之源，所以后二诊中又当重视健脾和胃消食（山楂、神曲、麦芽、鸡内金、白胡椒、益智仁）以杜痰源，应用后其主症亦随之有所改观。此病例目前正在进一步治疗观察中，对于运用中医药治疗婴幼儿癫痫具有一定的启发性。

例5：

何某，男，53岁。2015年3月11日初诊。

主诉：手颤动兼有手指蠕动3个月余。

现病史：患者2014年11月14日因脑血管畸形致颅内出血，出血致继发性癫痫发作1次。近3个月来出现手指蠕动难以控制，且夜间加重。2015年2月16日颅脑MR示：右侧额叶见小圆形长短T1、长短T2异常信号，大小为0.7cm×0.8cm×0.5cm。诊断：右侧额叶异常信号，考虑血管畸形可能性大；脑内多发缺血灶。经比对最初发病时颅脑MR，发现右侧额颞叶血肿治疗后，相应部位可见小片状长短T1异常信号，较上次检查信号减低，范围略小，右侧额叶病灶周围可见条索状及点状不均匀强化，边界尚清，提示右侧额颞叶血管畸形破裂出血，治疗后MRI强化表现。患者有2型糖尿病、高血压病史，目前服药控制不理想，空腹血糖12.3mmol/L，血压130/95mmHg。刻下症见：口臭，手指蠕动夜间为甚，心烦易怒，颊红，汗多，口干。脉沉缓、左尺弱，苔白腻。

辨证：气阴两虚，痰瘀阻络，肝阳上亢。

治法：益气阴，潜镇止痫，化痰通络，平肝。

处方：生牡蛎30g（**先煎**），**生龙齿**24g（**先煎**），**生白矾**2.5g（**先煎**），**郁金**10g，**丹参**15g，生黄芪30g，生地15g，熟地15g，玄参15g，苍术10g，葛根15g，当归10g，龙胆草6g，夏枯草10g，车前草10g。20剂，水煎服。

2015年4月1日二诊：夜晚面红，汗出，口臭较前减轻，心烦较前减轻，矢气频，夜尿3次。手颤减轻，手指蠕动发作持续时间缩短，癫痫未发作。空腹血糖11.3mmol/L，血压正常。脉濡弦，苔薄腻。治宜潜镇止痫，化痰通络，理气，缩泉，益气阴。处方：**生牡蛎**30g（**先煎**），**生龙齿**24g（**先煎**），**生白矾**2.5g（**先煎**），**郁金**10g，**桃仁**10g，**杏仁**10g，**胆南星**6g，**丹参**15g，竹茹10g，川厚朴6g，金樱子12g，生黄芪30g，生地15g，熟地15g，当归10g，土鳖虫6g。20剂，水煎服。

2015年5月13日三诊：尽剂后，患者手颤兼有手指蠕动发作频率减低，癫痫未发作。夜尿减为2次，偶有心烦，易怒，手心易出汗，胸亦多汗。空腹血糖9～11mmol/L，血压正常。脉势沉小、微弦，苔薄腻。治宜益气阴，潜镇止痫，化痰通络，兼以调肝清心。处方：**生牡蛎**30g（**先煎**），**生龙齿**24g（**先煎**），**生白矾**2.5g（**先煎**），**郁金**10g，**胆南星**6g，**桃仁**10g，**杏仁**10g，**丹参**15g，生黄芪30g，生地15g，熟地15g，苍术10g，玄参15g，龙胆草10g，黄连10g。20剂，水煎服。

2015年6月3日四诊：患者心烦，易怒，头胸汗出如注，尿频。癫痫未发作，白天手指蠕动发作持续时间继续减少，但夜间入睡时双手有颤动。空腹血糖9～11mmol/L，血压120/80mmHg。脉濡弦、左尺弱，薄苔、微腻。治宜益气阴，潜镇止痫，通络，化痰，平肝缩泉。处方：**生牡蛎**30g（**先煎**），**生龙齿**24g（**先煎**），**生白矾**2.5g（**先煎**），**郁金**10g，**桃仁**10g，**杏仁**10g，生黄芪30g，生地15g，熟地15g，玄参15g，苍术10g，葛根15g，山药20g，夏枯草10g，车前草10g，金樱子12g。20剂，水煎服。

2015年10月21日五诊：尽剂后汗出稍减，心烦易怒，消谷善饥。手颤动和手指蠕动夜间偶有发作，癫痫未发作。空腹血糖8～9mmol/L，血压130/90 mmHg。脉势细弦，左尺弱，苔薄腻。治宜潜镇止痫，化痰通络，益气阴，泻木。处方：**生牡蛎**30g（**先煎**），**生龙齿**24g（**先煎**），**生白矾**2.5g（**先煎**），**郁金**10g，**桃仁**10g，**杏仁**10g，**胆南星**6g，**丹参**15g，竹茹10g，生黄芪30g，生地15g，熟地15g，葛根15g，玄参15g，黄连10g，龙胆草8g。20剂，水煎服。

2016年1月6日六诊：心烦减，数日前下牙龈略肿痛，头顶时有痒感，右手掌内指根处发红蜕皮。手颤动和手指蠕动晚间入睡后偶有发作，癫痫未发作。消谷善饥。眠可，二便可。空腹血糖7～8mmol/L，血压130/80mmHg。脉沉弦，苔薄腻。治宜潜镇止痫，益气阴，平肝，通络。处方：**生牡蛎**30g（**先煎**），**生龙齿**24g（**先煎**），**生白矾**2.5g（**先煎**），**郁金**10g，**桃仁**10g，**杏仁**10g，**胆南星**6g，**丹参**18g，生黄芪30g，生地15g，熟地15g，夏枯草10g，车前草10g，葛根18g。20剂，水煎服。

2016年5月11日七诊：2016年2月5日某三甲医院颅脑MR检查：

右侧额颞叶血肿较上次信号减低，范围变小。左手颤动和手指蠕动明显缓解，晚间入睡后右手颤动伴偶发蠕动，癫痫未发作。汗出多，多食，手指痒，口干，夜尿 2～3 次。空腹血糖 8～9mmol/L，血压 135/85mmHg。脉沉微滑，苔腻减。治宜潜镇止痫，化痰通络，益气阴。处方：**生牡蛎**30g（**先煎**），**生龙齿**24g（**先煎**），**生白矾**2.5g（**先煎**），**郁金**10g，**桃仁**10g，**杏仁**10g，**胆南星**6g，**丹参**15g，竹茹10g，陈皮6g，红花8g，玄参15g，生地15g，熟地15g，生黄芪30g。20 剂，水煎服。

2016 年 8 月 17 日八诊：尽剂后，患者汗出及入睡后右手颤伴偶发手指蠕动未缓解，且消谷善饥症状明显，口干。空腹血糖 8～9mmol/L，血压 136/90mmHg。脉沉细弦，苔白。治宜滋阴潜阳，益气通络，清热化痰，化入三甲复脉汤。处方：**生牡蛎**30g（**先煎**），**生白矾**2.5g（**先煎**），**郁金**10g，**桃仁**10g，**杏仁**10g，**丹参**15g，鳖甲15g（先煎），龟板10g（先煎），玄参15g，生地20g，陈皮6g，生黄芪30g，红花8g，黄连10g。20 剂，水煎服。

2016 年 10 月 26 日九诊：断续以上方服用近 30 剂，患者自觉精力较前改善明显，汗出、口干、消谷多食好转，入睡后右手颤伴偶发手指蠕动偶有发生。空腹血糖 7～8mmol/L，血压 135/85mmHg。脉沉弦，舌红苔薄。改为丸剂，处方：**生牡蛎**30g，**生白矾**10g，**郁金**40g，**桃仁**30g，**杏仁**30g，**丹参**30g，鳖甲45g，龟板45g，玄参45g，生地45g，陈皮30g，竹茹30g，生黄芪60g，红花30g，黄连30g。上药为细末，水泛为丸，如梧桐子大，每服6g，每日 2 次。

2017 年春节后随访患者，一般情况较好，血压、血糖稳定，手颤及手指蠕动症状偶有发生，未有反复，嘱其可以继续用丸药调理治疗。

> **按**：该患者为脑卒中后继发性癫痫，脑出血系复杂因素（血管畸形、高血压、糖尿病）造成，目前患者全身症状较多，病机虚实错杂，所以治疗时应该综合考虑。基本治法为：以益气通络治疗脑出血（生黄芪、当归、丹参、郁金、土鳖虫），益气养阴治疗糖尿病（生黄芪、生地、熟地、玄参、苍术、葛根），潜阳平肝治疗高

血压（生牡蛎、生龙齿、夏枯草、车前草、龙胆草），潜镇化痰治疗癫痫（生牡蛎、生龙齿、生白矾、郁金、桃仁、杏仁、胆南星、竹茹）。经治疗，血肿致痫灶明显改善，痫证未发。后因内热消谷、汗出较重，佐以黄连清热降火；阴虚风阳鼓动证候（手颤和手指蠕动）难以明显改善，经化入三甲复脉汤，收到较好效果。体现了辨病论治和辨证论治相结合，通治方和应证化裁方相结合的基本思路。

例6：

黄某①，男，16 岁。2009 年 9 月 23 日初诊。

主诉：癫痫反复发作 6 年余。

现病史：患者 9 岁时被确诊为癫痫，无外伤史，经四处求诊无效。目前基本两天发作 1 次，发作时神昏摔跌，甚至突然仆倒，昏不知人，口吐涎沫，声如羊叫。舌尖红、苔黄腻，脉滑弦。

辨证：痰热内阻，肝气偏亢，心神被蒙。

治法：潜镇止痫，化痰通络，清热。

处方：生牡蛎 30g（先煎），**生龙齿** 24g（先煎），**白矾** 2.5g（先煎），**郁金** 10g，**桃仁** 10g，**杏仁** 10g，**胆南星** 6g，**姜半夏** 6g，**鸡血藤** 15g，柏子仁 10g，远志 10g，竹茹 10g，黄连 10g，陈皮 6g。18 剂，水煎服。

2009 年 10 月 14 日二诊：上药进服 3 天时发作 1 次，后再发作 2 次，有痰，头痛。舌苔厚腻，脉滑，弦象不著。治宜潜镇止痫，化痰通络。处方：**生龙齿** 30g（先煎），**白矾** 2.5g（先煎），**郁金** 10g，**桃仁** 10g，**杏仁** 10g，**姜半夏** 6g，**胆南星** 6g，**鸡血藤** 15g，珍珠母 24g（先煎），远志 10g，竹茹 10g，川芎 15g，琥珀 1.2g（分冲），僵蚕 6g，地龙 12g。24 剂，水煎服。

2009 年 11 月 11 日三诊：上药服用后至今未见发作，痰证亦不显

①节选自：许霞，余瀛鳌. 余瀛鳌教授治疗癫痫验案举隅［J］. 浙江中医药大学学报，2016，40（7）：543－544.

著，舌白稍腻。治宜潜镇止痫，化痰通络，化湿。处方：**生牡蛎** 30g（**先煎**），**白矾** 2.5g（**先煎**），**郁金** 10g，**桃仁** 10g，**杏仁** 10g，**胆南星** 6g，**姜半夏** 6g，**丹参** 15g，竹茹 10g，生薏苡仁 20g。24 剂，水煎服。

> **按：** 余老认为，患儿病久不愈系因痰浊不化，郁积化热，痰热闭塞心窍而致心神被蒙，治疗以潜镇止痫、化痰通络为大法，并佐以清心热。二诊时因起效不显，故加重潜镇、解痉之力，加入琥珀潜镇定惊，僵蚕、地龙化痰止痉。

例7：

张某某[①]，男，18 岁。2008 年 12 月 3 日初诊。

主诉： 外伤后癫痫发作 5 个月余。

现病史： 患者 2008 年初头部外伤骨折住院，出院后右侧偶有头痛隐隐，约半年后出现阵发性昏仆，醒后如常人，仍能从事体力劳动，未予正规治疗。近 1 个月来发作频频，夜寐不安，易于惊醒，骨折处有轻度压痛。舌质紫暗，舌尖红、苔黄微腻，脉弦涩。

辨证： 外伤瘀滞脑络，痰瘀互结，清窍被阻。

治法： 潜镇止痫，通络化痰，兼以宁神止痛。

处方： **生牡蛎** 30g（**先煎**），**白矾** 2.5g（**先煎**），**桃仁** 10g，**杏仁** 10g，**郁金** 10g，**丹参** 15g，**胆南星** 10g，珍珠母 24g（**先煎**），远志 10g，陈皮 6g，橘红 5g，夜交藤 12g，赤芍 12g，白芍 12g。18 剂，水煎服。

2008 年 12 月 24 日二诊：眩晕减轻，头痛消失，昏仆未发作，夜能安寐，舌苔薄黄，脉小弦。治宗前法，处方：**生牡蛎** 30g（**先煎**），**生龙齿** 24g（**先煎**），**白矾** 2.5g（**先煎**），**郁金** 10g，**桃仁** 10g，**杏仁** 10g，**丹参** 15g，**胆南星** 6g，青皮 4g，陈皮 4g，川芎 10g，赤芍 10g，白芍 10g，丝瓜络 10g，竹茹 10g。24 剂，水煎服。

---

①节选自：许霞，余瀛鳌. 余瀛鳌教授治疗癫痫验案举隅［J］. 浙江中医药大学学报，2016，40（7）：543 – 544.

> **按**：本案继发于头部外伤，血络瘀滞，气化不利而生痰，日久痰瘀互结，致心神失养而发病。余老治疗外伤性癫痫时注重溯因论治，在癫痫促效方基础上配伍川芎、赤芍、红花等活血药物，收到较好效果。

例8：

肖某①，女，5岁。2014年10月24日初诊。

主诉：癫痫发作半年余。

现病史：患儿半年前因车祸致头部外伤并受惊吓后，突发意识丧失，四肢抽搐，牙关紧闭，口吐白沫，尿失禁，持续30分钟后缓解，发作后头痛、嗜睡、乏力。于当地医院就诊，排除颅内出血，给予药物治疗（具体不详）。发病2周后就诊于北京某医院，脑电图显示棘慢波，未给予系统治疗。半月前患儿无明显诱因，突然跌倒，四肢强直，双目上视，二便失禁，持续5分钟后缓解。平素患儿胆小易惊，时有惊啼、头痛，夜眠欠安，偶有尿失禁，大便每日一行，进食尚可。舌红、苔白腻，脉细滑。

既往史：早产、剖宫产，有新生儿溶血性黄疸、新生儿肺炎病史。

辨证：外伤惊恐，肝气不平，瘀血内停，痰浊阻络。

治法：潜镇止痫，通络化痰，活血化瘀。

处方：**生牡蛎**12g（**先煎**），**生龙齿**10g（**先煎**），**白矾**1g（**先煎**），**郁金**4g，**桃仁**4g，**杏仁**4g，**丹参**5g，**胆南星**2g，**法半夏**2g，陈皮2g，炒枣仁4g（打碎），僵蚕2g，竹茹4g，红花3g，琥珀粉1g（冲服）。30剂，水煎服。

2014年11月28日二诊：尽剂后，患儿癫痫未再发作，夜眠时有手抖，咳嗽，有痰，仍偶有尿失禁。宗前法，上方去陈皮、法半夏，加鸡血藤5g、川贝母4g、浙贝母4g。30剂，水煎服。

2015年1月9日三诊：尽剂后，患儿癫痫未再发作，夜眠好转，手

---

① 节选自：张章. 余瀛鳌教授治疗小儿癫痫经验 [J]. 中医儿科杂志，2019，15（5）：16 – 18.

抖明显减轻，偶咳，少痰，偶有轻微腹痛，可自行缓解。治宗前法，处方：**生牡蛎**12g（**先煎**），**生龙齿**12g（**先煎**），**白矾**1g（**先煎**），**郁金**4g，**桃仁**4g，**杏仁**4g，**胆南星**3g，**法半夏**3g，陈皮3g，竹茹4g，延胡索4g。免煎颗粒30剂，温水冲服。

上方加减服用半年后停药。随访半年，未再出现癫痫发作，已正常入学，学习成绩优良。

> **按：** 本例癫痫继发于脑外伤和惊吓之后，故治疗除应用潜镇定惊之法外，更应注重加强活血通络。琥珀既能镇惊安神，又能活血通络，一举两得。

例9：

孙某①，男，16岁。2014年9月9日初诊。

主诉： 高热惊厥后癫痫反复发作10年。

现病史： 患儿10年前因高热（最高体温40℃）突发意识丧失，四肢抽搐，双目上视，二便失禁。此后在无发热状态下仍有反复发作，经北京某医院确诊为"癫痫"，给予丙戊酸钠片口服，未再出现大发作。目前口服奥卡西平片，每次300mg，每日2次。刻下症见：癫痫小发作，每日1~2次，每次发作5~10分钟，可自行缓解，发作时左手握拳，双目上视，喉中痰鸣，不能言语，右上肢不能活动。患儿平素痰多，少语，反应迟钝，记忆力差，行动迟缓，久站后右下肢活动不利，眠差，小便淋漓不尽，大便不畅，每日一行。舌淡红、苔白腻，脉滑。

辨证： 热邪伤阴，炼液化痰，痰浊阻络，肾精亏虚。

治法： 潜镇止痫，化痰通络，补肾开窍。

处方： **生牡蛎**30g（**先煎**），**生龙齿**25g（**先煎**），**白矾**2.5g（**先煎**），**郁金**10g，**胆南星**8g，**杏仁**6g，**丹参**18g，**鸡血藤**18g，**法半夏**6g，竹茹10g，川贝母6g，僵蚕8g，熟地30g，陈皮6g，远志12g，石菖蒲12g。40剂，水煎服。奥卡西平片，口服，每次300mg，每日2次。

---

①节选自：张章. 余瀛鳌教授治疗小儿癫痫经验［J］. 中医儿科杂志，2019，15（5）：16－18.

2014 年 10 月 24 日二诊：近 1 个月患儿发作次数较前减少，每周约 4 次，均为小发作，时间均少于 5 分钟，可自行缓解。右上肢仍不能动，行动缓慢，表情淡漠，大便较前通畅。上方加琥珀粉 3g（分冲）、炒枣仁 20g（打碎），30 剂，水煎服。西药用法同上。

2014 年 12 月 5 日三诊：尽剂后，患儿发作次数较前明显减少，每周 1~2 次，多于睡觉前后发作，均少于 5 分钟，可自行缓解，痰减少，右上肢可轻微活动，走路较前平稳。予二诊方去竹茹、川贝母，加桃仁 10g、红花 8g，30 剂，水煎服。西药用法同上。

2015 年 1 月 16 日四诊：尽剂后，患儿睡觉前后偶有小发作，肢体活动较前好转，可与人简单交流。患儿病情稳定，改丸剂继续巩固治疗。处方：**生牡蛎** 100g（**先煎**），**生龙齿** 80g（**先煎**），**郁金** 30g，**白矾** 15g（**先煎**），**桃仁** 40g，**苦杏仁** 40g，**胆南星** 30g，**丹参** 60g，远志 40g，竹茹 40g，赤芍 36g，白芍 36g，僵蚕 30g，红花 36g。上药共研细末，水泛为丸，梧桐子大，每服 6g，每日 2 次。西药用法同上。

此后上方加减服用 1 年，患儿未再出现癫痫发作，肢体活动改善良好，记忆力改善，可与人简单交流。

> **按：** 本例继发于高热惊厥之后，与高热惊厥导致的脑缺氧损害有一定关系。本例癫痫有三个特点，一是痰证较为明显（平素痰多、发作时喉中痰鸣），二是心神受损较著（少语，反应迟钝，记忆力差，行动迟缓），三是存在肾虚肾气不固证候（小便淋漓不尽），故在癫痫促效方的基础上增入化痰（竹茹、川贝母、僵蚕）、开窍（石菖蒲、远志）、补肾（熟地）之品，因而更加切中病机。

（五）中风偏瘫——益气通络复遂方

【组成】 生黄芪 30~60g，桃仁 10g，红花 10g，川芎 12g，丹参 15g，赤芍 15g，当归 10g，鸡血藤 15g，地龙 12g，土鳖虫 6g。

【功效】 益气活血，通络复遂。

【主治】 脑卒中后遗症。症见偏身麻痹，肢体不遂，口舌歪斜，或语言謇涩，或尿频遗尿，或乏力自汗，或神情呆滞，舌红、苔白或白腻，脉弦细或沉弦。

【方解】20 世纪 80 年代，北京市社会福利医院邀请余老和谢海洲教授担任该院的诊疗顾问，每隔一周去会诊 1 次中风疑难病，大多数患者均用到了补阳还五汤加减治疗。此方是在清·王清任《医林改错》补阳还五汤基础上加味而来。补阳还五汤方创制于 1830 年，颇具创意。在此以前，张仲景及后世医家对于中风半身不遂一直从风、从痰论治，治疗中风都用化痰、熄风、清热、开窍等方法，而王清任却提出从补阳补气、活血通络论治，经临床实践印证，此法使得此类疾病的治疗效果明显提升。再者，王清任将方中生黄芪剂量加大到四两，确实是通过临床观察总结的经验之谈。因此，本方现代常作为心脑血管疾病后遗症的基础方被广泛加减使用。

余老强调，在治疗脑卒中后遗症选用补阳还五汤时，首先要区分脑卒中是出血性还是缺血性，需参阅西医病理报告，明确诊断。无论是出血性，还是缺血性，均可见到气虚血瘀的证候，也都可以表现为半身不遂、偏身麻痹等相似症状，但两者治疗方案应有所不同，区别主要在于君药生黄芪的剂量上。治疗缺血性脑卒中，必要时可加大生黄芪剂量，而对于出血性脑卒中初发的患者，则应控制生黄芪剂量，如果剂量过大往往会引起第 2 次出血，造成难以逆转的局面。因此，对于脑出血，黄芪用量一般不超过 30g，并宜加入三七、苏木等化瘀止血之品，适当减少活络药物。

【加减】

语言謇涩，或表述障碍者，加僵蚕 10g、石菖蒲 12g、远志 10g。

小便频数，或遗尿淋漓者，加金樱子 12g、覆盆子 12g。

健忘者，加熟地 24g、陈皮 6g、补骨脂 12g、龟板 10g（先煎）。

肢体麻木，头晕面赤，血压偏高者，加天麻 10g、钩藤 12g（后下）、车前子 12g（包煎）、车前草 12g、生石决明 20g（先煎）。

喉中痰鸣，神志痴呆，或时清时昧者，加天竺黄 10g、石菖蒲 10g、郁金 10g，或送服安宫牛黄丸。

【验案举隅】

例1：

孙某，男，57 岁。1982 年 12 月 10 日初诊。

主诉： 脑梗死 1 周余。

现病史： 患者突发左脑动脉分支梗死，症见神识半昏迷，右肢偏瘫、麻木不仁，手不能上举、无握力，足艰于举动。口舌歪斜，言謇，音声不利，口角流涎，咽中有痰、不易咳出。兼有头晕、目眩，大便干结。患者有高血压病史 10 余年，且平素嗜酒，饮量颇多，刻下测血压为 184/110mmHg。

辨证： 肝阳上亢，脑络阻塞，痰邪阻逆，蒙蔽清窍，阳明结滞。

治法： 益气，活血通络，平肝，化痰开窍，润下。

处方： **生黄芪** 50g，**赤芍** 12g，**川芎** 15g，**桃仁** 10g，**红花** 8g，**当归** 8g，**地龙** 12g，天麻 10g，钩藤 15g（后下），杏仁 10g，竹茹 10g，陈皮 6g，胆南星 6g，火麻仁 20g，熟大黄 4g（后下）。

以上方据证加减治疗 50 天后，患者神识渐清，头晕已除，血压降至 140/86mmHg，肢体活动度明显加大，右手上抬基本能到头顶，原有握力恢复过半，行步偏跛大大改善，流涎及喉中痰涎均除，大便已明显润通，约 2 日 1 次。

患者出院时，嘱续服蜜丸，配方如下：**生黄芪** 100g，**赤芍** 40g，**桃仁** 36g，**红花** 40g，**当归** 50g，**地龙** 45g，白芍 40g，熟地 80g，生石决明 60g，陈皮 30g，制半夏 30g，僵蚕 24g，杏仁 36g，夏枯草 40g，车前草 40g。上药共研细末，炼蜜为丸，丸重 10g，每服 1 丸，1 日 2 次，温开水送服。

> **按：** 患者风阳内动，痰气上升，清阳受阻，络脉瘀滞，导致神识受蒙、血压增高。病机为肝阳上亢和气虚络阻，故主方选益气通络复遂方合以平肝活血法，此例治疗切中病机，故收效良好。

例2：

崔某，女，57 岁。2015 年 1 月 21 日初诊。

主诉：腔隙性脑梗死 10 年余。

现病史：患者 2005 年患脑梗死，后遗右手活动不灵活。脐周疼痛 30 余年，自觉肛门坠胀，偶有胸痛及腹部发凉。心烦燥热，右侧太阳穴处疼痛，膝盖酸软无力，小腿胀。口干苦，咽痒，咽中异物感。纳差，尿频、尿急、尿量少，夜尿 2 次，大便不成形，便后肛门痒。血压（130～150）/85mmHg。舌苔微腻，脉沉濡、有弦意。

既往史：腔隙性脑梗死，冠状动脉钙化、狭窄，大肠黏膜浅表慢性炎，轻度慢性萎缩性胃炎，双肾囊肿，脂肪肝，高脂血症。

辨证：气虚血瘀，中气下陷，肝气偏亢。

治法：益气通栓，和中健脾，止腹痛，兼以平肝。

处方：生黄芪 30g，桃仁 10g，红花 8g，当归 12g，黄连 10g，苏梗 10g，麦冬 10g，肉桂 5g，炒白术 12g，山药 12g，延胡索 12g，皂角刺 10g，茯苓 15g，生石决明 20g（先煎）。7 剂，水煎服。

2015 年 1 月 28 日二诊：尽剂后诸症略有改善，手指晨起僵硬，肛门仍有下坠感，咽干偶痒，舌苔白腻，脉沉、微涩。治宗前法，佐以利咽、升清举陷。处方：生黄芪 36g，桃仁 10g，红花 8g，鸡血藤 15g，当归 10g，丹参 15g，山药 20g，姜黄 10g，玄参 15g，生甘草 6g，锦灯笼 6g，升麻 10g，柴胡 8g。20 剂，水煎服。

2015 年 3 月 4 日三诊：服前方，咽部症状好转，腹痛、肛门下坠好转，手指活动较前灵活，乏力症状缓解。宗前法益气通栓、通络健脾为治。处方：生黄芪 30g，桃仁 10g，红花 8g，赤芍 12g，丹参 15g，川芎 12g，土鳖虫 6g，当归 12g，茯苓 15g，炒白术 12g，山药 12g。20 剂，水煎服。

四诊至八诊略。

2015 年 11 月 18 日九诊：患者坚持以上方加减，间断治疗近 6 个月，体力及精力较前大有改善，右手活动不灵活也有明显改善，继予 3 月 4 日方 10 剂，研细末，装入胶囊，每日 2 次，每次 6g，以抗栓通络，预防复发。

按：患者素有慢性胃肠炎，表现为脐周疼痛、肛门坠胀、便不成形等，中医认为其病机是脾胃亏虚、中气下陷，10年前复罹患脑梗死，遗有右手活动不利，说明脾胃虚损日久，阳气生成不足而亏损，故气虚血滞、络脉瘀阻是该患者的核心病机。中阳不足则纳差、腹凉；脾阳不足、脾不升清则肛门坠胀、便不成形；土虚木旺则烦躁、血压升高；肾气虚不能固摄则尿频、尿急，并伴有膝盖酸软无力。故治疗以益气通络复遂方为主，补气活血通络，并佐以和中、平肝、利咽、升清举陷等法，切中病机，收效满意。

例3：

崔某，男，60岁。2014年8月27日初诊。

主诉：小便困难1周余。

现病史：患者2003年10月曾患脑出血，经开颅术治疗。2014年7月19日因肠梗阻于北京某三甲医院治疗。目前自主排尿困难，已行导尿术，导尿管不能拔出。大便干燥，服用通便胶囊后3天一行。言语謇涩，右侧肢体活动不利，纳食、睡眠一般，头晕，腰痛。舌苔薄腻，脉沉伏微涩。

既往史：强直性脊柱炎。

辨证：肝肾亏虚，气虚血瘀，肝郁气滞。

治法：益气通络，益肾，调肝，通腑。

处方：生黄芪24g，**桃仁**10g，**红花**8g，**丹参**15g，**土鳖虫**6g，**赤芍**12g，**地龙**12g，杏仁10g，白芍12g，僵蚕6g，熟地24g，陈皮6g，龙胆草6g，续断15g，秦艽10g，天麻10g，钩藤15g（后下），生大黄3g（后下）。20剂，水煎服。

2014年11月5日二诊：患者服上方共58剂，并已拔除导尿管，患者平时有尿意，但排尿时需等待，排尿仍困难，无尿痛，夜尿3~4次。口干，饮水较多，畏寒，心情不畅，右手脚发凉，言謇较前稍有改善，喉中痰减少。左脉沉伏，右脉细数。治宜益气祛痰，通络，强肾，缩泉。处方：**生黄芪**36g，**当归**10g，**土鳖虫**6g，**赤芍**12g，**地龙**12g，白附子 6g，僵蚕 6g，全蝎 5g，金樱子 12g，覆盆子 12g，熟地 30g，陈皮 6g，骨碎补 12g。20 剂，水煎服。

2015 年 1 月 7 日三诊：服前方后，患者精神较好，体力增强，情绪平稳，语言速度放慢时他人可以辨清其所说内容。右侧肢体不利较前有所改善。夜尿减少，每晚 1～2 次，排尿较为有力，无淋漓不尽现象。治宗前法，并增强开窍化痰力量。上方去白附子、僵蚕、全蝎，加桃仁 10g、杏仁 10g、石菖蒲 12g、远志 10g。继服 30 剂。

> **按**：患者脑出血复经开颅手术，脑髓络脉瘀阻，神机受损。元气亏虚、脾肾不足为本，痰瘀阻滞为标；故治宜益气通络，予益气通栓方通治之。又情绪不畅，佐以清肝之龙胆草；小便不利为肾虚气化不行，故加益肾缩泉之品；语言謇涩，佐以白附子、僵蚕、石菖蒲、远志开窍化痰。

二、 肝胆病证

（一）头痛——柴芎蔓芷汤

【组成】柴胡 10g，川芎 15g，蔓荆子 10g，白芷 10g，当归 10g，生白芍 15g，秦艽 10g。

【功效】调肝养血，祛风通络。

【主治】血管神经性头痛。症见偏头痛，或连及目，痛如电击或雀啄，伴心情急躁，目赤口苦，小便黄赤，舌质红或瘀暗、苔黄腻，脉弦数，或细数，或沉细。

【方解】本方源于《兰室秘藏》的清空膏、《传信适用方》的杏芎散、《类证活人书》的柴胡半夏汤、《同寿录》的治头痛方，是对此四方的方药予以综合思考后加减变化而成。如果患者是偏头痛，柴胡基本上必用，合白芷、蔓荆子祛风、开窍、定痛；方中的川芎用量比较大，重在活血通络止痛；当归、生白芍养血柔肝，缓急止痛，体现了"治风先治血，血行风自灭"的思想；秦艽散十二经之风，且兼利湿邪，为风药中之润剂。全方重在调肝养血、祛风通络以止痛。

【加减】本方可作为血管神经性头痛、牙痛、三叉神经痛等头面部痛证的基础方加减应用。

烦躁热痛者，加龙胆草 6g、黄芩 10g、黄连 10g，甚则加生石膏 30g。

耳鸣、头晕者，加石菖蒲 10g、远志 10g、菊花 10g、枸杞子 10g、天麻 10g。

胸闷、痰多者，加瓜蒌 10g、姜半夏 10g、木香 6g、橘红 6g、橘络 6g。

巅顶部头痛，伴有畏风恶寒者，加藁本 10g、羌活 10g、附子 6g、细辛 6g。

大便干结者，加瓜蒌仁 20g（打碎）、生大黄 6g（后下）。

发作时鼻塞、不闻香臭者，加辛夷 10g（包煎）、细辛 3g。

失眠、心悸者，加炒枣仁 20g（打碎）、柏子仁 12g、夜交藤 30g。

【验案举隅】

例1：

患者，女，31 岁。2014 年 7 月 9 日初诊。

主诉： 头痛 10 余年。

现病史： 患者头痛 10 余年，每于学习或工作紧张后头痛，以左侧及后脑为重，眠差，入睡困难、多梦易醒，耳鸣、头晕时作，易疲劳，胸闷，且每于急躁或劳累后加重，月经量少。舌红、苔黄略厚，左脉细滑、右脉细弦。

辨证： 肝郁血虚，气郁化火，风火上袭。

治法： 调肝养血，祛风通络，滋肾健脾，宽胸，宁神。

处方：柴胡 10g，**当归** 10g，**川芎** 15g，**蔓荆子** 10g，**白芷** 10g，**秦艽** 10g，菊花 12g，枸杞子 12g，生地 15g，熟地 15g，莲子肉 10g，瓜蒌 10g，木香 5g，香附 10g，鸡血藤 15g，炒枣仁 20g（打碎）。20 剂，水煎服，每日 1 剂。

后随访患者，服上方 7 剂后，诸症悉减，继服 7 剂，眠转佳、胸闷除，头痛顿失。

> 按：本案患者以头痛为主症就诊，余老根据病史及症状判断为血管神经性头痛，根据西医病理和中医辨证体会，认为本病多为起居不慎，耗伤阴血，风邪外客，久而化火留瘀所致。因此，第一步，选用具有调肝养血、祛风通络功能的通治方——柴芎蔓芷汤。第二步，根据辨证，本案肝郁化火证候明显，故据证增香附以解郁疏肝，菊花清肝泻火，鸡血藤养血通络止痛。第三步，因患者兼有眠差多梦、耳鸣、疲倦、胸闷不舒等症状，参用通治法之健脾（莲子肉）、滋肾（枸杞子、生地、熟地）、宁神（炒枣仁）、宽胸（瓜蒌、木香）等。药证相合，效如桴鼓。

例 2：

患者，女，38 岁。2015 年 2 月 4 日初诊。

主诉：头痛 10 余年。

现病史：患者右颞侧头痛 10 余年，位置固定，月经前后、感冒或吹风后疼痛加重，伴眠差多梦，月经量少，易烦躁，便干，两日一行。舌苔薄腻，脉沉有弦意。

辨证：风邪袭络，血虚外感，外风内热。

治法：疏风通络，养血调经，清肝，润肠。

处方：柴胡 10g，**当归** 10g，**川芎** 15g，**蔓荆子** 10g，**白芷** 10g，**秦艽** 12g，防风 10g，生地 15g，熟地 15g，丹参 15g，阿胶 10g（烊化），生艾叶 10g，龙胆草 6g，火麻仁 20g（打碎）。20 剂，水煎服。

尽剂后，患者烦躁除，大便通畅，月经来潮，量正常，头痛未作。继予原方 14 剂，以资巩固。

> 按：治偏头痛有几味重要的止痛药物。①川芎：此药入肝经，王好古谓其有"搜肝气，补肝血，润肝燥，补风虚"之功，但不宜久用，见效后即宜减量。②白芷：有祛风止痛效能，《朱氏集验方》以此药作为治头痛之君药。配合川芎止头痛效验益著。③白芍：

入肝经血分，养血柔肝缓痛，《名医别录》谓其有"通顺血脉"之功。偏头痛属血管性头痛，用之较宜。④蔓荆子：功擅搜风平肝，疏散风热，为孙思邈疗治"头风"之首选药物。患者有头痛脑鸣、泪出者，用之尤宜。血虚有火及胃虚者，蔓荆子宜减量、慎服。

再者，偏头痛还可以配合外治法如针灸进行治疗。余老曾用宋·沈括《梦溪笔谈》所介绍的一个偏头痛外治方：天南星、半夏、白芷等份为末，以姜、葱捣烂后，贴于头部偏头痛一侧之太阳穴，外以纱布固定。临睡前用，次晨取去洗净。从组成分析，此方似适用于偏头痛由"风痰"所致者。实际上其他原因所致的偏头痛，用此方亦有一定的疗效。故偏头痛发病，痛甚不可忍者，宜内服外治并进，以提高疗效。

（二）面瘫——牵正复颜汤

【组成】秦艽10g，防风10g，威灵仙10g，北沙参12g，赤芍12g，白芍12g，丹参15g，陈皮6g，茯苓15g，法半夏6g，生甘草6g，僵蚕6g，白附子6g，全蝎6g。

【功效】疏风通络，化痰牵正。

【主治】周围性面瘫。症见口角歪斜，流涎，一侧面部额纹消失，睑裂变大，鼻唇沟变浅变平，或伴耳后乳突区、耳内或下颌角疼痛，或伴面部畏风，目涩羞明，偏头痛，苔白，脉弦数或弦细。

【方解】本方是在大秦艽汤、二陈汤和牵正散基础上加减而成。牵正散来源于南宋·杨倓《杨氏家藏方》，本方所治之证为风痰阻于头面，阳明经脉受损所致。方中白附子味辛、性温、有毒，主入阳明经，善行头面，祛风化痰止痉，故以为君药；臣以僵蚕、全蝎，二者皆可熄风止痉，全蝎长于通络，僵蚕还可化痰，共助君药祛风化痰止痉之力。大秦艽汤出于金·刘完素《素问病机气宜保命集》，具有疏风清热、养血活血之功效，主治风邪初中经络证，见口眼歪斜、舌强言謇、手足不能运动，或恶寒发热，苔白或黄，脉浮数或弦细。临床常用于治疗颜面神经麻痹、缺血性脑卒中等属于风邪初中经络者。本方取二方之长，又增二陈汤，加强化痰之力。北沙参润燥、益气阴，以防祛风化痰之药过燥伤阴。赤芍、白芍养血活血，丹参活血通络，促进血液循环以荣养面部。全方共奏疏风通络、化痰牵正之效。

【加减】

畏风恶寒，汗多气短者，加生黄芪18g、炙黄芪18g、炒白术10g、防风10g。

患侧面部麻木，不知痛痒者，加当归15g、鸡血藤15g。

目涩羞明者，加木贼10g、密蒙花10g、菊花12g。

头痛者，加柴胡10g、川芎15g、白芷10g、蔓荆子10g。

心烦失眠者，加龙胆草8g、炒枣仁20g（打碎）。

【验案举隅】

例1：

杨某，女，40岁。2014年9月24日初诊。

主诉：面瘫10个月余。

现病史：患者10个月前因受风寒而患面瘫，口角歪向左侧，曾经针灸间断治疗，略有疗效，但尚未复原。目前笑时嘴唇仍向左上牵，时有右侧额角肌肉抽动。口干，纳食可，行经时前阴部异味，带下色黄黏稠，腰酸乏力，头晕肢倦，颈椎不适，眠差，夜晚小便频数，平均2～3次。舌淡、苔腻水滑，脉沉小。

辨证：脾肾两虚，痰湿内生，风中经络，湿浊流注。

治法：宣肺化痰，通络牵正，清肾疗带，兼以缩泉。

处方：秦艽10g、**防风**10g、**北沙参**12g、**陈皮**6g、**茯苓**15g、**法半夏**6g、**生甘草**6g、**僵蚕**6g、**白附子**6g、**全蝎**6g、生地30g、丹皮15g、苍术12g、炒薏苡仁20g、败酱草12g、黄柏10g、覆盆子12g。7剂，水煎服。

2014年10月8日二诊：患者假日期间按原方自取7剂，前后共服14剂。药后面部及额角牵掣抽动未再发生，自觉面部较前明显舒适，笑时口角略有上牵。带下症已除，夜尿1～2次。仍有乏力、腰酸，舌苔白，脉沉细。上方生地30g改为生地15g、熟地15g，去黄柏、败酱草、炒薏苡仁，加生黄芪24g、炒白术10g、补骨脂10g。14剂，水煎服。

2014 年 10 月 22 三诊：患者乏力、腰酸好转，夜尿 0～1 次，睡眠改善，面瘫基本痊愈，偶有头痛。上方去丹皮、苍术，加当归 12g、川芎 15g，继服 14 剂。

尽剂后，患者头痛愈，余症基本好转。

> **按**：患者脾肾两虚为病之本，风痰袭络、湿浊下注为病之标，治当祛风通络、清化痰浊为先，待二诊时湿浊渐化，再予加调补脾肾之剂。三诊时脾湿及风痰证均已缓，惟余络脉不和而头痛，故予当归、川芎调营和络止痛。

例 2：

张某，男，49 岁。2015 年 12 月 23 日初诊。

主诉：面瘫 3 个月余。

现病史：患者 3 个月前因晚间睡卧当风，翌日晨起后发现右侧面部水肿麻木，口角向左侧歪斜，伴有右侧耳鸣，头晕，大便偏稀。血压偏高，（160～170）／（90～100）mmHg（未服用任何降压药物）。患者有 20 年腹泻病史。舌红、苔中度腻，脉弦数。

辨证：风中经络，痰瘀阻络，阴亏脾虚，肝阳上亢。

治法：祛风牵正，通络，平肝育阴，健脾。

处方：**秦艽** 10g、**茯苓** 15g、**丹参** 18g、**僵蚕** 6g、**全蝎** 6g、**白附子** 6g、生石决明 15g（先煎）、白蒺藜 12g、夏枯草 10g、车前草 10g、玄参 15g、生地 15g、熟地 15g、炒山药 20g、炒白术 12g、生黄芪 36g。20 剂，水煎服。

2016 年 1 月 20 日二诊：尽剂后，患者耳鸣改善，眩晕好转，血压下降平稳，157/95mmHg（患者拒绝服用降压西药），大便每日 4～5 次，质稀。咳黄痰。面部及眼睑水肿好转，面瘫一侧麻木改善，咀嚼较前有力。舌红、苔白腻。治宜祛风通络，平肝育阴，健脾化痰。处方：**秦艽** 10g、**防风** 10g、**威灵仙** 10g、**僵蚕** 6g、**白附子** 6g、**全蝎** 6g、**丹参** 15g、**陈皮** 6g、**法半夏** 6g、**茯苓** 15g、生石决明 15g（先煎）、白蒺藜 15g、生地 15g、熟地 15g、夏枯草 10g、当归 15g、鸡血藤 15g、炒山药

24g，炒白术 12g。20 剂，水煎服。

2016 年 3 月 9 日三诊：患者右眼睑可完全闭合，但有轻微无力感。脸部肌肉无力感减轻，大便每日 2 ～ 3 次，已成形。眼睑偶有抽动。血压 150/90mmHg。治宜祛风化痰通络，平肝育阴。处方：**秦艽** 10g，**陈皮** 6g，**僵蚕** 6g，**白附子** 6g，**全蝎** 6g，生石决明 15g（先煎），生牡蛎 24g（先煎），白蒺藜 15g，夏枯草 10g，车前草 10g，熟地 30g，玄参 15g，女贞子 12g，炒山药 20g。20 剂，水煎服。

尽剂后，家人因其他疾病来门诊就诊时告知，患者面瘫相关症状完全好转，血压平稳，120/85mmHg，病告痊愈。嘱其适当进行体育锻炼，增强身体素质。

> **按**：患者阴虚阳亢，内风上旋，故头晕耳鸣、血压上升；又因睡卧当风，外风引动内风、痰浊上袭面部经络而致面瘫，治宜育阴潜阳、祛风通络，内外风并治。方以牵正复颜汤为主，佐以生石决明、白蒺藜、夏枯草、车前草、生牡蛎等平熄内风之药，又佐以陈皮、半夏、茯苓、山药、白术健脾，既可固土涩肠止泻，又能化痰以杜风痰之源。全方育阴培本佐以平肝熄风、通络化痰、健脾固肠，标本共治，故收良效。

（三）病毒性肝炎——疏养复肝汤

扫码看名师经验

【组成】醋炒柴胡 6g，栀子 6g，川楝子 10g，制香附 10g，生地 18g，山萸肉 10g，枸杞子 10g，丹皮 10g，当归 10g，赤芍 12g，白芍 12g，山药 12g，茯苓 10g，鸡内金 10g，鸡血藤 15g，鸡骨草 30g。

【功效】调肝，理气，育阴血，健脾，解毒护肝。

【主治】迁延性或慢性病毒性肝炎。

【方解】迁延性肝炎或慢性病毒性肝炎，根据其临床的不同表现，其辨病大致宜在中医"胁痛""黄疸""肝气"等门中寻求。迁延性肝炎一般病期较短，证候较轻，但消化系统症状、肝区疼痛、神疲乏力等可反复发作，肝功能可有轻度损害。慢性肝炎病程在 1 年以上，患者体质一般较差，面色多呈暗黄或灰滞，多有肝大或肝脾均肿大（质较急性期为硬），黄疸可有可无，有些患者可出现蜘蛛痣、肝掌，血液化验检查往往显示肝功能损害比较明显。不论是迁延性肝炎还是慢性病毒性肝炎，余老认为，从总体而言，均不宜多用疏肝理气法，而应注意肝肾并治，并兼顾脾胃。

对于迁延性肝炎或慢性病毒性肝炎，胁痛较轻（多数患者胁腹有胀痞感），消化系统症状明显，乏力肢倦，嗌干咽燥，无明显黄疸，肝功能1项或数项不正常者，余老在治疗上较为赞赏清·陆定圃的观点。陆氏认为，肝病"初起，即宜用高鼓峰滋水清肝饮、魏玉璜一贯煎之类，稍加疏肝之味，如鳖血炒柴胡、四制香附之类。俾肾水涵濡肝木，肝气得舒，肝火渐熄而痛自平。若专用疏泄，则肝阴愈耗，病安得瘥"（《冷庐医话》卷三）。因此，余老治疗慢性、迁延性肝炎的基本思路偏重于肝肾同治，稍加疏泄之品。此方为滋水清肝饮加减方，余老治疗肝炎有时合并加入"三鸡"，即鸡内金、鸡血藤、鸡骨草，以护肝解毒。这三味药的组合为全方点睛之笔，可奏疏肝利湿、解毒退黄、活血通络、健胃促运之功。慢性肝炎治疗方中加入这几味药，还有预防肝纤维化的作用。

【加减】

失眠心烦者，加龙胆草10g、炒枣仁20g（打碎）。

腹胀、反酸、烧心者，参入和中清脘法，加苏梗10g、麦冬10g、黄连10g、木香6g。

胁痛甚者，加延胡索10g、郁金10g、姜黄10g。

大便偏稀者，参入健脾法，加党参15g、炒白术10g、莲子肉20g。

【验案举隅】

刘某，男，34岁。1987年3月20日初诊。

主诉：慢性病毒性肝炎2年余。

现病史：患者肝区轻度痛胀，引背及腰，左胁下亦有痛胀感，面呈暗褐色，神疲，足膝无力，咽部微干，食欲不振，厌油腻，肝下缘超过肋缘3cm，脾下缘超过肋缘4cm，有轻微肝掌的现象。近半年来，丙氨酸氨基转移酶有逐渐增高的趋势，絮状和浊度试验多为（＋）。血液检验：白细胞4.5×10^9/L，血小板112×10^9/L，血清蛋白电泳显示丙种球蛋白增高。舌质紫暗、边尖微红，舌中心有浊腻苔，脉虚濡，左尺尤甚。

辨证：肝肾阴虚，气滞血瘀。

治法：疏肝行气，益肾养肝，通络止痛，健脾，软坚。

处方：醋炒柴胡6g，**栀子**6g，**川楝子**10g，**制香附**10g，**生地**18g，**山萸肉**10g，**枸杞子**10g，**丹皮**10g，**当归**10g，**赤芍**12g，**白芍**12g，**山药**12g，**茯苓**10g，牛膝12g，鳖甲15g（先煎）。

此方连服20剂，诸症悉缓。后以该方去栀子、牛膝，加桑椹、制首乌，患者又服近3个月而渐痊，肝脾缩小（按之肝、脾下缘均不超过肋缘下1指），质亦转软，肝功能化验渐次恢复正常。后追访患者未再复发。

按：慢性及迁延性病毒性肝炎，因其病机复杂，寒热错综，日久邪实与正虚互见，故在治疗上，余老强调不要墨守成方，要根据患者的具体情况选方用药，才能提高临床疗效。

对于肝区疼痛明显，不思饮食，甚则呕恶者，可用遣怒丹（白芍、柴胡、甘草、乳香末、广木香、白芥子、桃仁、生地、枳壳）去白芥子，加川楝子、姜半夏施治，有较快的止痛效验。其具体方药剂量是：白芍18g，柴胡6g，桃仁12g，生地12g，乳香末4g（分冲），广木香4g（打），枳壳4g，川楝子12g，姜半夏6g，炙甘草5g。此方重用白芍以疏养肝木，助柴胡之疏泄；生地滋肾阴、养肝血；桃仁、川楝子以逐肝瘀、利肝气；更以乳香、木香、枳壳以止痛；姜半夏合炙甘草以止恶和中。全方突出"疏""养""和"三字，效著而较少流弊。

对于肝肾阴虚、肝燥胁痛，咽干口燥较甚，舌红少津，脉弦虚、细弱者，用加味一贯煎方（一贯煎加鳖甲、柴胡、香附、制首乌）更为合宜。口苦而燥者，宜去香附，加酒炒黄连6~8g。此治法基本上属于滋阴疏肝法。

对于肝区疼痛，因于肝郁者，可用清肝汤（白芍、当归、川芎、柴胡、丹皮、山栀）加减与治；因于躁怒之肝痛，可用香附汤（香附、当归、川芎、柴胡、青皮）。以上二方均见于清·林珮琴

《类证治裁》，颇有效验。须注意的是：香附汤服后胁痛止，即宜减青皮、香附用量，另加干地黄、杭白芍、山药、茯苓等养肝理脾之品，以巩固疗效。

　　根据多位医家的经验，慢性肝炎之肝肾阴虚者，不宜滥用（或长期用）青皮、枳壳、香附、豆蔻等香燥疏利之品，亦不宜大剂服用或久服龙胆草等苦寒泻肝药。黄疸型慢性肝炎，有时较为顽固难愈，据临床所见，多属阴虚湿滞、肝热久郁，常兼见脾虚腹胀、食少、便溏的症状。此类肝炎，不宜服苦寒渗利之剂，宜用《张氏医通》集灵膏（天冬、麦冬、生地、熟地、人参、枸杞子）加减，余老常用生地、熟地、麦冬、太子参、山药、苍术、白术、茯苓、茵陈等味合方予治。气虚者，加炙黄芪；血瘀者，加归尾、赤芍；湿重者，加薏苡仁、车前子。证属女劳疸者，前人有用熟地、山药各30g，枸杞子、薏苡仁、炒枣仁各15g合方治疗而取效者（见《续名医类案》卷九），余老曾用此方加减治疗脾肾虚亏所致之久疸，确有较好效验。

（四）肝硬化——调肝软坚汤

【组成】柴胡10g，制香附10g，炙鳖甲15g（先煎），三棱10g，莪术10g，当归12g，炒白芍15g，生地15g，熟地15g，生黄芪15g，鸡内金15g，鸡血藤18g，鸡骨草30g。

【功效】调肝软坚，育阴通络，益气健脾，护肝解毒。

【主治】慢性肝硬化。症见乏力，胁肋胀满，食纳减少，口干口苦或口中乏味，夜寐不安，或伴五心烦热，急躁易怒，眩晕耳鸣，小便不畅，大便黏滞，舌质红或瘀暗、苔腻，脉弦涩或弦数。

【方解】余老认为，慢性肝病在发生、发展、转化的过程中，病邪和体质的变化可以影响肝生理功能的发挥，并可影响其他脏腑。肝体阴而用阳，临证时，需疏肝与滋阴并进，以补肝体而助肝用。因此，余老在治疗慢性肝炎、迁延性肝炎、肝硬化的过程中，特别欣赏陆定圃所言："盖此症初起，即宜用高鼓峰滋水清肝饮、魏玉璜一贯煎之类，稍加疏肝之味，如鳖血炒柴胡、四制香附之类。俾肾水涵濡肝木，肝气得舒，肝火渐熄而痛自平。若专用疏泄，则肝阴愈耗，病安得痊。"调肝软坚汤立意于此。方中柴胡、香附疏肝理气，佐以当归、炒白芍、生地、熟地，育阴养血、滋水涵木，养肝柔肝和肝；鳖甲、三棱、莪术软坚散结、活血消癥，佐以生黄芪补气健脾，活血而不伤正；加上"三鸡"（鸡内金、鸡血藤、鸡骨草）护肝解毒，对于改善慢性肝病患者临床症状和化验指标具有重要作用。其中鸡内金有补脾胃、消食滞、消癥痕等作用，鸡血藤养血活血，鸡骨草是民间草药，具有利湿退黄、清热解毒、疏肝止痛等功效，可起到改善肝功能、增强人体免疫力的作用，三者配合鳖甲、三棱、莪术以软坚散结。诸药合用，以奏调肝软坚、健脾通络、化湿解毒之功。

【加减】

舌质瘀暗，肝掌、蜘蛛痣明显，此类瘀血较重者，可另加桃仁、红花、赤芍等。

胁痛胀痞，时欲叹息者，选加青皮、陈皮、佛手、大腹皮、厚朴等药。

兼有腹水者，选加车前子、车前草、茯苓、石见穿及牵牛子等药。

肾虚精亏，头晕耳鸣，记忆力下降者，加入补骨脂、五味子、菟丝子等。

肝硬化腹水的治疗，亦可选用《傅青主男科》决流汤方（黑丑二钱，甘遂二钱，肉桂三分，车前子一两）加减。此方经临床验证，消水迅捷，效验明显。但应用时须在祛邪与扶正治法上予以协调，须根据腹水量和体质状况酌定方药及其用量。祛邪（通利水邪）以后，则应扶正调中以善其后。

【验案举隅】

患者，男，46 岁。2014 年 1 月 8 日初诊。

主诉：慢性肝病 2 年余，腹胀、腹水 1 个月余。

现病史：患者于两年前被确诊为乙型肝炎，久治不愈，演变为肝硬化，现已因肝功能损害而出现腹水。就诊时症见：腹胀如鼓，面浮气短，腿肿，尿少，食谷不馨，大便稀溏。丙氨酸氨基转移酶（ALT）

156U/L，血压 146/80mmHg。医院诊断为肝硬化腹水并有肝脾肿大，住院期间先后抽取腹水两次，每次约 800ml。患者食少，神疲乏力，尿少，舌苔腻，舌边齿痕明显，脉势沉弦。

辨证：肝经血脉瘀滞，脾虚水湿泛溢。

治法：调肝软坚，健脾通络，利水消胀。

处方：柴胡 10g，制香附 10g，川楝子 10g，炙鳖甲 15g（先煎），生黄芪 30g，三棱 10g，莪术 10g，鸡内金 15g，鸡血藤 18g，防风 10g，防己 10g，苍术 10g，茯苓 20g，山药 20g，车前子 15g（包煎），车前草 15g，牵牛子 5g。10 剂，水煎服，每日 1 剂。

2014 年 1 月 22 日二诊：患者服药后尿量增多，腹胀缓解，乏力症状较前减轻，腿肿依然，下肢畏寒症状明显。上方去茯苓、山药，加生白术 15g、肉桂 3g，继服 14 剂。

2014 年 2 月 12 日三诊：患者服药后腹水基本消除，腿肿消退大半，精神体力较好，下肢畏寒减，大便成形，舌红、苔薄，脉沉细无力。二诊方去牵牛子，加砂仁 4g（后下），20 剂，水煎服。

其后，根据患者病情，主以上方加减。患者服药近百剂，腹水、腿肿完全消退，面浮亦除，饮食增进，体力明显好转，查 ALT 38U/L。后以香砂六君子汤加山药、鸡内金、丹参，配成水丸继续服用。随访两年，患者病情稳定。

> **按：**此例患者诸症系肝病日久，肝、脾、肾功能失调，气滞、血瘀、水停于腹中所导致。方中使用柴胡、香附、川楝子疏肝理气，生黄芪补气，鳖甲、三棱、莪术软坚散结。防风、防己作为对药，配合使用可通利小便，胜湿利水消肿；黄芪、防己同用，取防己黄芪汤之意，治疗水肿、尿少。见肝之病，知肝传脾，方中使用苍术燥湿健脾，与茯苓、山药同用，具有健脾利水消肿的作用；车前子、车前草利水通淋，使水湿从小便而去，合牵牛子共同消除水肿和腹水。上述药物在治本的同时，着重治标，使水湿从小便祛除。鸡内金可补脾胃、消食滞，鸡血藤养血活血，配合鳖甲、三棱、莪术软坚散结，诸药合用，以调肝软坚、利水消胀、健脾通络。

二诊时患者下肢水肿及畏寒症状较重，系因阳气久为水湿所困，邪水旺而正气虚所致，故去茯苓、山药，而加用生白术健脾燥湿利水，肉桂温阳化气利水。经治疗后，肝、脾、肾功能渐复，水湿气化有权，故改用香砂六君子汤加味健脾温中、固本培元，缓缓收功。

（五）肝硬化腹水——加味决流汤

【组成】牵牛子 10g，甘遂 8g，车前子 30g（包煎），上肉桂 2g（另炖冲），桂枝 8g。

【功效】温阳化气，泻水消胀。

【主治】肝硬化腹水，或多种原因引起的胸腔积液、腹水。

【方解】本方是《傅青主男科》所载之决流汤（黑丑二钱，甘遂二钱，肉桂三分，车前子一两）加桂枝而成。方以牵牛子（黑丑）、甘遂、车前子泻水消胀、通利二便；肉桂温中通络，桂枝温经利湿，二药合用温阳化气，通利三焦水道。但本方毕竟属于攻邪猛剂，在具体临床应用时须在祛邪与扶正治法之间予以协调，消腹水须根据腹水量和体质状况酌定方药及其用量，祛邪（通利水邪）以后则应扶正调中以善其后，并增强体质。

【加减】

伴有胸腔积液者，加入葶苈子 10g（包煎）、大枣 10g。

气短乏力、精神萎靡、多汗易感冒者，加生黄芪 15g、炙黄芪 15g、炒白术 10g、防风 10g、防己 10g。

口干舌燥、干咳无痰、苔白少津者，加北沙参 12g、百合 15g、生地 15g、熟地 15g、知母 15g。

腹胀嗳气、反酸嘈杂者，加苍术 12g、黄连 10g、木香 6g、苏梗 15g、麦冬 10g。

【验案举隅】

李某，男，46 岁。1995 年 10 月 15 日初诊。

主诉：慢性乙型肝炎并发肝腹水 1 年余。

现病史：患者 11 年前曾患乙型肝炎，未予认真治疗，后乙型肝炎由急性转为慢性。近 1 年来，时有右胁胀痛，神疲肢倦，四肢消瘦，腹渐膨隆，皮色苍黄，脐部突出，腹壁静脉曲张，上气微喘，纳减厌油，溺少便结，面色苍白，有肝掌及颈胸部蜘蛛痣，舌质及唇部呈紫绛色，脉沉弦。近数月曾有两次便血，并抽过一次腹水（1000ml）。检查示肝功能：麝絮（＋＋），麝浊 11U，丙氨酸氨基转移酶 21U/L。有轻度贫血。

辨证：肝郁脾虚，气滞血瘀，阳衰水停。

治法：温阳化气，泻水消胀。

处方：**牵牛子** 10g，**甘遂** 8g，**车前子** 30g（**包煎**），**上肉桂** 2g（**另炖冲**），**桂枝** 8g，丹参 15g。

服药后排尿甚多（第 1 日达 3500ml），大便泄泻（以水泻为主）数次，腹胀减，腹围渐小，气喘亦有明显缓解。后以扶中和胃、疏肝养正活络之剂（太子参、茯苓、炒白术、炙甘草、木香、砂仁、青皮、陈皮、香附、丹参等）与决流汤加减方间隔服用。具体服法：先服决流汤加减方 2 剂，接服调理方 2~3 剂；又服决流汤加减方，再服调理方……如此往复，俟腹水基本消减后，再连服逍遥散合香砂六君子汤加减方，或服据当时见症所予方药。

患者经上述治法治疗 5 个月余，诸症悉除，腹水亦消，肝功能逐渐好转，肝下缘位于肋缘下 1.5cm。

> **按**：肝硬化腹水，中医称"臌胀""单腹胀"，余老曾先后试用多种古方，经临床比较，傅氏决流汤消水迅捷、效验显著。本例患者，肝气久郁夹瘀，形成癥结，脾胃失于和降，水饮不能下输膀胱；气化不利，肠津外溢，水湿渗入腹腔，积久形成单腹胀。故予决流汤以急治其标，加入丹参调肝化瘀。待腹水逐渐消退后，再予固本培土法（可选用黄芪建中汤、六君子汤或补中益气汤）以善其后。

（六）高血压——益肾平肝汤

【组成】生地 15g，熟地 15g，山萸肉 10g，山药 20g，茯苓 15g，丹皮 12g，杜仲 12g，夏枯草 12g，车前草 12g，石决明 15g（先煎），丹参 15g。

【功效】益肾育阴，平肝通络。

【主治】高血压。症见头痛头晕，耳鸣，颈僵，或伴肢体麻木，腰酸膝软，心悸烦躁，口苦目赤，脉沉弦或弦细。

【方解】余老认为，高血压多表现为阴虚阳亢证候，是因肝肾亏虚，水火失衡所致。本方是六味地黄丸去泽泻，佐以平肝熄风、活血通络的药物而成。六味地黄丸滋水涵木、育阴潜阳；石决明重镇潜阳、平肝熄风；杜仲调补肝肾，与生地、熟地、山萸肉等滋阴药互生互用，调和阴阳而降压；车前草、夏枯草平肝降火、利尿降压；丹参凉血活血、通络宁神。全方共奏平调阴阳、育阴平肝、通络降压之效。

【加减】

心烦易怒、心情急躁者，可合入丹栀逍遥散。

胸闷气憋者，加瓜蒌 12g、木香 6g、薤白 10g。

烦躁头痛者，加龙胆草 8g、秦艽 10g、川芎 15g。

痰多难咳、面红易怒者，加黛蛤散 10g（包煎）、川贝母 6g、浙贝母 6g。

心烦眠差者，加黄连 10g、炒枣仁 20g（打碎）。

【验案举隅】

例1：

牛某，女，64 岁。2014 年 3 月 11 日初诊。

主诉：高血压 10 余年。

现病史：患者罹患高血压 10 余年，一直服用降压西药，但血压控制不理想，时常波动于（170～200）／（100～120）mmHg。近日症状加重，头痛眩晕，耳鸣耳痛，胸闷短气，心悸烦躁，大便干燥，舌红、苔白，脉沉弦。就诊时血压为 180/100mmHg。

中医诊断：头痛，眩晕。

西医诊断：原发性高血压。

辨证：肝郁气滞，阴虚阳亢。

治法：平肝育阴、宽胸理气为主，兼以益心气，柔肝。

处方：夏枯草18g，**车前草**15g，**生石决明**18g（先煎），**杜仲**12g，**生地**24g，**山萸肉**15g，**丹皮**10g，瓜蒌10g，薤白10g，木香5g，太子参15g，麦冬10g，五味子10g，赤芍12g，白芍12g。14剂，水煎服，每日1剂。

2014年3月25日二诊：患者药后腑行通畅，血压降至160/90mmHg，胸闷除，烦躁减。上方以4倍量共研细末，炼蜜为丸，丸重10g，每服1丸，每日2次，温开水送服。

两个月后经电话询访，患者病情稳定，头晕、头痛症状消失，血压稳定。嘱续服1料丸药以资巩固。

> **按：**本例患者，中医辨证为肝郁气滞、阴虚阳亢，治疗当以清肝平肝、宽胸理气为主，兼以育阴和阳。因患者大便干燥，故去掉益肾平肝汤中的茯苓、山药。方中生地、山萸肉、赤芍、白芍、丹皮滋阴壮水，柔肝活络；夏枯草、车前草、杜仲、生石决明清肝平肝、潜镇降压；瓜蒌、薤白、木香宽胸理气；太子参、麦冬、五味子益心气、止悸动。以蜜制丸，缓缓收功。

例2：

闫某，女，52岁。2014年3月26日初诊。

主诉：高血压10余年，控制不理想。

现病史：患者患有高血压10余年，服用多种降压西药，控制不理想。舌尖痛，腿软，周身乏力，心情烦躁，易怒。患慢性乙型肝炎，且胆固醇、甘油三酯稍高。纳食、睡眠及二便均正常。舌苔薄腻，脉沉弦。

辨证：阴虚阳亢，心肝火升，兼有气虚。

治法：平肝，调肝，清心，益气。

处方：**生地** 40g，**熟地** 40g，**丹皮** 40g，**夏枯草** 45g，**车前草** 45g，**生石决明** 80g，**杜仲** 40g，川牛膝 30g，怀牛膝 30g，柴胡 36g，香附 36g，栀子 36g，玄参 50g，枸杞子 50g，黄连 40g，生黄芪 100g。上药为细末，水泛为丸，如梧桐子大，每服 6g，每日 2 次。

2014 年 5 月 14 日二诊：服药期间，患者停用西药，仅服中药，血压控制良好。心烦急躁、舌痛均已好转。现偶有心悸、多梦。舌苔薄白腻，脉沉有弦意。治宜平肝降压，调肝，护肝，补阴血，益心气，通络。处方：**生地** 40g，**熟地** 40g，**丹参** 45g，**夏枯草** 40g，**车前草** 40g，柴胡 30g，香附 30g，赤芍 36g，白芍 36g，当归 36g，玄参 45g，鸡血藤 45g，鸡骨草 80g，太子参 40g，麦冬 40g，五味子 30g。上药为细末，水泛为丸，如梧桐子大，每服 6g，每日 2 次。

尽剂后，患者血压维持稳定，上方继服 1 料，以资巩固。

> **按：**此例患者单纯使用中药控制血压，效果良好。通过调肝气、和肝血、护肝养肝、滋肾水、活血通络等治法，既对血压起到了很好的调控作用，又通过护肝养肝柔肝等间接治疗慢性乙肝造成的肝损害，一举两得，体现了中医整体治疗的优势。

（七）郁证——调肝疏郁汤

【组成】柴胡 10g，香附 10g，青皮 6g，陈皮 6g，郁金 10g，丹参 18g，柏子仁 10g，合欢皮 10g，苍术 10g，石菖蒲 15g，远志 10g。

【功效】调肝疏郁，清木宁神，化湿通窍。

【主治】郁证。心烦忧郁，失眠健忘，悲观厌世，舌暗苔薄或腻，脉弦细。

【方解】郁证是指由于情志不舒、气机郁滞所致，以心情抑郁、情绪不宁、胸部满闷、胸胁胀痛，或易怒易哭，或咽中如有异物梗塞等为主要临床表现的一种病证。余老指出，本病的治疗重点在于调理心、肝二经。本方是仿越鞠丸和柴胡疏肝散立方之意，并加入清心安神、开窍化痰之药配伍组成。方中柴胡、香附调肝气，条达郁滞气机以解木郁；佐以青皮、陈皮行气除满，宽中以解土郁；丹参、郁金凉血活血，散瘀行气，以解血郁；苍术、石菖蒲、远志芳香开窍，健脾化湿以解痰湿之郁；合欢皮、柏子仁安神降气，以蠲忧忿。诸药合用，共奏调肝疏郁、清木宁神、开窍醒脑之效。

【加减】

记忆力减退、腰膝酸软者，加熟地 30g、补骨脂 12g。

焦虑失眠者，加黄连 10g、炒枣仁 20g（打碎）。

胃胀反酸、嗳气烧心者，加黄连 10g、木香 8g、煅瓦楞子 15g（打碎）、苏梗 10g。

烦躁易怒者，加龙胆草 8g，或加丹皮 12g、栀子 10g。

头痛者，加川芎 15g、秦艽 10g。

【验案举隅】

例1：

张某，男，44岁。2015年2月4日初诊。

主诉：心情抑郁 10 余年。

现病史：患者间歇性心情抑郁 10 余年，情绪低落。工作压力不大，但对周围事物不感兴趣。近些时注意力不集中，易乏力，入睡困难且易醒，每日睡眠 4～5 小时，精神和精力均欠佳。口苦，目干涩，晨起视物不清、眩晕，胃纳差、食后嗳气，偶有反酸，便干。舌暗、苔白，脉弦细。

辨证：木郁土壅，气血两虚，心神不宁。

治法：调肝疏郁，清木，清脘，降逆，益气养血宁神。

处方：柴胡 10g，**香附** 10g，**郁金** 10g，**青皮** 4g，**陈皮** 4g，**柏子仁** 10g，**合欢皮** 10g，黄连 10g，苏梗 10g，木香 6g，生黄芪 30g，当归 10g，川芎 15g，炒枣仁 20g（打碎）。20 剂，水煎服。

2015年2月25日二诊：患者服前方后，睡眠有所改善，每晚睡眠可达 6 小时，睡中易醒好转。晨起较前有精神，能有兴趣参加适当体育锻炼，食欲较好。现便干，时有眩晕，或烦躁易怒，口干苦，舌红、苔黄燥，脉弦细数。上方去黄芪、青皮、陈皮，加龙胆草 8g、火麻仁 20g（打碎）、夏枯草 10g。20 剂，水煎服。

2015 年 3 月 18 日三诊：患者烦躁减轻，睡眠改善，食欲及精神较好，能够主动参加体育锻炼，上方改为丸药继服。处方：**柴胡** 40g，**香附** 40g，**郁金** 50g，**柏子仁** 40g，**合欢皮** 40g，黄连 20g，苏梗 40g，木香 20g，当归 50g，炒枣仁 40g（打碎），川芎 40g，龙胆草 20g，桃仁 20g，炒白术 20g，夏枯草 20g。上药为细末，水泛为丸如梧桐子大，每服 9g，每日 2 次。

1 年后随访，患者精神状态良好，未再复发。

> **按：** 本例患者精神状态失调，伴有消化道症状，余老辨为心肝失调，木郁乘土，认为治疗重点应在调畅心、肝二经的基础上，佐以和胃健脾。主方应用通治方——调肝疏郁汤，加入苏梗、木香和胃降逆，佐以黄连清脘制酸；黄芪益气健脾，佐以当归、川芎活血行气、养血安神。二诊显效后，因患者出现便干、眩晕、烦躁易怒、口干苦、舌红苔黄燥等肝郁化火证候，故去掉黄芪，增入龙胆草、夏枯草清肝泻火，佐以火麻仁润肠通便，以达釜底抽薪之效。方中调肝、安神并用，佐以和胃理气降逆，故收良效。

例 2：

方某，女，36 岁。2014 年 5 月 14 日初诊。

主诉： 颈、舌、唇僵硬及紧束感 3 个月余。

现病史： 6 个月以前患者无明显原因出现颈、舌、唇僵硬及紧束感，曾在北京某三甲医院做喉镜、头部 CT、磁共振检查，均未发现异常。首都医科大学宣武医院诊断为：肌张力增高，植物神经功能失调。伴有焦虑失眠，情绪急躁，口干，余无不适。舌苔中度腻，脉沉濡、微弦。

辨证： 心肝失调，木郁乘土。

治法： 调肝疏郁，化湿通络，解痉。

处方： **柴胡** 10g，**香附** 10g，**郁金** 12g，**苍术** 10g，丹参 15g，川芎 15g，生薏苡仁 20g，僵蚕 6g，竹茹 10g，白附子 6g，山药 20g，鸡血藤 12g，桃仁 10g，杏仁 10g。20 剂，水煎服。

2014年8月6日二诊：尽剂后，颈部、唇部紧束感消除，舌根部仍有。白天易出汗，口干不苦，纳食可，眠一般。舌苔腻、少津，脉沉有弦意。治宜调肝疏郁，通络生津，清肝。处方：**柴胡**10g，**香附**10g，**青皮**5g，**郁金**12g，**石菖蒲**15g，**远志**10g，**丹参**15g，鸡血藤12g，赤芍12g，炒白芍12g，北沙参12g，生地15g，熟地15g，石斛20g，生栀子10g，丹皮12g。20剂，水煎服。

2014年8月27日三诊：尽剂后，舌根僵硬、紧束感消除。上方去石斛，加炒枣仁20g（打碎），继服20剂，以资巩固。

> 按：《素问·至真要大论》言："诸痉项强皆属于湿""诸暴强直皆属于风。"患者肌张力增高，伴有颈、舌、唇僵紧不舒。余老辨为肝脾不和、痰湿阻络，故予调肝疏郁、化湿通络法。方用余老治疗情志病的通治方加减。方中柴胡、香附疏肝解郁、行气舒筋；川芎、郁金、丹参、桃仁、鸡血藤活血行气，入肝经通络逐瘀；苍术、薏苡仁、山药健脾化湿；杏仁、僵蚕、竹茹、白附子化风痰，解风痉。二诊增强养阴柔肝和清肝泻火之力。方药切合病机，疗效显著。

例3：

唐某，女，54岁。2018年11月28日初诊。

主诉：失眠3年，焦虑抑郁状态2年。

现病史：患者近3年来入睡困难，2016年诊断为更年期抑郁症，一直服用劳拉西泮片，夜眠可达4~5小时。2017年因多发子宫肌瘤行子宫、卵巢全切术后，失眠加重，伴见烘热汗出，烦躁气急，胸闷气短，口干舌涩，反酸烧心，呃逆频作，大便不调，舌中后部苔腻，脉势沉小微弦。患者尚有乳腺增生、肝内胆管结石、高胆固醇血症、脂肪肝、萎缩性胃炎等宿疾。

辨证：肝郁气滞，肝胃不和，心脾两虚。

治法：调肝疏郁，利胆降气，清脘制酸，健脾宁神。

处方：**柴胡**10g，**青皮**6g，**郁金**10g，川楝子10g，僵蚕6g，海金

沙 15g（包煎），姜黄 6g，苏子 10g，苏梗 10g，杏仁 10g，木香 6g，熟大黄 3g（后下），川连 10g，龙胆草 8g，煅瓦楞 15g（打碎），炒白术 12g，山药 20g，炒枣仁 20g（打碎）。20 剂，水煎服。

2019 年 1 月 2 日二诊：患者服前方后，睡眠有所改善，已停用劳拉西泮。偶有入睡困难，近日有所反复，仍有烘热出汗、烦躁起急、口干舌涩，但较过去减轻。仍有反酸、烧心、嗳气、呃逆，周身疲乏，畏寒。大便难，每 2 日一行，便少，小便色淡黄。舌红、中后部苔腻，脉濡弦。治宜调肝疏郁，消癥化石，益气扶阳，促便宁神。处方：**柴胡** 10g，**郁金** 10g，**制香附** 10g，僵蚕 6g，栀子 8g，川楝子 10g，玄参 15g，黄药子 8g，金钱草 30g，生黄芪 36g，熟大黄 3g（后下），肉桂 6g，黄连 10g，炒枣仁 20g（打碎）。继服 30 剂，以资巩固。

> **按：**本案为更年期抑郁症。女性更年期是指女性 45～55 岁之间，于绝经前后由于性激素分泌减少导致的一系列精神及躯体表现，如自主神经功能紊乱、外生殖器萎缩等，还可能出现一系列生理和心理方面的变化，如焦虑、抑郁和睡眠障碍等。本患者 54 岁，出现焦虑抑郁状态在前，行子宫、卵巢全切术在后，术后见典型的更年期综合征表现。因其肝郁日久化火，既可见失眠、烘热、烦躁气急、胸闷气短、口干舌涩之气郁血热肝旺、心神不宁之证，又可见反酸烧心、呃逆频作、大便不调等肝胃不和、肝脾不调之证。初诊余老辨为肝郁气滞、肝胃不和，予以调肝疏郁、利胆降气、清脘制酸、健脾宁神之法。方用柴胡、青皮、郁金、川楝子、龙胆草、炒枣仁疏肝解郁、清木利胆宁神；苏子、苏梗、杏仁、黄连、木香、煅瓦楞清脘制酸；炒白术、山药健脾；僵蚕、大黄、姜黄取升降散火郁发之意；海金沙清利排石。二诊针对其宿疾和更年期气虚肝旺、阴阳失调的特点，增强清肝泻火之力的同时，化入消癥化石、益气扶阳、交通心神之剂。诸药合用，共奏调肝宁神之效，故疗效显著。（武晓冬整理）

（八）胆胀——疏郁利胆汤

【组成】 柴胡 10g，赤芍 12g，白芍 12g，枳实 8g，炙甘草 6g，半夏 10g，川楝子 10g，龙胆草 10g，栀子 10g，山楂肉 10g，炙鸡内金 12g，海金沙 15g（包煎）。

【功效】 疏肝止痛，清热利胆。

【主治】 慢性胆囊炎、胆结石，以肝胆气滞、肝胃郁火为主要病机。症见右上腹胀痛、钝痛，胃脘灼热，嗳气，反酸，消化不良，饮食明显减少，不能进油腻食物。

【方解】 此方是以古方四逆散为基础方加味而成。四逆散是古今临床常用的效方，源出《伤寒论·辨少阴病脉证并治》。四逆散主治之四肢逆冷，缘于"阳气郁遏于里，不能透达于外"。概括而言，四逆汤主治寒厥，而四逆散则是热厥之常用方。由于四逆散证患者多有郁热之病理，故以柴胡、白芍疏肝解郁，清热透邪；枳实调中，泻脾气之壅滞，与柴胡同用，可增强疏肝理气之功；甘草调和诸药，与白芍相伍，又能缓急止痛。如兼咳嗽，加五味子敛肺气、干姜散肺寒，又因肺与大肠相表里，故亦能止腹泻。心悸不安者，加桂枝以通阳行水；小便不利，加茯苓淡渗利水；腹中疼痛，加附子散寒止痛（如腹痛纯属气不宣通，不宜加此药）；泄利下重，加薤白温中通阳行气。

四逆散诸药，主治症状相当广泛，四味药在临床上均较常用。如治肝气郁结胁肋疼痛的柴胡疏肝散（《景岳全书·古方八阵》方），系以四逆散（以枳壳易枳实）加香附、川芎、陈皮组成。治"肝气、左胁痛"之柴胡疏肝饮（《医医偶录》方），系以四逆散易白芍、枳实为赤芍、枳壳，加陈皮、香附组成。又如逍遥散（《太平惠民和剂局方》方），主治肝郁血虚而致胁痛，或头痛目眩兼见口燥咽干，神疲食少，或见寒热往来，月经不调，胸乳作胀。此方即以四逆散去枳实，加当归、白术、茯苓组成（临床应用时，或加煨姜一块、薄荷少许），功善疏肝解郁、健脾养血，是临床常用的方剂之一。又如疏肝散（《症因脉治》方），治"怒动肝火不得卧，胁肋胀痛，痛连小腹及阴器，夜卧常惊，口渴多饮"。此方系四逆散去枳实，加苏梗、青皮、陈皮、钩藤、栀子组成。清·陈士铎《辨证录》有两首四逆散之变化方。其一为疏土汤，主治脾胃气郁而致胸腹饱满胀痞，时或肠鸣、欲大便，甚则心痛胁胀，泛恶呕吐；或吐痰涎，或呕清水，或泻暴注、足肿。此方即四逆散去甘草，加茯苓、白术、肉桂、半夏而成。其二为解怒补肝汤，治怒极伤肝，轻则飧泄，重则呕血。方由四逆散（以枳壳易枳实）加当归、荆芥、丹皮、泽泻、天花粉组成。他如柴胡清肝饮（《症因脉治》方）、柴胡养荣汤（《温疫论》方）等方，也大致是以四逆散诸品作为主要药物的方剂。

综上，四逆散及其加减方主治的病证，除《伤寒论》少阴病郁热所致之四肢逆冷外，多属内科杂病之肝经、脾经见证。余老用此方加减，大多施治于内、妇科病证，用其作为疏理气机、疏散郁热的基础方。

中医学认为，胆囊炎是由肝胆气机不利、胆腑疏泄失常所致，日久会蕴热、化痰、成瘀，所以治疗本病当重视疏肝活血、清热利胆。同时由于胆汁的排泄不畅容易造成消化不良等症状，所以还需注意佐以健胃消食之品。方中柴胡、枳实、川楝子疏理肝胆气机，龙胆草、栀子、海金沙清泻肝胆郁热，赤芍、白芍活血柔肝、利胆止痛，半夏降气化痰，鸡内金、山楂肉健胃消食以防木郁土壅，炙甘草调和诸药。全方共奏疏肝活血、清热利胆、健胃止痛之效。

【加减】

急性胆囊炎发作，症见上腹急痛、胀痛，恶心呕吐，身微黄、目黄、寒热间作，可用本方加黄芩、茵陈、大黄等，以疏郁导滞、清泻肝胆实火。

【验案举隅】

刘某，女，32岁。2015年4月8日初诊。

主诉：胆结石术后复发。

现病史：患者素有胆囊结石，2013年9月曾于北京某三甲医院行"取石保胆术"，取石50余粒。2015年1月21日腹部B超示：胆囊泥沙样结石（囊内见多数泥沙样强回声沉积，后伴声影）。刻诊：胃胀，久坐后加重。胁肋胀，偶有刺痛，程度轻微。胃纳尚可，晨起口气重，大便欠畅，每日3～4次。眠可，月经调。尿黄。水滑薄腻苔。左脉微伏，右脉沉细、微弦。

辨证：肝胆湿热，木郁乘土。

治法：调肝化石，清脘理气，利湿，健中。

处方：**柴胡** 10g，**赤芍** 12g，**白芍** 12g，**枳实** 5g，**海金沙** 15g（包煎），金钱草 30g，木香 6g，黄连 10g，香附 6g，厚朴 6g，佩兰 15g，茯苓 15g，白茅根 30g，生黄芪 24g。14 剂，水煎服。

2015 年 4 月 22 日二诊：服药期间，每日排气增多，患者腹胀、胁肋胀痛明显好转。右胁偶有刺痛，小便转清。舌红、苔白，脉弦细。上方去茯苓、白茅根，加川楝子 10g、炒内金 10g，继服 20 剂。

2015 年 5 月 13 日三诊：尽剂后，胁胀脘胀明显改善，少量进油腻食品亦无不适。舌红、苔白，脉细。上方不变，继服 20 剂。

后随访患者告知，2015 年 5 月 29 日腹部 B 超示：胆囊壁增厚，边缘毛糙，未见结石。

> **按：**患者胆结石行"取石保胆术"后复发，说明诱发结石的因素一直尚未祛除，应治病求本，溯因论治。目前患者胁肋、胃胀满不适，口气重，苔水滑薄腻，反映肝胆及胃腑湿热较重，湿热蕴积肝胆，日久炼精汁为砂石，故而宿疾复发。故治疗重在清利湿热、理气和中，方予疏郁利胆汤合香连丸加减。香连丸佐佩兰是余老治疗湿热蕴积胃肠致胃胀痞满、口气重或口臭的常用方，具有清热燥湿、理气行滞的功效。又佐以"三金"（海金沙、鸡内金、金钱草）利胆化石。并佐以黄芪益气健中，增强脾胃气化功能，扶正以防止宿疾加重，预防复发。

三、脾胃病证

（一）胃脘痛——调肝和中汤

【组成】柴胡 10g，香附 10g，苏梗 12g，麦冬 10g，黄连 10g，木香 6g，茯苓 15g，清半夏 6g，陈皮 6g。

【功效】调肝健脾，清脘和中。

【主治】慢性胃炎，胃溃疡，反流性食管炎。症见脘腹不适，疼痛或胀满，反酸嘈杂，少食即饱，纳谷不消，口臭，便黏难解或便不成形，舌红、苔腻、边有齿痕，脉弦细而数。

【方解】本方是在柴胡疏肝散和香连丸、二陈汤基础上，予以加减化裁而成的。慢性胃病往往导致脾胃功能失调，累及于肝，终致木土失调，即肝脾失调或肝胃失和。肝脾失调者，运化无力，日久变生虚寒气滞，治宜疏肝健脾、温中行气；肝胃失和者，胃中易于积热生湿，治宜调肝育阴、和中清脘。本方为调肝和中的基本方，方中柴胡、香附疏肝行气止痛；苏梗、木香、陈皮、清半夏理气和胃消胀；麦冬育阴柔肝养胃；黄连清热燥湿，苦降胃气；茯苓甘淡渗湿健脾。全方疏肝柔肝，和中清脘，理气消胀，共奏辛开苦降、阳生阴长之效。

【加减】

大便稀溏者，加山药20g、炒白术10g。

胃酸气逆烧心者，加乌贼骨15g（打碎）、浙贝母10g、吴茱萸3g。

腹胀，食入难以消化者，加莱菔子10g、苍术10g、草豆蔻6g。

胃脘冷痛，遇冷或食冷物加重者，去黄连，加良姜或干姜10g。

胃脘隐隐作痛，病程日久，气短乏力者，佐以建中法，加炒白芍10g、桂枝6g、炙黄芪30g。

口干、口腔溃疡、口中灼痛、便干难解者，加玄参15g、生地15g、石斛12g，增强育阴和中之效。

【验案举隅】

例1：

韩某，女，68岁。2015年3月4日初诊。

主诉：嗳气、胁痛、反酸烧心反复发作9年余。

现病史：患者胃脘饱胀疼痛、嗳气、烧心、反酸反复发作，并伴有两胁窜痛，大便黏滞。眠差，每日仅睡2~3个小时，睡中易醒，醒后难以入睡。身软无力，多汗，手指麻，背部冷，后脑发晕，时有恶心呕吐。苔薄腻，脉沉细。2015年2月26日，北京某三甲医院诊断为慢性非萎缩性胃炎、反流性食管炎、脑供血不足。

辨证：肝气乘胃，肝阳偏亢，气虚血瘀。

治法：调肝和中，清脘理气，平肝，益气，通络。

处方：**柴胡** 10g，**香附** 10g，**苏梗** 10g，**陈皮** 6g，**黄连** 10g，**清半夏** 6g，川楝子 10g，香橼皮 6g，天麻 10g，钩藤 15g（后下），生黄芪 36g，当归 12g，丹参 15g。20 剂，水煎服。

2015 年 4 月 1 日二诊：尽剂后，烧心、嗳气、两胁痛均有明显减轻，睡眠改善，能睡 6 个小时。腰部周围有冷感，劳累后则痛。夜间颈项部以上盗汗明显，排便无力，腿凉、腿痛，右侧偏头痛，时有咳嗽、咳白痰。脉沉小，苔薄。在北京某医院检查：两肺多发肺大疱；冠状动脉钙化；腰椎 11~12 椎体楔形改变（陈旧性压缩性骨折？）。治宜调肝和中，清肺止嗽，固表止汗，兼治偏头痛、腰椎病变。处方：**柴胡** 10g，**香附** 8g，**苏梗** 10g，**木香** 6g，黄芩 10g，百部 10g，生黄芪 30g，生地 15g，熟地 15g，当归 10g，川芎 15g，白芷 10g，丹参 15g，赤芍 12g，威灵仙 12g。20 剂，水煎服。

2015 年 4 月 22 日三诊：尽剂后，胃部症状消除，盗汗止，偶有咳嗽，无痰，偏头痛未发，腰痛、腰凉。脉沉细，苔薄。治宜调肝和中，活血止痛，固表养阴，强肾固腰。处方：**柴胡** 10g，**香附** 8g，**苏梗** 10g，**木香** 6g，川芎 15g，白芷 10g，生黄芪 30g，生地 15g，熟地 15g，当归 10g，补骨脂 10g，骨碎补 12g，炒杜仲 12g，威灵仙 12g。20 剂，水煎服。

后随访，患者腰冷痛症状缓解，仅在劳累后偶有复发，休息后缓解，病情基本稳定。

> **按**：患者罹患多种老年病，症状错综复杂，肝气不舒则胁痛气窜，肝不藏魂则眠差易醒，肝气犯胃、胃失和降则胀气、嗳气、恶心呕吐，肝阳偏亢则头晕头痛，肝气侮肺、肺气不降则咳嗽；气滞血瘀、络脉瘀滞则手麻。脾胃不健、气血生化乏源则乏力，气虚不固则表汗失禁。治疗核心在于调肝，佐以理气和胃，二诊增入清肺止嗽和固表止汗（化入当归六黄汤），三诊复增补肾壮腰。诸法在调肝和中汤基础上有序配伍，收到较好疗效。

例2：

刘某，女，28岁。2014年8月27日初诊。

主诉： 胃胀、反酸7年余。

现病史： 患者胃胀、胃痛，伴有反酸烧心、嗳气、纳差、头晕、食辣后泄泻、便黏，每日1次，口干苦，晨起口中异味，眠浅，痛经。舌苔薄、微腻，脉势沉濡。

辨证： 木土失调，湿热内蕴。

治法： 调肝和中，清脘制酸，健脾宁神，兼治痛经。

处方： 柴胡 36g，**香附** 36g，**苏梗** 40g，**木香** 24g，**茯苓** 36g，**黄连** 40g，煅瓦楞子45g，浙贝母40g，炙甘草24g，炒白术50g，草豆蔻36g，炒枣仁100g（打碎），生白芍45g，延胡索45g。上药为细末，水泛为丸如梧桐子大，每服6g，每日2次。

尽剂后，胃脘胀痛消除，睡眠改善，口气消除，大便正常，痛经亦有缓解。嘱其勿食生冷及硬物，原方继服1料，以资巩固。

（二）便秘——润腑通幽丸

【组成】 当归45g，熟地36g，川芎30g，桃仁45g，瓜蒌仁36g，火麻仁60g，郁李仁36g，厚朴24g，枳实24g，肉苁蓉40g，紫菀36g，羌活36g。

【功效】 养血润燥，行滞通便。

【主治】 中老年习惯性便秘。辨证属阴血虚，肠道燥热者。

【用法】 上药共研细末，炼蜜为丸，丸重6g，每服2丸，每日2次，温开水（或调蜜）送服。

【方解】 便秘多由大肠积热，或气滞，或寒凝，或气血亏虚，使大肠的传导功能失常而致。中老年便秘，多与阴血、肠液不足，气虚乏力，糟粕积滞于内有关。方中以当归、熟地、川芎养血活血；桃仁、瓜蒌仁、火麻仁、郁李仁润腑、通肠、下气；厚朴、枳实利气通滞；肉苁蓉补肾润燥；紫菀宣通肺气，开肠痹；羌活升清祛风以降浊，盖取欲降先升之意。总之，此方适用于阴血亏虚，肠间有燥热积滞的便秘。

【加减】

大便细硬，或如羊粪状者，上方减羌活、厚朴，加玄参45g、麦冬45g、熟大黄40g。

平素口苦、口干、溺黄者，去肉苁蓉、羌活，加黄芩40g、黄连30g。

肥胖、气虚患者，去厚朴，加炙黄芪60g、生白术36g。

腹胀、嗳气、大便难者，去熟地、郁李仁、羌活，加槟榔40g、熟大黄40g、木香20g。

【验案举隅】

蒋某，女，39岁。2015年6月24日初诊。

主诉：便秘10余年。

现病史：患者便秘10余年，大便每3日一行，干燥坚硬，状如羊粪。自觉口中唾液减少，口干渴，每日饮水1500ml。平素易头晕，月经正常，纳食可，腰酸。舌苔薄、舌体瘦小而干，脉有弦意。

辨证：肺肾阴亏，肠腑燥结，水不涵木。

治法：调补阴津，益肾润腑，平肝定眩，兼治腰椎。

处方：北沙参15g，天冬12g，麦冬12g，生地30g，石斛20g，炒白芍15g，肉苁蓉15g，沙苑子12g，火麻仁20g（打碎），秦艽10g，天麻10g，钩藤15g（后下），威灵仙10g。20剂，水煎服。

2015年7月15日二诊：尽剂后，患者便秘缓解，大便每日一行，眩晕除。口中有津液，口干缓解。舌红、苔薄，脉弦细。治宜养血润燥、行滞通便。处方：**当归**50g，**熟地**40g，**川芎**30g，**桃仁**45g，**瓜蒌仁**36g，**火麻仁**60g，**郁李仁**36g，**厚朴**24g，**枳实**24g，**肉苁蓉**40g，**紫菀**36g，**羌活**18g，玄参45g，麦冬45g。上药共研细末，炼蜜为丸，丸重6g，每服2丸，每日2次，温开水（或调蜜）送服。

> **按**：患者系典型阴虚便秘，肺阴虚则口干多饮，肝阴虚则脉弦、眩晕，肾阴虚则腰酸、唾液减少，胃肠阴虚、水少舟停则便秘燥结。初诊方以沙参、天冬养肺阴，麦冬、石斛滋胃阴，白芍、生地、肉苁蓉、沙苑子补肝肾之阴，火麻仁润肠道之阴，佐以天麻、

钩藤、秦艽平肝定眩，威灵仙疏风疗痹治腰椎病变。二诊阴虚证缓解后，重点以润腑通幽丸治便秘之主症。

（三）噎膈——加减启膈散

【组成】北沙参 18g，丹参 9g，当归 12g，川贝母 6g，杏仁 9g，郁金 9g，瓜蒌皮 9g，砂仁壳 5g，桃仁 9g，红花 5g，荷叶蒂 9g，米皮糠 9g。

【功效】开郁化瘀，润燥化痰。

【主治】食管炎或贲门炎，或食管肿瘤，可归属于中医"噎膈"范畴。症见饮食噎塞，食下不畅，甚则食入即吐，食硬物梗阻不下，大便干燥，形体消瘦，舌红苔少，脉弦细涩。

【方解】噎膈的病名见于宋·严用和《济生方》，关于其证候的描述则早见于《黄帝内经》，如谓"饮食不下，膈塞不通……"（《灵枢·四时气》），"气为上膈者，食饮入而还出"（《灵枢·上膈》）等。从所见古今大量医案可知，噎膈多见于老年人，其中有部分患者被确诊为食管癌或胃贲门部癌肿。其发病因素除局部物理、化学刺激外，中医学更重视情志致病。中医学认为噎膈易造成阴血匮乏，导致气结血瘀，故初期偏于气结者，治当以解郁润燥为大法。

此方是在《医学心悟》启膈散基础上加减而成。原方由郁金、沙参、茯苓、川贝母、杵头糠、丹参、荷叶蒂、砂仁壳组成。程钟龄认为，凡噎膈不出"胃脘干槁"四字。此病病变在食管而属于胃，与肝、脾、肾三脏失调所致痰、气、瘀互结有关。此方润燥降气、开郁化痰，余老师其意而加减应用。方中北沙参养肺胃之阴；当归散瘀行滞而止痛，复能润肠通便。红花辛散温通，能破癥积，然其少则养血，多则行血，能补能泻，各有妙义。余老用 5g，意在补泻兼顾，红花配当归，增强补血且无耗血之虑。丹参行血、去癥瘕，逐瘀生新，行而不破，昔有"丹参一物，功同四物"之说。郁金清扬善窜，能行滞气、散肝郁、降逆气、泄壅滞；杏仁宣肺降气，开闭塞，消痰饮，还可润燥滑肠；瓜蒌皮利膈宽胸，利气导痰，散结消肿；川贝母开郁行滞、消痰结、解热毒、消肿痛、润肺下气、宽胸；桃仁散瘀破癥，开结润便；砂仁利气快膈，散寒饮胀痞、噎膈，为开脾胃之要药。杵头糠，又称米皮糠，为稻的种皮。《名医别录》载其"治卒噎"。米皮糠通肠，开胃下气，治咽喉噎塞，饮食不下，善消磨胃之陈积；荷叶蒂去湿行气，能引诸药直至病所。

综上所述，全方的用药特色是：攻补兼施，寒温配伍允当，血药与气药互相制约、互相促进，相得益彰。

【加减】

觉胃中灼热，食管中烧灼者，加黄连10g、木香6g。

便秘者，瓜蒌皮改为瓜蒌仁12g（打碎），加生地15g、熟地15g、火麻仁20g（打碎）。

胸闷胃胀者，加苏梗12g、麦冬10g、木香6g。

烦躁失眠者，加胆草8g、炒枣仁20g（打碎）。

确诊为癌症者，合入扶正抗癌法，加生黄芪24g、生地15g、熟地15g、白花蛇舌草24g、半枝莲12g。

【验案举隅】

张某，女，67岁。1961年9月10日初诊。

主诉：进食不畅、吞咽困难进行性加重两个月余。

现病史：患者因饮食梗阻，难以进食，食后噎塞呕恶，两个月来不断加重，前往某职工医院就诊。除上述主症外，兼见胸闷、胸骨后隐痛，口苦，时吐痰涎，大便干结，常多日不解，肢体羸瘦，精神疲惫、抑郁。面色㿠白无华，眼圈略显青灰色，舌体瘦缩、质暗红，舌面无津，脉象细弦、微涩。检查：放射科X线钡餐造影显示食管下端近贲门处有约拇指大小肿块，病理切片为鳞状细胞癌。后去北京某医院复查，诊断同前，并已有锁骨上、腹股沟等处淋巴结转移，外科认为已非手术适应证。

辨证：痰滞瘀结，肺胃津耗。

治法：化瘀润燥，开郁祛痰。

处方：丹参9g，**桃仁**9g，**红花**5g，**当归**12g，**川贝母**6g，**杏仁**9g，**郁金**9g，**北沙参**18g，**瓜蒌皮**9g，**砂仁**5g，**荷叶蒂**9g，**米皮糠**9g。

1961年10月2日二诊：患者服上方21剂，食后梗阻明显减轻，能吃半流质饮食。近半月来未有呕吐，口已不苦，胸闷、胸骨后隐痛亦见轻缓。面色好转，眼圈黑色渐淡，惟痰涎仍较多。仍以前方加减：**北沙参**15g，**丹参**9g，**当归**9g，**川贝母**9g，**杏仁**9g，**瓜蒌皮**9g，**砂仁**5g，**桃仁**9g，**红花**5g，枳壳5g，姜半夏6g，川芎9g。15剂，水煎服。

1961年10月18日三诊：患者服上方半个月余，诸症悉缓，痰涎明显减少，能进软食，体重增加，患者心情舒畅。后经放射科检查，局部肿块缩小过半，原淋巴结肿大处亦相应消减。患者但觉咽干、胸微闷，大便干结，遂处以琼玉膏加味方：吉林参60g，生地150g，茯苓60g，瓜蒌皮75g，半夏曲60g。上方浓煎取汁，兑入白蜜150g，炼蜜收膏，每服1匙，1日2次，温开水冲服。

在以后的4年中，曾两次接到其家属来信，告称患者饮食、睡眠如常，噎膈诸症未见复发。

> **按：**此案患者已属食管癌后期，病理上属肺胃津耗，气郁血虚，痰滞瘀结，故治以启膈散加减。方中北沙参、当归、丹参养阴润燥、益血活络；郁金、瓜蒌皮、杏仁、川贝母开郁化痰；桃仁、红花、砂仁、荷叶蒂、米皮糠化瘀启膈。经治后，食阻症缓，肿瘤缩小。惟燥象仍著，气阴不足，故以琼玉膏加味方以养阴、益气、化燥，兼能化痰、宽中、调胃。药证契合，配伍精当，故使危证转安而获痊。

（四）泄泻——加味痛泻要方

【组成】 炒白术30g，升麻9g，白芍12g，陈皮9g，防风9g，诃子肉5g。

【功效】 补脾升清，调肝止泻。

【主治】 泄泻。不同病因引起的肠炎，尤适宜于急性肠炎和神经性腹泻患者。

【方解】 痛泻要方是临床常用的缓肝理脾止泻方剂，余老治疗泄泻多采用此方。关于本方的出处，历来有关方剂著作都载此方出自明·张景岳《景岳全书》引刘草窗方（或加注"原名白术芍药散"者）。实际上，此方出于元·朱震亨《丹溪心法·泄泻》。该书中列述的药味与今天的痛泻要方完全一致，虽无方名，但标明"治痛泻"字样，其方药及其主治为后人制订方名提供了重要的临床依据。以后清·雷少逸《时病论》加以推广应用。对于本方的组成、用量及服法，现代的方剂学专著（如《中医方剂学》等）是这样记述的：白术（土炒）三两，白芍（炒）二两，陈皮（炒）一两半，防风二两；或煎，或丸，或散皆可用，水泻者加炒升麻六钱。对照《丹溪心法》，除防风为一两外，其余诸药用量与上述均相同。在加减法中，标明"久泻加升麻六钱"，这比较符合病证实际应用情况。至于服法，该书提到将此方各药"分八帖，水煎或丸服"。其中"分八帖"的说明十分重要，因为这关系到实际用量和用法。当前临证以煎服最为常用，散剂次之，丸剂又次之。临床上多用汤剂，取其速效，剂量为：白术六至八钱（土炒），炒白芍五至六钱，炒陈皮四钱，防风三钱。根据此方的配伍、组织分析，白术为君药，白芍为臣药，陈皮为佐药，防风为使药。本方药味少，功效专，其配伍之严密、精当，在古方中亦不多见。从脏腑辨证用药的角度看，痛泻要方的主治重点在肝脾。明·吴昆认为此方治腹痛、泄泻之属于肝实脾虚者，亦即所谓"土虚木贼"（见《医方考》），病机属于肝木乘脾，脾运失常。清·汪昂在分析此方方义时指出，"白术苦燥湿，甘补脾，温和中；芍药寒泻肝火，酸敛逆气，缓中止痛；防风辛能散肝，香能舒脾，风能胜湿，为理脾引经要药（东垣曰：若补脾胃，非此引用不能行）；陈皮辛能利气，炒香尤能燥湿醒脾，使气行则痛止，数者皆以泻木而益土也"（《医方集解·和解之剂》）。故一般认为这是一张抑肝扶脾、散肝舒脾相结合的方剂，主治肠鸣腹痛、大便泄泻，其特点是泻前或泻时必有腹痛，舌苔薄白，脉多弦缓、两关不调。余老在此方中加入升麻，佐助白术，升清举陷；诃子敛肠止泻，兼以调畅气机。

【加减】

腹胀肠鸣甚者，加厚朴6g、枳壳10g。

胸腹胀满者，加山楂10g、厚朴6g。

发热者，加柴胡、黄芩各10g；并无发热而有热象者，单加黄芩 10g。

口渴甚者，加乌梅 10g、黄芩 10g，防风减量用 6g。

恶风者，防风加量用 12g，或加炙黄芪 30g。

久泻脾虚者，炒白术可加用至 30g 以上。

四肢偏冷、脉沉迟者，加炮附子 6g、草豆蔻 6g（后下）。

伤于饮食积滞，兼见嗳噫、脘腹痞胀者，加焦三仙各 12g。

泄泻稀水者，加车前子（包煎）、滑石各 12g。

泄泻滑脱不禁者，以痛泻要方原方合固肠丸（《世医得效方》：吴茱萸、御米壳各 5g）治之。

泻而少食者，加扁豆、淮山药各 12g。

小便短涩不利者，加茯苓 15g、木通 6g。

仅为大便不实者，加石榴皮 10g、五味子 6g。

【验案举隅】

周某，男，59 岁。2010 年 5 月 13 日初诊。

主诉：慢性结肠炎反复发作 5 年。

现病史：患者患慢性结肠炎近 5 年，时发时愈。经中西医多方治疗，未见明显效果，检阅前医处方，多属理中汤、胃苓汤、四神丸等。发作时腹痛泄泻，每日 3～5 次，微有腹胀，肢体消瘦，倦懒无力，面少华色，脉濡弦、右关濡细，大便经常带黏液，或有少量不消化饮食残渣。

辨证：脾气虚损，肝脾失调。

治法：补脾升举为主，兼以调肝。

方药：**炒白术** 30g，**升麻** 9g，**白芍** 12g，**陈皮** 9g，**防风** 9g，**诃子肉** 5g。

以上方加减，前后共服 30 剂左右。病告痊愈。

按：此病例以痛泻要方加味而治愈。一般认为，痛泻要方证的泄泻属脾虚肝旺，一般均有怒则易发的特点，但余老认为，这只能作为病理诊断的参考，不少急性肠炎患者具有典型的痛泻证候，并无怒则易发的先决条件，故临床当详予辨证。此患者为慢性肠炎，发作时腹痛泄泻，临床表现与急性肠炎不同，腹痛的程度较轻，腹泻的次数不太多，但经常发作，缠绵难愈，病机亦属肝旺脾虚，由于久泻不愈，脾虚转甚。明·刘一仁曾说："泄泻之病，四时感受不同，或因风寒暑湿所干，或因饮食所伤，动伤脾胃之气，故作泄泻。治当分其新久，审其原因。新则以伐邪之药为主，而健脾之药为佐；久则以补脾之药为君，而升发之药为使。"（《医学传心录》）本例可参酌此治则，故以炒白术为主药，并加大用量，升麻以升举脾气，诃子肉以涩肠止泻。伏其所主、先其所因，经过一段时期的治疗，5年宿疾应手而愈。

（五）肠风便血——加减柏叶汤

【组成】侧柏叶 15g，生地 15g，黄连 10g，木香 5g，酒炒黄柏 10g，荆芥穗 10g，槐花 10g，地榆 10g，炙甘草 10g，乌梅 12g，石榴皮 10g，赤石脂 15g（先煎）。

【功效】清热利湿，散风敛疡，行气宽肠。

【主治】溃疡性结肠炎。症见腹泻，或腹泻、便秘交替出现，泻血性黏糊状粪便，重者每泻血水样便，腹痛，或伴有肛门下坠。

【方解】溃疡性结肠炎的病变部位多在直肠或降结肠之黏膜和黏膜下层。其临床表现以腹泻（起病较慢，有些患者腹泻、便秘交替出现）、泻血性黏糊状粪便为主症，泻次通常少于痢疾（1日数次），重者每泻血水样便，量较少，1日 20 次左右，有些患者可有肛门下坠、里急后重的症状；腹痛程度不一，较少有剧痛发作，部位多在右下腹或少腹部。多数患者的发病有"腹痛－便意－便后缓解"之证候规律。此病可有纳减、厌食、呕恶、腹部痞胀、消瘦、贫血等症。临床上主要靠 X 线钡餐造影和乙状结肠镜检予以确诊。

有人认为溃疡性结肠炎相当于中医之"肠风""脏毒"，但因有些患者的临床表现与痢疾相似，余老认为应该从中医痢疾门中求取治法。

余老对于发作期之溃疡性结肠炎，结合中医病机，多用《万病回春》之柏叶汤（侧柏叶、当归、生干地黄、黄连、荆芥穗、枳壳、槐花、地榆、炙甘草、生姜、乌梅）去当归、枳壳、生姜，加石榴皮、酒炒黄柏、赤石脂、木香治之，颇能控制发作，并能明显改变肠道病理，使之向愈。

【加减】 久病患者，可能在溃疡性结肠炎主症之外，呈现面色苍白、头晕、腹胀、畏寒肢冷、困倦乏力等脾虚、清阳下陷见症。如泻次不多（每日4次以下），治宜升阳健脾、和血利湿为主，宜用《兰室秘藏》调中益气汤（升麻、柴胡、人参、炙甘草、苍术、陈皮、黄柏、黄芪）加生地、熟地、丹皮、肉桂、乌梅；如泻次较多（每日5次以上），宜上方去生地、熟地，加黄连、槐花、伏龙肝，久服始效。

【验案举隅】

顾某，男，34岁。2010年3月10日初诊。

主诉： 泻下黏液带血糊状便反复发作1年余。

现病史： 患者1年前因腹痛、泄泻、血性黏液便频作，经X线钡餐造影，于降结肠下部及直肠肠壁分别发现微细锯齿样阴影，肠腔壁内廓略有变形，乙状结肠镜检发现结肠下段及乙状结肠、直肠交界处有形状不整齐之浅层溃疡共4处，周围肠黏膜轻度水肿、糜烂，并有出血倾向。患者1年来多方求治，始终未能控制发作。目前泻下黏液带血糊状便，每日3～7次，泻前觉脐腹左下部疼痛，伴有轻度里急后重感，间有腹部痞胀不适，食谷不馨，肢体乏力，有时发热（38℃左右），尿黄，舌质红绛、苔中心浊腻，脉数、微弦。

辨证： 湿热蕴肠，气滞血瘀。

治法： 清热利湿，散风敛疡，兼以行气宽肠。

处方：黄连 10g，**酒炒黄柏** 10g，**荆芥穗** 10g，**槐花** 10g，**侧柏叶** 15g，**地榆** 10g，**石榴皮** 10g，**赤石脂** 15g（**先煎**），**乌梅** 12g，**广木香** 5g，**炙甘草** 10g。

服上方约有40剂（每连服10日，停药1天），并合锡类散灌肠（每3天1次），症状基本缓解，大便1日2次，除间有少量带血外，多属软便，腹痛、腹胀均见明显减轻，食饮有所增加。

其后又以《集验方》中黄连阿胶汤（黄连、阿胶、栀子、乌梅、黄柏）加槐花、山药、赤石脂等药加减，经治1个半月，大便转为正常。乙状结肠镜检示：溃疡面基本愈合。已痊愈。

按：患者便血伴有腹痛、里急后重长期不愈，属于中医"久痢""便血"范畴，根据舌脉及全身情况，辨证为湿热蕴肠、气滞血瘀。方予加减柏叶汤合久痢断下方（见本书后文）清利湿热、散风敛痛、固肠止血。方中黄连、黄柏清热燥湿，荆芥穗疏风止利、逆流挽舟，槐花、侧柏叶、地榆清热凉血止血，木香调气宽肠、燥湿醒脾，石榴皮、赤石脂、乌梅酸涩收湿、固肠止泻，炙甘草调和诸药兼以护胃和中。配合外用《金匮翼》之锡类散（象牙屑、珍珠、牛黄、青黛、冰片、壁钱炭、人指甲）清热解毒、祛腐生肌，药证相应，疗效显著。

（六）痢疾——久痢断下方

【组成】乌梅肉 12g，石榴皮 15g，酒炒黄柏 12g，栀子炭 10g（包煎），广木香 6g。

【功效】清肠理气，敛湿止痢。

【主治】慢性痢疾。症见腹痛下利，赤白相兼，里急后重，肛门坠痛，舌红赤、苔黄腻，脉弦细或滑涩。

【方解】慢性痢疾，中医名之曰久痢，大多由急性痢疾迁延失治所致，治疗较为棘手。治疗上多用驻车丸（《备急千金要方》），原方方药如下：黄连（酒炒）六两，阿胶（蛤粉炒成珠）、当归（酒洗）、干姜（炒）各三两。上为细末，醋煮米糊为丸，如梧桐子大，每服 50 丸，渐加至 70 丸，空心、米饮下。此方所治之下痢，前人认为"无问新久赤白"均可，明示此方属通治方。余老曾用此方治久痢，但另加石榴皮三两。久痢断下方是余老在泛览了大量临床医著基础上所拟定，通过临床观察，效验较驻车丸方更著。但久痢治疗的周期也较长，余老主张 1 个月为 1 个疗程，一般两个疗程可以获得基本痊愈。方中乌梅酸涩，敛肠止泻，佐以石榴皮固肠收湿；黄柏燥湿，苦寒泻火坚阴，佐以栀子清理下焦湿热。栀子制炭增强燥湿固肠之力。木香理气止痛，调理肠道气机，则后重症状自除。全方清热燥湿、理气固肠，药简而力专。

【加减】辨证须注意久痢是偏于寒还是偏于热。

偏于寒者，加干姜 6～9g、赤石脂 15g（包煎）。

偏于热者，加黄连、地榆各 9g。

血痢者，可参用清·魏祖清《村居救急方》中的 1 个验方。方用干姜烧黑存性、研末，每服 5g。以马齿苋 20g、秦皮 12g 煎汤送服，亦较有效。

四、肺系病证

（一）咳喘——益肺降气止咳方

【组成】北沙参 12g，麦冬 10g，百合 15g，白前 12g，杏仁 10g，炙百部 10g，桑白皮 10g，炙甘草 10g。

【功效】益肺降气，化痰止咳。

【主治】急慢性支气管炎，哮喘。症见咳嗽气急，痰黏难咳，或久咳气短，便干、咽燥，舌红少津，脉弦细或弦数。

【方解】肺主宣发、肃降，久患咳喘之病，耗气伤阴，肺阴伤则生燥，肺气伤则失于肃降，气阴两伤故咳嗽气急、痰黏难咳，或久咳气短，便干、咽燥。方中沙参、百合、麦冬补肺养阴，润燥止咳；杏仁降气化痰，润肠通腑，通大肠而助降肺气；百部清肺降气，祛痰止咳；白前疏风宣肺；桑白皮泻肺降气，化痰平喘；炙甘草调和诸药。全方宣降得宜，共奏益肺降气、化痰止咳平喘之效，可作为急慢性支气管炎、哮喘等咳喘病的基础方加减使用。

【加减】

年高虚喘，肾不纳气者，加熟地 24g、陈皮 6g、补骨脂 12g。

哮鸣、气急、呼吸紧促者，加射干 10g、炙麻黄 10g、蝉蜕 10g。

悬饮胁痛，或胫足水肿者，加葶苈子 10g（包煎）、大枣 6 枚。

咳嗽痰多，黏腻难咳者，加紫菀 10g、款冬花 10g。

胸闷者，加瓜蒌 12g、木香 6g、枳壳 6g。

咳嗽气急、面红目赤、咳痰不爽者，加黛蛤散 10g（包煎）。

鼻塞不通，或喷嚏、清涕者，加苍耳子6g、细辛3g（后下）。

自汗气虚，容易感冒者，加生黄芪30g、炒白术12g、防风10g。

慢性支气管炎患者，可佐以紫菀二仁丸（紫菀、杏仁、胡桃仁）。

【验案举隅】

例1：

余某，男，79岁。2015年2月11日初诊。

主诉：咳嗽、咳痰2周余。

现病史：患者1年前曾患胸腔积液，经抽取积液化验，诊断为结核性胸膜炎。经西药抗结核治疗半年后胸腔积液吸收，后遗咳喘。2周前因感冒咳嗽、咳痰加重，来诊时症见咳嗽，咳黄脓痰，痰中偶有暗黑色米粒大不明物。夜间腋窝出汗，乏力，大便排出困难，每2~3日一行。舌苔中度腻，脉弦缓，节律不齐。

辨证：肺燥津亏，痰热内蕴，腑气不畅。

治法：益肺，降气化痰，平喘，润腑。

处方：北沙参12g，**杏仁**10g，**百合**15g，**炙百部**10g，**桑白皮**10g，熟地24g，陈皮6g，桃仁12g，炙紫菀10g，葶苈子10g（包煎），大枣6枚，茯苓20g，火麻仁20g（打碎）。20剂，水煎服。

2015年3月4日二诊：服前方后，患者咳嗽、咳痰明显好转，现偶有胸痛，咳白色黏液痰，大便调，仍有乏力现象，舌红、苔白稍腻，脉弦缓无力，节律不齐。宗前法参入宽胸化痰、益气生脉。前方去葶苈子、大枣、火麻仁、熟地，加瓜蒌20g、生黄芪30g、太子参15g、麦冬10g、五味子10g。20剂，水煎服。

2015年3月25日三诊：尽剂后，患者诸症均有所缓解，自述较前有力，精神状态较好。咳黏液痰明显减少，舌红、苔白，脉弦细。上方去桃仁、百部、紫菀，加西洋参4g（另煎）、炙甘草8g、丹参15g，以调心气、育阴复脉为主，继服20剂。

例2：

刘某，男，67岁。1990年3月10日初诊。

主诉：慢性咳喘10余年，加重1周余。

现病史：患者慢性咳喘 10 余年，医院诊为老年性慢性支气管炎。经治乏效，近 1 周以来，咳嗽夜间加重，兼有少量黏痰，咽干、胸闷，大便亦欠润畅。舌苔浮腻、舌面少津，脉沉、微数而滑。

辨证：肺虚阴亏，痰湿内蕴，腑气不通。

治法：养肺阴，止咳、化痰、降气，兼调大便。

处方：**北沙参** 120g，**麦冬** 90g，**杏仁** 90g，**百部** 80g，**桑白皮** 60g，黄芩 80g，天冬 90g，紫菀 120g，款冬花 90g，川贝母 80g，海蛤壳 80g，姜半夏 60g，前胡 100g，苏子 100g，枳壳 50g，木香 50g，大黄 40g。

上药共煎浓汁，去滓，用大鸭梨汁 1kg、白蜜 200g、阿胶 120g，再煎，徐徐收膏。每服 1～2 匙（12～15ml），加开水适量调服。每日 2 次。

后随访患者，膏方尽剂后，咳喘好转，其余诸症基本痊愈。

例3：

黄某，男，77 岁。2015 年 1 月 14 日初诊。

主诉：咳嗽、喘息、咳痰反复发作 4 年余，加重 1 周。

现病史：患者患有肺气肿 4 年余，咳嗽、喘息、咳痰反复发作。1 周前外出受风后加重，胸闷喘息，咳嗽，咳白黏痰，尚能平卧。头晕痛，小便痛，伴有尿频、尿急，口干苦，纳食与夜眠一般，大便每日 1 次、成形。水滑腻苔，脉沉、右寸弱。

辨证：肺肾阴亏，痰湿内蕴，胸阳不振，膀胱失约。

治法：补肺肾，降气化痰，宽胸，缩泉。

处方：**北沙参** 12g，**麦冬** 10g，**杏仁** 10g，**桑白皮** 10g，**炙百部** 10g，太子参 10g，熟地 30g，陈皮 6g，补骨脂 12g，苏子 10g，莱菔子 10g，秦艽 10g，白芷 10g，瓜蒌 10g，木香 6g，金樱子 10g。20 剂，水煎服。

2015 年 2 月 4 日二诊：服前方，患者胸闷、咳喘均较以前明显改善，头痛除，小便疼痛缓解，但仍有尿频、尿急，夜尿 4～5 次，仍咳白痰，但较前减少。左脉沉滑，苔微腻。治宜调补肺肾，降气化痰，宽胸，缩泉。处方：**北沙参** 12g，**百部** 10g，**白前** 10g，**杏仁** 10g，**炙桑白皮** 10g，熟地 30g，陈皮 6g，补骨脂 12g，紫菀 10g，苏子 10g，川贝母

6g，浙贝母 6g，清半夏 6g，覆盆子 12g，金樱子 12g。20 剂，水煎服。

2015 年 4 月 1 日三诊：服前方后，患者咳嗽、咳痰、气喘胸闷已除。小便次数减少，夜尿 2～3 次，白天已不尿频，宗前法出入。前方去百部、紫菀、白前、半夏，加生黄芪 30g、炒白术 10g、防风 10g、淫羊藿 12g。继服 20 剂。

2015 年 4 月 29 日四诊：患者咳喘、咳痰症状未再出现，病情平稳，嘱自购玉屏风颗粒和河车大造丸早晚分服，巩固疗效。

> **按：** 患者年高气喘，肺肾两虚，外感邪气引触痰涎上溢，窒塞胸阳，故见咳黏痰、胸憋闷，因此，治法上肺、脾、肾三脏需要兼顾。初诊方中沙参、麦冬补肺之气阴；太子参健脾助运以杜生痰之源；熟地配陈皮滋肾而不碍脾，佐以补骨脂以收补肾纳气之效；瓜蒌、木香宽胸行气化痰，苏子、莱菔子、杏仁三子降气化痰，桑白皮、百部泻肺平喘、降逆止咳；秦艽、白芷祛风而止头痛；佐以金樱子，可助熟地、补骨脂补肾纳气，又可缩泉而止尿频，切合肺肾两虚，上虚不能制约膀胱、下虚不能固摄膀胱之病机。标本已得，邪气乃服，待痰浊渐祛，转以调补脾肾而渐次收功。

（二）病毒性肺炎——麻杏石甘加味方

【组成】麻黄 10g，杏仁 10g，生石膏 30～60g（先煎），生甘草 10g，黄芩 12g，生地 20g，板蓝根 15g，忍冬藤 15g。

【功效】宣肺泄热，解毒平喘。

【主治】病毒性肺炎。症见高热不退，气促胸憋，咳痰，或胸痛，或烦躁，舌红赤、苔白或黄腻，脉洪数。

【用法】如发热超过 39℃，1 日宜服 2 剂。

【方解】麻杏石甘汤是中医临床治疗大叶性肺炎的常用方，临床疗效肯定。20 世纪 60 年代初，余老曾在病房诊治过多例病毒性肺炎患者，单纯应用麻杏石甘汤效果并不理想，余老考虑到病毒感染的特殊性，采用辨证与辨病相结合的基本原则予以施治，改用"麻杏石甘加味方"，获得了很好的疗效。其中的加味药，最主要的就是板蓝根，这是根据现代药理的实验研究予以酌定的。板蓝根是十字花科菘蓝属的植物菘蓝的干燥根，味苦性寒，归心、肝、胃经，主要功效有清热解毒、凉血利咽等，临床上常用于治疗发热头痛、肝炎、水痘、流行性感冒、咽炎等。《本草纲目》记载其主治：时气头痛、火热十三疮、热病发斑、热毒下痢、喉痹、丹毒、黄疸、痄腮等。现代药理研究表明，板蓝根有抗菌、抗内毒素、抗病毒、解热和提高免疫力等作用。其配合麻杏石甘汤可增强疗效，体现互补优势。清初徐灵胎《兰台轨范》的载述"一病必有主方，一方必有主药"，体现出临床中具体疾病的诊治方面，需要进一步加强主方、主药的研究以提高疗效。

【加减】

便结者，加生大黄6g（后下）、瓜蒌仁15g（打碎）、莱菔子12g（打碎）。

口渴甚者，加天花粉10g、麦冬12g。

痰多者，去生地，加川贝母6g、黛蛤散10g（包煎）。

咽痛者，加玄参12g、桔梗12g。

胸痛者，加枳壳10g、橘络6g、瓜蒌15g。

【验案举隅】

王某，女，21岁。2016年5月14日初诊。

主诉： 发热、咳喘10日。

现病史： 10日前患者因受凉突发高热、咳喘，于某医院诊治，诊断为病毒性肺炎。用大量抗生素输液治疗，效果不佳，患者体温一直在38.5~40℃。刻下症见高热，面色苍白，口唇发绀，咳喘急促，痰多，呼吸困难，咽喉肿痛，身微汗。二便调，纳差，舌质淡、苔薄，脉沉细。

辨证： 寒邪束表，热毒蕴肺。

治法： 宣肺泄热，清热解毒，滋阴平喘。

处方：麻黄6g（先煎，去上沫），**生石膏**45g（先煎），杏仁12g，**生甘草**6g，**黄芩**12g，**生地**24g，**板蓝根**15g，**忍冬藤**12g，黛蛤散12g（包煎），玄参12g。14剂，水煎服。

患者自述服用5剂后热退身凉，服10剂后咳喘消退，余症皆减。

按：患者感受风寒，闭塞玄府，邪热内壅，故致高热。咳喘急促、微汗为表不解、内热外迫之征，用麻杏石甘加味方宣肺泄热、解毒平喘。方中麻黄佐石膏开表清里，加黄芩、板蓝根、忍冬藤清热解毒；因热病日久，故加生地、玄参滋阴清热，顾护津液，防止热耗阴液，救肺之化源；黛蛤散佐以杏仁，清肺解毒，祛痰降气；甘草化痰解毒，利咽止咳，调和诸药。

（三）悬饮——破积导饮汤

【组成】木香5g，槟榔15g，青皮6g，陈皮6g，黑丑9g，白丑9g，枳实9g，三棱9g，莪术9g，半夏9g，川楝子9g，防己9g，干姜9g，神曲15g，茯苓15g，泽泻12g，甘草9g。

【功效】降气行气，利水逐饮。

【主治】渗出性胸膜炎，或各种原因造成的胸腔积液。症见气短，乏力，咳唾引胸胁作痛，发热或午后低热，口渴咽干，舌燥少津或苔腻，脉弦数。

【方解】胸腔积液可归属于中医"悬饮"范畴，汉·张仲景以十枣汤治之，这是我国医学史上治疗悬饮效方的最早记录。宋·陈无择《三因极一病证方论》以妙应丸（又名控涎丹，由甘遂、大戟、白芥子组成）治疗本病，妙应丸亦属十枣汤的加减方。十枣汤、控涎丹辈，药力峻猛，有毒，用之不慎，可能造成流弊。故后世对悬饮的治法似有所改变。清·沈金鳌《杂病源流犀烛》中破积导饮丸，主治"水积，多饮汤水成积，胸胁引痛，沥沥有声"，从证候分析，当属悬饮。此方汇聚众多行气、降气之品，配合利水逐水之剂，共成降气逐饮之方。枳实、槟榔、半夏降气化痰；木香、青皮、陈皮、川楝子行气导滞，气行则水行；二丑、茯苓、防己、泽泻利水道、逐饮邪；三棱、莪术破气活血消积，防治血水互结；干姜、神曲、甘草护胃和中，以防利水之剂过寒，凉遏胃气。全方降气行气、利水逐饮，效力专一，疗效肯定。

【加减】

气短乏力明显者，加太子参12g，或西洋参4g（另煎）。

咳痰黄稠者，加黄芩 10g、百部 10g、紫菀 15g。

胸腔积液较多，咳唾胸胁引痛者，加葶苈子 12g（包煎）、大枣 6 枚。

【验案举隅】

王某，男，27 岁。1995 年 3 月 24 日初诊。

主诉： 右胸侧腋下部疼痛反复发作 1 年余，伴发热 1 周。

现病史： 患者旧有结核病史。1994 年春，曾有右胸侧腋下部剧痛发作，深呼吸时疼痛加剧，伴有低声咳嗽。某市人民医院确诊为干性结核性胸膜炎，给以异烟肼配合镇痛剂，治疗数月后患者诸症悉平。又继服异烟肼 3 个月后停药。目前患者又感胸侧疼痛，右背部亦有引痛，发热、咳嗽又作。近 1 周来，发热明显，兼见恶寒，肢冷，汗出，体虚肢乏，精神委顿，食减，并略感呼吸急促。该院医师建议抽胸腔积液并住院治疗，因限于条件，患者对频抽胸腔积液又有顾虑，遂请余老诊治。检查示：右胸侧位 X 线片显示有中等量以上的胸腔积液，纵隔位置尚未见明显改变。叩诊、触诊均符合胸腔积液体征。肝上界未能叩出。呼吸 34 次/分，脉搏 112 次/分，体温 38.9℃。面色微现青暗，胸肋间隙饱满。其脉双手弦数，舌体胖嫩、苔薄黄稍腻。

辨证： 肝郁气滞，血瘀水停。

治法： 降气行气，活血利水逐饮。

处方： 木香 5g，槟榔 15g，青皮 6g，陈皮 6g，黑丑 9g，白丑 9g，枳实 9g，三棱 9g，莪术 9g，半夏 9g，川楝子 9g，防己 9g，干姜 9g，神曲 15g，茯苓 15g，泽泻 12g，甘草 9g。每日 1 剂，水煎服。先连服 10 剂，休息 1~2 天后，继服 11 剂。

1995 年 4 月 18 日二诊：服上方后，患者排尿量明显增多，或泻稀便，量亦较多，体温于服药半个月左右即降至正常，胸、背部疼痛明显减轻，咳嗽亦见好转，自觉呼吸较前爽利畅快。胃纳较差，有时仍感胸闷不适。脉象微弦，苔薄白。以上方去防己、川楝子，加谷芽 9g、麦芽 9g、山药 12g，再服 21 剂。

1995 年 5 月 10 日三诊：服上方后，患者诸症续见减轻，偶有右胸部微痛发作。前天去医院做 X 线胸片检查，胸片显示仅遗留少量胸腔积液。投下药以善后：**木香** 18g，**槟榔** 36g，**青皮** 20g，**陈皮** 20g，**三棱** 30g，**莪术** 30g，**半夏** 30g，**神曲** 30g，**茯苓** 30g，**干姜** 30g，**泽泻** 30g，**黑丑** 36g，**白丑** 36g，**甘草** 24g，枳壳 30g，麦芽 30g，巴豆 15 粒（去油）。

共研细末，水泛为丸如梧桐子大，每服 6g，每日 2 次，温开水送服。

后接患者来信云：服上述丸药 2 料后，诸症悉痊，体力亦渐恢复。经医院 X 线胸片复查，除胸膜显稍厚外，胸腔积液已全部吸收。后嘱患者续服异烟肼 1 年，其症状未见复发。

> **按：** 此案用该方只是略作加减，而未变其法。初以汤剂治疗时，未用巴豆，是因考虑患者胃气弱、食减，恐不胜药力。复诊调整处方时，加入健脾开胃之品，末以此方加减，水泛为丸治之。"丸者缓也"，症势轻缓，可改丸剂收功，方药组成大致与沈氏原方同，其中巴豆用量略减，在制法上强调"去油"，使其毒性大减。是故丸方虽有巴豆，而全方药性并不峻猛，对继续祛除胸腔积液，巩固疗效，实有裨益。

（四）咯血——加味鸡苏散

【组成】 鸡苏 15g，北沙参 15g，阿胶 15g（烊化），大蓟 15g，生地 15g，生黄芪 9g，茜草 9g，生甘草 9g，麦冬 9g，黄芩 9g，当归 6g，伏龙肝 12g（包煎）。

【功效】 养阴清肺，和络止血。

【主治】 支气管扩张、支气管炎及肺部结核或肿瘤引起的咯血。

【方解】 鸡苏散出自宋·陈自明《妇人大全良方》，治妇人吐血、心烦昏闷。方以鸡苏（按：鸡苏即《神农本草经》之水苏，又有香苏、野紫苏、龙脑薄荷等名，功用略同紫苏，然较紫苏温性更强，其性主降，具有疏风理气、止血消炎的作用）为君，在治血证古方中不多见。《名医别录》用此品治吐血、衄血等证，陈氏亦用作治吐血首选药，其余诸药益气养阴、凉血止血、养血和络，配伍较精契，故药到病除。

在中医方书中，名为"鸡苏散"的方剂有数首，而药物组成及主治均有所不同。谢观《中国医学大辞典》所载"鸡苏散"同名方有四：其一为《严氏济生方》（撰于1253年）方，治肺伤吐血、咽喉不利。方用鸡苏叶、黄芪（炒）、生地、阿胶（炒）、贝母、白茅根各一钱，桔梗（炒）、麦冬（去心）、蒲黄（炒）、甘草（炙）各五分，加生姜，清水煎服。其二、其三为《证治准绳》方，一"治妇人吐血，心烦昏闷"，一"治妇人血淋"。（此二方实非《证治准绳》方，方略，见下文考证。）其四即益元散加薄荷。这里须加以辨明的是，方名"鸡苏散"首见于公元992年北宋·王怀隐等所编《太平圣惠方》，其所载鸡苏散方主治劳伤或饱食气逆而致吐血不止。方用"鸡苏茎叶一两，黄芪一两（剉），甘草一两（生用），干姜半两（炮裂，剉），艾叶半两，阿胶一两（捣碎，炒令黄燥）。上件药，捣筛为散，每服三钱。以水一盏盏，煎至五分，去滓，入赤马通汁一合，搅令匀，不计时候，温服"（卷三十七"治卒吐血诸方"）。嗣后陈自明《妇人大全良方》（撰于1237年）载述"鸡苏散"同名方共三首。其中卷七"妇人吐血方论第六"载有"鸡苏散"同名方二首，其一即谢观误作《证治准绳》方者（"治妇人吐血，心烦昏闷"），方用"鸡苏叶一两，阿胶、刺蓟、生地黄各一两，黄芪、羚羊角屑、茜根、甘草各半两，麦门冬、黄芩、当归、伏龙肝各三分。上为粗末，每服四钱。水一盏，姜三片，竹茹半鸡子大，煎至六分，去滓温服"。其二治妇人虚损气逆，吐血不止。方用"鸡苏叶、黄芩各一两，当归、赤芍药各半两，伏龙肝、阿胶各二两。上为粗末，每服四钱。水一盏，煎至六分，去滓温服"。又《妇人大全良方》卷八之"妇人淋沥小便不通方治第一"载有另一"鸡苏散"方（"治妇人血淋"），《中国医学大辞典》亦将此方误作"《证治准绳》方"，方用"鸡苏叶、木通各二两，生干地黄、滑石各三两，刺蓟根一两。上为粗末，每服半两。水盏半，竹叶三、七片，煎至七分，去滓，食前温服"。

综上所述，关于鸡苏散的出处，部分辞典在考据方面有失误之处。同时也不难看出，《严氏济生方》所载"鸡苏散"，实为《妇人大全良方》"治妇人吐血，心烦昏闷"方的加减方，其中的桔梗、贝母等即为治"咽喉不利"而加，但删去了羚羊角屑、伏龙肝等药。《中国医学大辞典》除将"治妇人吐血，心烦昏闷"方误为《证治准绳》方外，并将此方中的"茜根"误刊为"葛根"。临床如见吐血而无表证时，葛根实不宜用，而茜根则是治吐血常用药。据《简要济众方》记载：治吐血不定，用"茜草一两，生捣，罗为散，每服二钱。水一中盏，煎至七分，放冷，食后服之"。故转录或引用方书时，药名的一字之误，有时可能造成难以想象的弊害。

【加减】

痰黄稠者，去黄芪、阿胶，加百部 10g、紫菀 12g、款冬花 12g。

咳喘，痰黏不易咳出，或伴发热气急者，去伏龙肝、生黄芪，加生石膏 30g（先煎）、知母 12g、天花粉 10g。

胸闷者，加瓜蒌 15g、木香 6g、杏仁 10g。

便干者，去伏龙肝，加苏子 12g（打碎）、瓜蒌仁 20g（打碎）、火麻仁 20g（打碎）。

【验案举隅】

例1：

胡某，女，54 岁。1957 年 9 月 17 日初诊。

主诉：咯血 3 天余。

现病史：患者 20 余年前曾患支气管炎，2 年前加重，痰嗽，胸闷，或有少量咯血。3 天前有少量吐血、咯血，今晨吐血、咯血约半小碗（近 100ml），胸痞，微咳，心烦，面色青黄无泽。苔薄白、根微黄，舌绛尖红；脉偏虚数，右寸尤虚。检查：X 线胸片发现两肺下侧肺纹理增粗、紊乱，左肺下部可见小片透明区。

西医诊断：支气管扩张。

辨证：上焦风热灼伤肺络，气阴两虚。

治法：益肺养阴，清络祛瘀。

处方：鸡苏 15g，**北沙参** 15g，**阿胶** 15g（烊化），**大蓟** 15g，**生地** 15g，**生黄芪** 9g，**茜草** 9g，**生甘草** 9g，**麦冬** 9g，**黄芩** 9g，**当归** 6g，**伏龙肝** 12g（包煎）。4 剂。

1957 年 9 月 21 日二诊：进上方后，诸症渐缓。服药第 3 日，患者又有少量咯血，咯出紫褐色血块数块，嗣后未见咯血再作。按上方去茜草，黄芩改为 6g，再加天冬 9g。又服 11 剂，咯血未作。

例 2：

徐某，女，30 岁。1972 年 1 月初诊。

主诉：咯血反复发作半年余。

现病史：患者 1971 年 8 月因右肺结核，少量咯血多次，经医院注射止血针剂，咯血未能控制。来诊前一天晚上，亦曾咯血数口，遂求服中药。除咯血外，兼见轻度咳嗽。舌质红、舌体瘦薄无苔，脉象微数、偏细。

辨证：肺阴亏耗，虚火灼络。

治法：养阴清肺，和络止血。

处方：鸡芥 9g，黄芩 9g，当归 9g，阿胶 15g（烊化），北沙参 12g，麦冬 12g，天冬 12g，赤芍 9g，冬虫夏草 6g。

服上方加减近 20 剂，患者病情得到完全控制。

次年函询，患者未再发生咯血、咳嗽。

五、 肾膀胱病证

（一）风水——风水三方

扫码看名师经验

【组成】

风水第一方：麻黄 6g（先煎），苏叶 9g（后下），防风 9g，防己 9g，陈皮 9g，炙桑白皮 9g，大腹皮 9g，猪苓 9g，木通 5g，丹皮 12g，茯苓 12g，车前子 12g（包煎）。

风水第二方：麻黄 6g（先煎），杏仁 9g，苏叶 9g（后下），防风 9g，陈皮 9g，茯苓 9g，猪苓 9g，丹皮 9g，法半夏 6g，车前子 12g（包煎）。

如患者肺胃热盛，上述二方中酌加生石膏以治之。

风水第三方：黄芪 15~20g，茯苓 9g，山药 9g，熟地 12g，山萸肉 9g，丹皮 6g，附片 5g（先煎）。

【功效】

风水第一方：祛风利水。

风水第二方：疏风利水，兼以宁嗽。

风水第三方：扶脾益肾。

【主治】

风水第一方：主治急性肾炎，遍身水肿，头痛，小便短赤等。

风水第二方：主治急性肾炎水肿，兼有咳逆上气等呼吸道感染症状。

风水第三方：适用于急性肾炎诸症悉缓，水肿消减，而尿液、血液化验仍未完全恢复正常者。

【方解】

余老认为，急性肾炎治重肺肾，因其临床表现与《金匮》风水颇多相合，仲景治风水诸方用于急性肾炎也多有效验。基于多年治疗本病的经验，余老在辨证论治的基础上总结治疗规律，拟定了三张行之有效的处方。具体使用一般分两个阶段：先用风水第一方或第二方，待其症状基本缓解，续进第三方以收全功。此第三方，实系金匮肾气丸之加减方。考明·薛己治水气、水肿多选肾气丸，疗效卓著。赵献可于《医贯》中赞此方"补而不滞，通而不泄，诚治肿之神方也"。余老自拟之第三方，于温肾益气外，尚有调中之功。此方在患者症状消失、化验正常后还要续服 1 个月，或予金匮肾气丸服 1~2 个月，以巩固疗效，且防其病转为隐匿型。

【加减】

在临证治疗中，有时可见水肿较甚、小便短赤，但无脉浮、恶风等症，从虚实辨证上看，患者往往亦无明显虚实证候，即所谓"不大虚"或"不大实"者。对此可采用明·李中梓"先以清利见功，继以补中调摄"之法，余老常用四苓散、五皮饮（去生姜皮、茯苓皮）合方加生地、丹皮、赤苓、白茅根与治。其中生地、白茅根二味用量宜大，一般生地 20～30g，白茅根 30g，取"滋肾以制水，使肺得清化之源"之意。后期可以五味异功散加山药、山萸肉、制附片，补中为主兼以温肾而收功。

【验案举隅】

例 1：

周某，男，28 岁。1959 年 9 月 4 日初诊。

主诉：颜面及下肢水肿 2 周余。

现病史：患者在 2 周前觉面浮、腿肿逐步明显，自上周起，胸腹、腰部亦有压痕，伴有微热，体乏，厌食，腰酸，尿量减少，尿色偏于褐红。血压 148/80mmHg。尿检：蛋白、隐血均为（＋＋＋），并有少量颗粒管型。在某三甲医院已确诊为急性肾炎。舌苔白腻，脉浮濡、尺弱。

辨证：风袭肺卫，水湿内停，肾失气化。

治法：祛风宣肺，利水渗湿，益肾泄浊。

处方：风水第一方加减。**麻黄** 6g（先煎），**苏叶** 10g（后下），**防风** 10g，**防己** 10g，**炙桑白皮** 10g，**大腹皮** 12g，**丹皮** 12g，**车前子** 12g（包煎），**茯苓** 15g，生地 15g，熟地 15g，泽泻 10g，通草 10g，小蓟 15g。水煎服。

1959 年 9 月 28 日二诊：以上方据证加减，治疗 20 余日后，患者肿势明显消减，体力增强。尿检：蛋白和隐血均减为（＋）。此病后期当以益肾补气、健脾和中为主，改方为风水第三方加味：**生黄芪** 24g，**熟地** 24g，**山萸肉** 10g，**山药** 15g，**丹皮** 12g，**茯苓** 15g，**制附片** 4g（先煎），陈皮 6g，小蓟 12g，桑寄生 12g。水煎服。

上方服 3 周后，肿势全消，腰酸除，尿检正常。嘱患者续服六味地黄丸 1 个月，以巩固疗效。

> **按：**患者见症以水肿为主，其具体发病情况和特点与风水、皮水相近似。特别是风水，初见于张仲景《金匮要略》，多由脾肾气虚、肺气失宣、水湿壅滞所致。清·吴谦《医宗金鉴·肿胀总括》尝谓："上肿曰风，下肿曰水。故风水之证，面与胫足同肿也。"又说："从上肿者，多外感风邪，故宜乎汗；从下肿者，多内生湿邪，

故宜乎利水。"该患者周身水肿，故宣肺利水与淡渗利湿共用。麻黄、苏叶、防风、桑白皮宣肺利水，提壶揭盖，开通水之上源；茯苓、泽泻、防己、通草、车前子、大腹皮甘淡渗湿，通利水道，生地、熟地滋肾清热，合丹皮、小蓟凉血利尿止血。二诊时表开肿消，转为风水第三方调补脾肾以收功。

例2：

祝某，男，22岁。1985年3月12日初诊。

主诉：周身水肿半个月余。

现病史：半月前患者感冒后周身水肿，颜面、肢体为甚，头部两颞处痛重，溺少、色偏黄赤，胫肿按而不起，胸、腹、腰部亦有压痕。兼有口干唇燥，咳逆上气，腰腿酸痛，舌净无苔，脉浮而弦。检查：二氧化碳结合力14.56mmol/L，非蛋白氮29.8mmol/L（41.8mg/dl），尿蛋白（+++），尿颗粒管型2~6/Hp，红细胞11~15/Hp，白细胞1~2/Hp。体重64.5kg，血压180/100mmHg。

辨证：水邪浸肺，气化不利，溢于肢体。

治法：发表祛风，宣肺利水，佐以宁嗽。

处方：风水第二方加减。**麻黄**6g（先煎），**杏仁**9g，**苏叶**9g（后下），**防风**9g，**陈皮**9g，**茯苓**9g，**猪苓**9g，**丹皮**9g，**法半夏**6g，**车前子**12g（包煎），生石膏30g（先煎）。水煎服。

1985年4月10日二诊：经上方加减治疗4周，患者尿量显著增多，水肿全消，体重减为54kg，头痛除，血压恢复正常。余症均缓，脉象转濡。化验检查，血中非蛋白氮略高，尿蛋白（+），遂改为风水第三方：**炙黄芪**15g，**熟地**12g，**山药**9g，**山萸肉**9g，**茯苓**9g，**丹皮**6g，**附片**5g（先煎）。水煎服。

1985年4月24日三诊：上方服2周，化验指标恢复正常。嘱患者再服金匮肾气丸1个月。

后经随访病已痊愈，且未再复发。

> **按：** 该患者为典型风水证候，除周身水肿外，伴有明显肺失宣降症状，故以风水第二方发表宣肺，佐以淡渗利水。待风祛水退后，再予调补脾肾之风水第三方以固本。此案治疗体现了中医据标本缓急辨证施治的基本原则。

例3：

刘某，男，7岁。2014年7月6日初诊。

主诉： 患急性肾小球肾炎3周。

现病史： 患者2014年6月14日因周身水肿、血尿、蛋白尿，入北京某三甲医院治疗，诊断为急性肾小球肾炎。经治疗后（治疗方案不详），2014年6月23日：尿蛋白2.27g/24h。2014年6月27日：尿隐血（＋＋＋＋），红细胞1124/μl；尿蛋白0.94g/24h。目前每日中午仍有低热（37.3±1.0）℃，早晚则降至正常，恶风，汗出较多，纳少不欲食，大便尚可，小便色深，隐现红色。眼睑水肿，胫前不肿。苔薄白微腻，脉濡滑。

辨证： 脾肾亏虚，风遏水阻，湿热内蕴。

治法： 补肾脾，通络，清肾，促消化。

处方： **山萸肉**5g，**山药**10g，**丹皮**8g，**茯苓**8g，**生黄芪**15g，生地15g，防风5g，防己5g，炒白术5g，鸡内金6g，白茅根15g，桑椹6g，黄柏5g。18剂，每日1剂，水煎服。

2014年7月23日二诊：尿检示，尿隐血（＋＋＋），红细胞200/μl；24小时尿蛋白总量正常。服前方后，诸症明显好转，肉眼血尿消除，现偶有头晕、胃痛，食欲稍有改进。舌滑、满布白腻苔。脉微数，右微弦。治宜宣肺祛风，益肾脾，清肾和中，利水化湿。处方：风水二方加减。**麻黄**3g（**先煎**），**杏仁**4g，**防风**5g，**丹皮**5g，**茯苓**6g，防己5g，生地12g，白茅根8g，小蓟10g，鸡内金10g，苏梗5g，木香3g，苍术6g，薏苡仁8g。18剂，每日1剂，水煎服。

2014年8月20日三诊：2014年8月14日尿检示尿隐血（＋＋＋），红细胞165/μl，余皆正常。目前晨起眼睑微有水肿，食欲不佳，易出汗，小便颜色深，舌苔白腻，脉浮微数。治宗前法，重在清肾。处方：**麻黄** 3g（**先煎**），杏仁 4g，**茯苓** 6g，**丹皮** 5g，白茅根 18g，赤小豆 6g，小蓟 10g，石韦 8g，黄芪 15g，防风 6g，防己 6g，鸡内金 10g。18 剂。

2014 年 9 月 24 日四诊：2014 年 9 月 22 日尿检示尿隐血（＋＋），红细胞 80/μl，余皆正常。眼睑水肿好转，小便颜色正常，大便 3～5 日一行，舌苔薄微腻，脉细浮濡。治宜疏风宣肺，健脾润腑。处方：**麻黄** 3g（**先煎**），**防风** 5g，**防己** 5g，**茯苓** 6g，**丹皮** 5g，泽泻 8g，山药 10g，炒白术 5g，杏仁 5g，白茅根 15g，枳实 3g，火麻仁 10g（打碎）。18 剂。

2014 年 10 月 24 日五诊：尿隐血（＋），红细胞 50/μl。现无明显不适，进食较前明显改善，眼睑水肿消，腑行通畅。脉细濡，苔薄腻。治宜宣肺，清肾，益肾为主。处方以风水第二方合第三方加减：**麻黄** 3g（**先煎**），**杏仁** 5g，**丹皮** 8g，**生地** 15g，**山萸肉** 5g，**山药** 10g，白茅根 15g，盐知母 6g，盐黄柏 6g，小蓟 12g，草薢 6g，赤小豆 15g，石韦 8g，生甘草 3g。18 剂，水煎服。

此方患者坚持服用两个月余，尿常规转为正常，体力增强，未再出现眼睑水肿，疾病痊愈。

> **按**：此例患者初诊时呈现本虚标实之证，脾肾内虚，水道不行，外受风邪，风水相搏，故发水肿。因内虚为主要矛盾，故初诊时先予防己黄芪汤合六味地黄汤固表健脾、滋肾利水，若不顾本虚，只发表祛风逐邪，必将损其正而引邪深入。所以，余老予初诊方调治，待该患者根本得固后，二诊以后才开始佐以宣肺祛风利水法，体现了据证之缓急、分标本先后而治的辨治思路。

（二）慢性肾病——益肾化浊汤

【组成】 生黄芪 30g，生地 15g，熟地 15g，山萸肉 10g，炒山药 20g，丹皮 12g，茯苓 20g，车前子 12g（包煎），白茅根 30g，土茯苓 15g。

扫码看名师经验

【功效】 益肾健脾，利水泄浊。

【主治】 慢性肾炎、慢性肾功能不全、肾病综合征等多种慢性肾病。症见精神萎靡，面色晦暗，乏力腰酸，肢体酸胀或水肿，小便量少或夜尿频多、清长，体虚容易外感，舌质淡、苔白腻，脉沉迟、微弱，或沉涩无力。

【方解】慢性肾病临床主要症状为蛋白尿、血尿、腰酸、四肢水肿等，余老认为此病多因"脾阳虚惫，肾火不温，肾阴不足，肺气不充，水道不畅"等，故立"补益脾肾、利水泄浊"为治疗大法。本方是余老在古方金匮肾气丸、异功散、防己黄芪汤等基础上予以斟酌拟定的。方中黄芪、山药、茯苓甘温益气，升阳健脾，固摄精微；生地、熟地、山萸肉滋肾养肝，以复本归元；丹皮、白茅根凉血散血，清热止血；且白茅根又可合车前子、土茯苓利水泄浊以治其标。

需予以指出的是，肾气丸中泽泻是治疗水肿的常用药，但余老临证却不常用此药。他认为，泽泻行水、利水效果固然很好，但其偏于寒凉，利水作用较峻。李梴《医学入门》曰："凡淋渴、水肿、肾虚所致者亦不可用。"所以他往往通过加大茯苓剂量代替泽泻，茯苓味甘、淡，性平而不伤正气，或加入车前子、车前草，同样达到理想效果。

【加减】

肾虚精亏，精微下漏，尿中蛋白久不消除者，可选加入桑椹、沙苑子、桑螵蛸、续断、桑寄生、金樱子、覆盆子等品以固肾、缩泉、敛精。

脾虚气陷，清浊不分，精微下泄，尿中蛋白久不消除者，可加入芡实、莲肉，健脾升清。又宜合入实脾饮加减，兼入益气温阳之品，于补脾中兼以补肾，此正为赵献可对脾虚水肿的治法。赵献可在《医贯》中谓："亦须以八味丸兼补命门火。盖脾土非命门火不能生，虚则补母之义。"

慢性肾炎经治后，有些患者残留顽固性、局部性水肿，对此治疗当重视分部选药。若头面肿，选防风、羌活等祛风药配合渗利之品，如乏效则改用炙桑白皮配党参；腹部肿，选茯苓皮、大腹皮、陈皮；腰部肿，选五苓散加杜仲、续断，阳虚者加肉桂、附子；足胫肿，可用茯苓、猪苓大其剂，并配防己、川牛膝、薏苡仁。但有些慢性肾炎患者，水肿较重，尤以腹肿较甚，而用一般淡渗利水之品乏效时，如患者正虚不著，可考虑加用黑丑6～9g、甘遂4g以泻利水邪。陈士铎曾警示曰："必须以手按足面如泥者，始可用此二味正治……随按而皮随起者……当作气虚、肾虚治之。"此真经验之谈。对慢性肾炎水肿，如丑、遂等逐水峻剂，理应慎用，不可轻投。否则虽可取效于一时，而易致弊害，遗患无穷。

对慢性肾炎水肿，亦可配合食疗，如以稻米加赤小豆，或黄芪，或薏苡仁煮粥常服。于小便不利者，可煮食冬瓜汤，或以白茅根30g煎汤饮服。此类单方，既有一定效验，又是平和营养之品，久服而无害。

尿中隐血，或肉眼血尿者，参入凉血止血法，加小蓟20g、石韦10g、盐知母10g、盐黄柏10g、蒲黄12g（包煎）、仙鹤草30g。

【验案举隅】

例1：

王某，男，46岁。2010年1月6日初诊。

主诉：慢性肾炎10余年。

现病史：患者患慢性肾炎10余年，未坚持连续正规治疗，近日疲乏较甚，胃中不适，时胀时痛，气逆上冲，大便欠通畅。舌苔白腻，脉沉濡。生化：血尿素氮10.42mmol/L，血肌酐403μmol/L；尿蛋白（+++），隐血（+）。

辨证：脾肾不足，浊毒犯胃。

治法：滋肾健脾，益气通络，降浊调腑。

处方：生黄芪30g，**生地**15g，**熟地**15g，**山萸肉**10g，**山药**20g，**茯苓**20g，**丹皮**15g，**白茅根**30g，**土茯苓**10g，桑椹15g，丹参15g，红花8g，厚朴5g，枳实5g，火麻仁20g（打碎）。24剂，水煎服。

2010年2月3日二诊：尽剂后，患者疲劳明显改善，胃脘不适已除，大便通畅，苔薄腻、少津，脉沉，右脉微弦。肌酐144μmol/L，尿素氮正常，尿检示隐血（-）、蛋白（+）。上方去火麻仁、枳实，加芡实30g、苍术10g，继服24剂。

以上方加减服用1年余，患者精神健旺，体力恢复，复查化验，各项肾功能指标恢复正常，多年肾病已愈。

例2：

董某，女，46 岁。1973 年初诊。

主诉： 双下肢水肿伴腰痛 8 个月余。

现病史： 患者 1972 年秋季胫踝部水肿，按之深陷不起，腰痛、冷，疲乏，夜尿 4～5 次，兼有高血压（174/106mmHg）。尿检：蛋白（＋＋＋），隐血（±），颗粒管型（＋＋）。中度贫血，血红蛋白 90g/L。已于今春绝经。舌苔薄、微腻，舌边齿痕，脉沉濡、尺弱。

辨证： 脾肾两虚，肝血不足，水湿泛滥。

治法： 益肾健脾，消肿扶阳，养血通络，平肝降压。

处方：炙黄芪 50g，**熟地** 30g，**山萸肉** 10g，**山药** 20g，**茯苓** 20g，**车前子** 12g（包煎），陈皮 6g，芡实 12g，桑椹 12g，车前草 12g，制附片 8g（先煎），当归 12g，丹参 15g，生石决明 12g（先煎），夏枯草 10g，杜仲 12g。

二诊：上方连服 1 个半月，肿势消减殆尽，腰痛除，血压恢复正常，体力转佳。尿检示：蛋白（±），颗粒管型（－）。血常规：红细胞 4.4×10^{12}/L，血红蛋白 117g/L。改用补肾扶阳、健脾通络法以巩固疗效，并改用蜜丸制剂施治。疏方如下：**生地** 40g，**熟地** 40g，**山萸肉** 36g，**山药** 45g，**丹皮** 40g，**车前子** 30g（包煎），**茯苓** 60g，芡实 45g，车前草 30g，制附片 24g，补骨脂 40g，肉桂 18g，怀牛膝 45g，丹参 50g，益母草 40g。上药共研细末，炼蜜为丸，丸重 10g，每服 1 丸，1 日 2 次，温开水送服。

患者先后服上述蜜丸 2 料，已一切恢复正常。

例3：

司某，男，59 岁。2011 年 2 月 16 日初诊。

主诉：慢性肾功能不全 6 年余。

现病史：患者患有慢性肾炎 6 年余，未连续治疗。目前腰部酸楚，午餐及晚餐前后身体觉酸胀。于北京某三甲医院检查示：尿酸 459μmol/L，血糖 8.67mmol/L，尿素 15.09mmol/L，肌酐 277.3μmol/L。诊断为：慢性肾功能不全。素有右肾囊肿，慢性咳嗽，咳痰色白。X 线胸片示：双肺改变符合支气管炎表现。舌边齿痕、苔微腻，脉沉小、尺弱。

辨证：肺脾肾气阴两虚，痰湿内蕴。

治法：益肾健脾，化痰，清肺。

处方：**生黄芪** 30g，**生地** 15g，**熟地** 15g，**山萸肉** 10g，**丹皮** 12g，**山药** 20g，陈皮 6g，芡实 12g，枸杞子 12g，桑寄生 15g，黄芩 10g，北沙参 12g，炙甘草 6g。18 剂，水煎服。

2011 年 3 月 9 日二诊：尽剂后患者乏力、腰酸楚略有减轻，久行后明显。或有胫部微肿，大便偏稀，胃部不适，食后疼痛、恶心，时有虚汗出。舌边浅齿痕，白腻苔。脉势沉、微伏，尺弱。治宜益肾脾，消痕，健脾和中。处方：**生黄芪** 24g，**生地** 15g，**熟地** 15g，**山萸肉** 10g，**山药** 20g，**茯苓** 20g，**车前子** 10g（包煎），丹皮 12g，续断 15g，车前草 10g，玄参 15g，皂角刺 8g，鸡血藤 15g，苏梗 10g，陈皮 6g，清半夏 6g。24 剂，水煎服。

2011 年 4 月 13 日三诊：患者诉尽剂后精神明显好转，胃痛及恶心基本好转。服 3 剂后化验：肌酐 199μmol/L，尿素氮 12.29mmol/L，尿酸正常。全部服完后肌酐 172.9μmol/L，尿素氮 10.4mmol/L。易在劳累后腰痛，脉濡缓，舌边齿痕、苔薄腻。治宜益肾通络，兼以和中健脾。处方：**生黄芪** 24g，**生地** 15g，**熟地** 15g，**山萸肉** 10g，**丹皮** 12g，**山药** 20g，**茯苓** 24g，桑寄生 15g，丹参 15g，皂角刺 8g，鸡血藤 15g，苏梗 10g，木香 6g，清半夏 6g，莲子肉 12g。24 剂，水煎服。

2011 年 5 月 18 日四诊：患者 5 月 11 日检查，肌酐 137μmol/L，偶有腹泻，腰酸楚。脉沉尺弱，苔腻。治宗前法。处方：**生黄芪** 30g，**生地** 15g，**熟地** 15g，**山萸肉** 10g，**丹皮** 12g，**山药** 20g，**茯苓** 20g，丹参 15g，桃仁 10g，杏仁 10g，皂角刺 8g，路路通 10g，续断 15g，厚朴 5g，炒枣仁 20g（打碎）。24 剂，水煎服。

2011 年 6 月 22 日五诊：患者 6 月 18 日肌酐 160μmol/L，尿素氮 12.08mmol/L。患者目前腹泻较严重。血脂检查已正常。苔微腻，脉沉缓。治宜益肾健脾，渗湿止泻，兼治肾囊肿。处以金匮肾气丸加减：熟地 30g，山萸肉 10g，山药 20g，茯苓 15g，丹皮 10g，芡实 15g，桑椹 15g，续断 15g，肉桂 5g，制附片 6g（先煎），苍术 10g，白术 10g，炒薏仁 20g，皂角刺 10g，路路通 10g。24 剂，水煎服。

2011 年 11 月 16 日六诊：上方尽剂后，患者转服 4 月 13 日方至今。（7 月肌酐 186μmol/L，8 月肌酐 176μmol/L）。11 月 6 日化验：肌酐 102μmol/L，尿素氮 6.2mmol/L。其余指标均正常。腰酸楚减轻，大便转正常。脉沉缓，舌白腻。治宜益肾通络，健脾益气，化湿。处方：**生黄芪** 30g，**生地** 15g，**熟地** 15g，**山萸肉** 10g，**丹皮** 12g，**山药** 20g，**茯苓** 15g，枸杞子 12g，补骨脂 10g，桑寄生 15g，桃仁 10g，杏仁 10g，丹参 15g，苍术 10g，白术 10g，炒薏苡仁 20g。24 剂，水煎服。

1 年后随访，患者间断服用中药，病情稳定，未有反复。

例 4：

苏某，女，9 岁。2012 年 2 月 1 日初诊。

主诉：肾病综合征复发 1 个月。

现病史：患者自 3 岁开始患有肾病综合征，曾用激素治疗后好转，现又复发。目前，下肢水肿不明显，尿蛋白（＋＋＋），隐血（±～＋），尿比重 1.004。容易外感，如咳嗽、扁桃体发炎等，食眠可，体重 50kg，较胖。舌苔微腻。脉沉，右微弦。

辨证：脾肾两虚，肺卫不固，痰热阻肺。

治法：益脾肾，固卫，清肺止咳，降气。

处方：生地 24g，**山药** 20g，**山萸肉** 10g，**茯苓** 15g，**丹皮** 12g，**生黄芪** 24g，防风 8g，炒白术 10g，黄芩 8g，前胡 10g，苏子 10g，杏仁 8g，玄参 12g。18 剂，水煎服。

2012 年 2 月 22 日二诊：尽剂后，患者尿比重化验已转为正常。其余诸症基本好转，宗前法健脾肾、固涩敛精。处方：**生地** 40g，**熟地** 40g，**山萸肉** 30g，**山药** 45g，**茯苓** 45g，**车前子** 45g（包煎），**生黄芪**

60g，丹皮 45g，芡实 45g，桑椹 40g。上药为细末，炼蜜为丸，每丸 8g，每服 1 丸，每日 2 次。

2012 年 7 月 11 日三诊：患者近日尿检，蛋白（−），隐血（±），身无不适，无水肿，苔薄白腻，脉缓。治宜补脾肾，益气，通络清肾。处方：**生地** 100g，**山萸肉** 30g，**茯苓** 45g，**丹皮** 45g，**生黄芪** 80g，**山药** 45g，**白茅根** 80g，芡实 45g，丹参 60g，盐知母 36g，盐黄柏 36g，瞿麦 40g。上药为细末，水泛为丸，如梧桐子大，每服 5g，每日 2 次。

2012 年 12 月 5 日四诊：自 2 月至 8 月服用中药期间，患者未曾感冒，食欲亢进亦减轻。8 月份中药服完后停服，至 11 月 14 日患者中药停用已近 4 个月，泼尼松减为 1 片半，但 11 月 14 日在医院尿检发现：隐血（±），尿蛋白（＋＋＋）。医生认为病情反复是因激素撤减较快造成，遂将激素换为甲泼尼龙片，每日 4 片。11 月 24 日尿检正常。目前已感冒，正服用感冒止咳中成药。舌苔薄白微腻，脉濡滑。上方去芡实、瞿麦，加生黄芪 100g、防风 40g、黄芩 40g。制成水丸，服法同前。

2013 年 2 月 20 日五诊：患者尿检基本正常，时有面浮胫肿，脉沉，苔薄微腻，治宜益肾消肿。处方：**生黄芪** 30g，**山萸肉** 10g，**茯苓** 15g，**山药** 20g，**车前子** 10g（包煎），**丹皮** 12g，**熟地** 24g，**白茅根** 24g，防风 10g，车前草 10g，陈皮 6g，丹参 15g。24 剂，水煎服。

2013 年 3 月 27 日六诊：患者 2 月 22 日尿常规示尿比重 1.004，余皆正常。自诉服用 2 月 20 日药后，体重减轻。脉沉滑，苔中度腻。治宜补脾肾，利水，通络。处方：**生地** 15g，**熟地** 15g，**山萸肉** 10g，**丹皮** 12g，**山药** 20g，**茯苓** 20g，**车前子** 12g（包煎），**白茅根** 30g，车前草 12g，赤小豆 20g，防风 10g，防己 10g，丹参 15g，鸡血藤 15g，桃仁 10g。18 剂，水煎服。

2013 年 4 月 24 日七诊：患者近日检查尿比重 1.004，余皆正常。体重超标（65kg），库欣综合征较明显。右脉稍滑，苔腻减。宗前法，上方去桃仁、鸡血藤、赤小豆，加生黄芪 24g、桑椹 12g、土茯苓 8g、芡实 12g、瞿麦 12g。24 剂，水煎服。

2013 年 7 月 10 日八诊：患者坚持服用上方两个月，在当地三甲医院检查，尿常规正常。甲泼尼龙片已减至 1 片。身体无不适。脉沉濡，右微滑，苔薄白微腻。治宜调补脾肾，通络。处方：**生黄芪**30g，**生地**15g，**熟地**15g，**山萸肉**10g，**山药**20g，**茯苓**20g，**丹皮**12g，**白茅根**24g，**土茯苓**10g，泽泻10g，芡实10g，当归10g，丹参15g。10剂，水煎服。汤药服完后改服丸药，处方：**生地**36g，**熟地**36g，**山萸肉**30g，**山药**50g，**茯苓**50g，**丹皮**40g，**白茅根**80g，**生黄芪**80g，**土茯苓**30g，泽泻36g，芡实45g，当归40g，丹参80g。上药为细末，水泛为丸，如梧桐子大，每服6g，每日2次。

2013年12月18日九诊：患者一般情况良好，面部及身体发胖。舌尖红、苔薄，脉沉尺弱。治宗前法。处方：**生地**40g，**熟地**40g，**山萸肉**40g，**山药**50g，**茯苓**50g，**丹皮**45g，**白茅根**80g，**生黄芪**80g，**土茯苓**30g，**车前子**40g（**包煎**），泽泻40g，芡实40g，桑椹40g，防己40g。上药为细末，水泛为丸，如梧桐子大，每服6g，每日2次。

2014年3月26日十诊：患者停用激素已1个月，2月26日尿检正常，目前无任何不良反应及症状。舌苔中后部稍腻，脉沉尺弱。治宗前法。处方：**生地**40g，**熟地**40g，**山萸肉**40g，**山药**60g，**茯苓**50g，**丹皮**40g，**白茅根**80g，**土茯苓**30g，芡实50g，小蓟50g，丹参60g，补骨脂50g。上药为细末，水泛为丸，如梧桐子大，每服6g，每日2次。

2014年8月20日十一诊：患者激素已停用近半年，无任何不良反应及症状。宗前补脾肾、通络法。处方：**生黄芪**80g，**生地**40g，**熟地**40g，**山萸肉**40g，**山药**60g，**茯苓**45g，**丹皮**40g，**白茅根**100g，**土茯苓**30g，芡实40g，小蓟60g，丹参80g，鸡血藤60g。上药为细末，水泛为丸，如梧桐子大，每服6g，每日2次。

1年后，随访患者，尿检正常，疾病已基本痊愈。

例5：

秦某，女，22岁。2014年7月2日初诊。

主诉：下肢及目胞水肿3个月。

现病史：患者因下肢及目胞水肿，于河北省某医院检查并确诊为膜性肾病Ⅰ期。现下肢水肿，胫前压痕，尿少。血化验检查：总蛋白和白蛋白偏低，24小时尿蛋白5975mg。疲乏，腰酸。脉滑濡、尺弱，水滑薄腻苔。

辨证： 脾肾两虚，湿浊内蕴。

治法： 补脾肾，利水，降浊，敛精。

处方： 生黄芪 30g，生地 10g，熟地 10g，山萸肉 10g，炒山药 20g，丹皮 10g，茯苓 20g，车前子 12g（包煎），白茅根 24g，土茯苓 8g，泽泻 10g，车前草 12g，防风 10g，芡实 15g。20 剂，水煎服。

2014 年 7 月 23 日二诊：2014 年 7 月 18 日尿检示尿蛋白浓度 2943mg/L，尿蛋白/肌酐 3755，24 小时尿蛋白 5297mg，均较前降低。尽剂后，患者后脚踝、目肿均除。现脱发较严重，口微苦，二便正常。脉濡、左尺弱，苔薄、微腻。治宜益肾健脾，利水通络，兼治脱发。处方：生地 15g，熟地 15g，山萸肉 10g，炒山药 20g，丹皮 12g，茯苓 15g，车前子 12g（包煎），生黄芪 30g，土茯苓 10g，白茅根 24g，车前草 12g，鸡血藤 15g，丹参 15g，芡实 15g，当归 10g，侧柏叶 10g。20 剂，水煎服。

2014 年 8 月 20 日三诊：2014 年 8 月 18 日尿检示尿蛋白浓度 1450mg/L，尿蛋白/肌酐 3096，24 小时尿蛋白 2146mg，均较前降低。患者大便偏干，1～2 天一行，月经正常。其间感冒后，水肿未再反复。仍脱发。宗前法。上方去鸡血藤、芡实、丹皮，加桑螵蛸 12g、白茅根 30g、泽泻 10g。20 剂，水煎服。

2014 年 9 月 17 日四诊：患者精神、体力明显增强。尿检 24 小时尿蛋白 1062mg，便秘、脱发有好转。脉濡偏滑，苔薄腻。治宜益气，补肾脾，通络，调腑。处方：生黄芪 30g，生地 15g，熟地 15g，山萸肉 10g，丹皮 12g，茯苓 12g，白茅根 30g，土茯苓 8g，芡实 15g，丹参 15g，桑螵蛸 12g，当归 12g，火麻仁 20g（打碎），泽泻 12g，侧柏叶 12g。20 剂，水煎服。

2014 年 10 月 22 日五诊：2014 年 10 月 20 日尿检示尿蛋白浓度 986mg/L，尿蛋白/肌酐 2290，24 小时尿蛋白 1824mg。患者便秘、脱发好转，食欲一般，时有腰部酸楚。脉沉弦、微数、尺弱，苔薄腻。治宜补肾健脾，通络，调腑。处方：生地 15g，熟地 15g，山萸肉 10g，茯苓 20g，炒山药 20g，生黄芪 24g，土茯苓 10g，白茅根 30g，当归 10g，炒白术 12g，桑椹 12g，泽泻 10g，枳实 5g，熟大黄 3g（后下）。20 剂，水煎服。

2014 年 11 月 19 日六诊：2014 年 11 月 17 日尿检示尿蛋白浓度 870mg/L，24 小时尿蛋白 1760mg。患者便秘改善，腰部容易疲乏，近日睡眠较差。苔腻减，脉微数。宗前法出入。处方：**生地** 15g，**熟地** 15g，**山萸肉** 10g，**茯苓** 15g，**炒山药** 20g，**丹皮** 12g，**白茅根** 30g，川断 15g，芡实 12g，桑椹 12g，枳实 5g，火麻仁 20g（打碎），熟大黄 3g（后下）。20 剂，水煎服。

2014 年 12 月 10 日七诊：2014 年 12 月 5 日尿检示尿蛋白浓度 430mg/L，尿蛋白/肌酐 800，24 小时尿蛋白 903mg。患者脱发、睡眠明显改善。此次行经 7 日尽，量少。脸上起红点状痒疹。腰无所苦，腑行正常。治宗前法。上方去川断、枳实、桑椹，加土茯苓 10g、厚朴 5g、当归 12g。20 剂，水煎服。

2015 年 1 月 7 日八诊：2014 年 12 月 19 日尿检示尿蛋白浓度 275mg/L，24 小时尿蛋白 424mg。患者进食后易吐，牙龈出血，感冒后脚踝肿、眼睑肿已愈。小便黄、有泡沫。脉微弦，左尺弱。治宜益肾健脾，和中，育阴。处方：**生黄芪** 30g，**生地** 30g，**山萸肉** 10g，**丹皮** 15g，**茯苓** 20g，**炒山药** 20g，芡实 15g，桑椹 12g，苏梗 10g，陈皮 6g，制半夏 5g，玄参 15g。20 剂，水煎服。

九至十一诊略。

2015 年 5 月 13 日十二诊：5 月 6 日查 24 小时尿蛋白 223mg，肌酐 186μmol/L。患者口干，尿色偏黄，月经量少，舌红、苔薄腻，脉沉微滑、左尺弱。治宜益脾肾，补气血，固涩敛精，育阴通络。处方：**生黄芪** 30g，**熟地** 30g，**山萸肉** 10g，**炒山药** 20g，**丹皮** 18g，**茯苓** 15g，**白茅根** 30g，陈皮 6g，芡实 15g，石斛 20g，玄参 15g，当归 10g，丹参 15g。20 剂，水煎服。

患者坚持以上方加减治疗，至 2016 年 8 月 24 日复诊，化验血肌酐 124μmol/L，24 小时尿蛋白定量正常。嘱以早服参苓白术丸和补中益气丸，晚服六味地黄丸巩固治疗。

按：患者就诊时疲乏、腰酸伴有水肿，实验室检查发现尿蛋白较高，血肌酐增高，中医辨证为脾肾两虚、精微失固、湿浊内停，主方施以益肾化浊汤，以此方为基础加减治疗。因患者伴有脱发，故又佐以明·龚廷贤《古今医鉴》中二仙丸（当归、侧柏叶），其中当归养血活血，侧柏叶凉血、止血，兼能疏风。整体治疗，坚持补脾肾、益气阴、化湿浊，因而症状续有改善。通治方有守有变，收效良好。

（三）热淋——生地连栀汤

【组成】生地30g，黄连9g，山栀9g，赤芍9g，丹皮9g，瞿麦12g，滑石9g，木通9g，地骨皮9g。

【功效】清肾泻火，利尿通淋。

【主治】急性尿路感染、膀胱炎，或慢性肾盂肾炎急性发作。症见尿频、尿急、尿痛、淋沥不畅，或尿中带血，大便干燥，口干口苦，舌质红或瘀暗、苔黄腻，脉弦数或细数。

【方解】此方系在《小儿药证直诀》导赤散、《太平惠民和剂局方》八正散和《温病条辨》导赤承气汤三方基础上予以加减变通而成。方中黄连配栀子上清心火、下通火腑，以复小肠作为受盛之官，泌别清浊之职；瞿麦、木通、滑石通畅水道，清热止淋；生地、赤芍、地骨皮、丹皮清血分郁热，凉血活血止血，且生地甘凉多汁，辅佐诸苦寒清热、利水通淋之品，清利而不伤阴。

【加减】

尿痛、尿血较重者，可于原方另加琥珀2g（研末，分冲）、川牛膝15g。

溺时灼热感明显者，加侧柏叶12g、螺厣草（又有镜面草、地连钱等名）24g。

溺时涩痛甚者，原方去丹皮、地骨皮，加小蓟15g、生蒲黄9g（包煎）。

口干、腰酸者，原方去滑石，加麦冬15g、续断9g。

病情缠绵、反复发作者，原方去瞿麦、地骨皮，加生黄芪30g、阿胶12g（烊化）、土牛膝18g。

【验案举隅】

患者，女，46岁。2014年2月19日初诊。

主诉：小便淋沥涩痛2天余。

现病史：患者2天前因生气并食辛辣，小便时感尿道口有少许灼热刺痛，且小便频数、淋沥不畅、量少色黄，少腹胀痛，腰酸痛，午后体温37.5℃，且乏力，口苦、口干、口臭，大便干燥、2日一行。舌红、苔黄厚腻，脉滑数。既往有饮酒史。体检双侧肾区有轻度叩击痛、左侧较明显，双肾区有压痛无反跳痛。查尿常规：红细胞（＋＋＋），蛋白（＋）。双肾、输尿管及膀胱B超和肾功能检查均未见明显异常。

西医诊断：急性膀胱炎。

辨证：心肾火旺，膀胱湿热。

治法：清肾泻火，利尿通淋，润腑。

处方：生地30g，**黄连**9g，**山栀**9g，**赤芍**9g，**丹皮**9g，**瞿麦**12g，**滑石**9g，**木通**9g，**地骨皮**9g，琥珀3g（研末，分冲），侧柏叶12g，小蓟15g，麦冬15g，火麻仁15g（打碎）。7剂，每日1剂，水煎早晚分服。并嘱其忌食辛辣油腻，禁酒。

患者服5剂后小便灼热感明显减轻，余症亦缓，大便通畅，小便量明显改善。继服7剂后，余症皆消。

> **按：**《妇人大全良方·卷八》曾记载一位陈姓患者，年轻时"忽小便后出鲜血数点，不胜惊骇，却全不疼，如是一月，若不饮酒则血少，终不能止。偶有乡兵告以市医张康者常疗此疾，遂呼之来。供一器清汁，云是草药，添少蜜，解以水，两服而愈。既厚酬之，遂询其药名，乃镜面草，一名螺屬草，其色青翠，所在石阶缝中有之"。
>
> 此药出自唐·陈藏器《本草拾遗》，味辛性凉，颇多用以治血证。这个草药方，余老在河南干校时，曾用治一例，患者系中年男

性，溺血量不太多，久久不愈（曾在周口镇医院检查，未得到明确诊断），其脉细数。嘱其家属采螺厣草鲜品，一次煎120g（干品用15~20g即可），5天后溺血即控制。

但临床治疗尿血，也应防止一种偏向，即过服寒凉止血药而造成弊害。如《名医类案·卷八》曾载述："一妇人尿血，久用寒凉止血药，面色萎黄，肢体倦怠，饮食不甘，晡热作渴三年矣。此前药复伤脾胃，元气下陷而不能摄血也。盖病久郁结伤脾，用补中益气以补元气；用归脾汤解脾郁，使血归经；更用加味逍遥以调养肝血。不月，诸证渐愈，三月而瘳。"这个案例以补中解郁、调养为大法，临床上较少运用，但司命者不可不知。久病血亏气虚者，当考虑灵活用此治法，这是中医学因人、因证斟酌辨治的特色，医者在治疗过程中应引以为鉴。

（四）劳淋——益气养阴止淋方

【组成】 生黄芪30g，生地15g，熟地15g，盐知母10g，盐黄柏10g，茯苓15g，石韦12g，萆薢12g，小蓟24g，赤小豆24g。

【功效】 益气养阴，通利湿热。

【主治】 慢性尿路感染，或前列腺疾患。症见小便淋漓不禁，或尿血涩痛，尿路感染反复发作，久久不愈，或伴腰腹引痛，舌红苔白，脉弦细或细涩无力。

【方解】 余老认为，淋证日久，耗气伤阴，易转虚淋，所以临床当以扶助正气为主，佐以渗利，最忌单用大苦大寒、攻破克削之猛剂。所以拟定益气养阴、通利湿热之法。方中黄芪、生地、熟地益气养阴，扶正气以复肾与膀胱气化之职；知母、黄柏泻相火而坚真阴，清化湿热；茯苓、石韦、萆薢、小蓟、赤小豆利湿通淋，行水道。全方正邪兼顾，攻补兼施。

【加减】

久用利尿清热之品，兼有阴伤口干、咽干者，加玄参15g、麦冬10g。

兼有小腹胀痛者，加乌药10g、小茴香6g、荔枝核15g。

【验案举隅】

例1：

陈某，女，77岁。2014年2月12日初诊。

主诉： 尿路感染反复发作3年余。

现病史： 患者尿路感染，且阴道炎、尿道炎反复发作，上火或受凉后易发。眠差，服用地西泮（安定）30余年，纳可。起夜3~4次，少腹怕凉，脘腹坠胀，眼干、口干，尿热、尿痛，阴部及皮肤时有湿疹瘙痒。2000年曾行乳腺癌手术。服用降压药血压可维持稳定。曾植入心脏起搏器。对粉尘、棉质物过敏。舌苔中度白腻，脉沉弦。

辨证： 气阴两虚，湿热下注。

治法： 益气阴，清利下焦湿热，宁神，兼以和中。

处方：生黄芪30g，**生地**15g，**熟地**15g，**茯苓**15g，**盐知母**10g，**盐黄柏**10g，**石韦**12g，**萆薢**12g，**小蓟**24g，**赤小豆**24g，玄参15g，麦冬10g，地肤子12g，炒枣仁20g（打碎），苏梗10g，木香6g。20剂，水煎服。

2014年3月5日二诊：患者服药后尿热、尿痛消失，阴部及皮肤瘙痒除，腹胀，右侧胁肋不舒，眼稍干。夜尿已减为2次，大便每日2~3次，食纳及睡眠可。治宜益气阴，清肾，健脾，疏肝理气。处方：**生黄芪**30g，**生地**15g，**熟地**15g，**萆薢**10g，**赤小豆**24g，**茯苓**15g，**黄柏**10g，地肤子10g，炒山药20g，苍术10g，炒白术10g，柴胡10g，青皮4g，陈皮4g，厚朴6g，当归10g，大腹皮10g。20剂，水煎服。

例2：

朱某，男，52岁。2014年9月11日初诊。

主诉： 尿血2周。

现病史： 患者素有肾囊肿、前列腺增生，10年前曾有过尿血，经治疗后好转。2周前因行步较久再次发生尿血，量较多，尿液呈暗红色，腰部觉凉、微胀，耳鸣。血常规示白细胞、中性粒细胞偏低，眠、食均可。舌苔薄腻，脉沉、微滑。

辨证： 气阴两虚，湿热下注。

治法： 益气阴，清肾，消瘕。

处方： 生黄芪30g，生地30g，**盐知母**10g，**盐黄柏**10g，小蓟24g，**石韦**20g，丹皮12g，山药20g，赤芍12g，白芍12g，白茅根30g，续断15g，皂角刺10g。14剂，水煎服。

2014年10月30日二诊：患者服药后未再发生血尿，白细胞低下已恢复正常，血压不稳定，时有升高，心脏时有期前收缩。舌苔微腻，脉濡微弦。治宜平肝清渗，消瘕，兼以育阴。处方以益肾平肝汤加减：**生石决明**30g（先煎），**夏枯草**10g，**车前草**10g，**山药**20g，**生地**24g，黄柏10g，苍术10g，生薏苡仁20g，蒲公英12g，皂角刺10g，赤芍12g，白芍12g，玄参12g，女贞子12g，川芎15g。14剂，水煎服。

2014年11月26日三诊：患者前述各症均已好转，惟有左侧耳鸣，眼睛不适（有轻度白内障）且易疲乏，脉势沉弦，左尺弱，苔中度腻。治宜调肝育阴，化湿通络，兼清头目。处方以通窍止鸣汤加减：**柴胡**10g，**香附**10g，**玄参**15g，**麦冬**10g，**生地**15g，**熟地**15g，**女贞子**12g，**旱莲草**10g，**川芎**15g，苍术12g，生薏苡仁20g，丹参15g，生黄芪30g，夏枯草10g。14剂，水煎服。

2015年4月16日四诊：前方断续服用近3个月，患者多年耳鸣较前明显改善。平素思绪烦乱难以控制，食纳及眠、便均可，手心多汗，口干。舌苔白腻，脉滑、微弦，左尺弱。治宜平肝，调肝育阴，敛汗化湿。处方：生牡蛎24g（先煎），生石决明15g（先煎），夏枯草10g，车前草10g，柴胡10g，黄芩10g，生地24g，玄参15g，女贞子12g，旱莲草10g，浮小麦24g，生薏苡仁20g，苍术10g。14剂，水煎服。

> **按：** 患者有尿血宿疾，此次因劳累引发，经用益气养阴止淋方补益气阴、凉血活血、清利湿热而治愈，可见本方治疗劳淋标本兼顾的优势，补气不助火，凉血不寒遏。二诊以后据患者主病主症的转移而以育阴调肝为主，分别选用治疗高血压的益肾平肝汤和治疗耳鸣的通窍止鸣汤或合方加减，患者水亏火旺之血压升高、耳鸣、头目不清利，亦随之渐趋缓解。

六、 其他内科病证

（一） 糖尿病——健脾滋肾降糖方

【**组成**】生黄芪 30g，生地 15g，熟地 15g，生山药 20g，苍术 10g，玄参 15g，茯苓 15g，沙苑子 15g，葛根 18g，丹参 18g。

【**功效**】健脾滋肾，益气阴，通络。

【**主治**】糖尿病。症见乏力气短，口干便秘，虚汗恶风，或纳差食少，或体倦肢麻，舌淡、苔白或苔腻，脉沉无力，或弦细涩。

【**方解**】本方是在著名中医学家祝谌予先生所创降糖对药方基础上加味而来。余老认为，糖尿病患者除气阴虚等病因病机外，多数情况还兼有肾虚，故在张璐所著《张氏医通》治疗消渴病常用沙苑子、枸杞子等补肾的启发下，在治疗糖尿病方药中予以酌加。此外，祝谌予先生曾告诉余老，他在学习及应用施今墨先生治糖尿病经验的基础上，往往在方中适当添加一些活血通络药，如川芎、赤芍、鸡血藤等，收效甚佳，而且还可以缓解糖尿病造成的微循环障碍，治疗或延缓相关并发症。所以余老在治疗糖尿病时，活血通络成为重要和必要的治法。

方中生黄芪、山药健脾益气；生地、熟地、玄参、沙苑子、葛根滋肾养阴生津；苍术、茯苓运脾气，敛精微，化湿浊；丹参通络活血。全方共奏健脾滋肾、益气阴、通络降糖之效。

【**加减**】

腹胀、食不易消者，加苏梗 10g、麦冬 10g、荔枝核 15g。

夜尿频多者，加金樱子 12g、覆盆子 10g。

内热严重者，加黄芩 12g、黄连 10～15g。

血压升高者，加生石决明 20g（先煎）、夏枯草 10g、车前子 12g（包煎），车前草 12g。

肾功受损，尿中蛋白漏出者，可合用前益肾化浊汤加减化裁。

【验案举隅】

例1：

孙某某，男，61岁。2016年8月24日初诊。

主诉： 1型糖尿病10余年，体重明显下降1个月余。

现病史： 患者患有1型糖尿病10余年，近1个月内体重下降1.5kg，伴有乏力、眼花、腰酸、嗜睡、烦躁。大便每日2次，成形。舌红、苔薄白腻，脉势微弦、左尺虚。空腹血糖10.8mmol/L，注射诺和灵30R，每日两次，每次14个单位。既往有腰椎骨质增生，糖尿病有家族遗传史。

辨证： 脾肾两虚，肝郁，气滞，血瘀。

治法： 调肝，益气阴，通络，补肾。

处方：生黄芪 36g，**生地** 15g，**熟地** 15g，**山药** 20g，**葛根** 18g，**丹参** 18g，柴胡10g，香附10g，桑寄生15g，肉苁蓉15g，黄连15g，威灵仙10g。20剂，水煎服。

2016年9月21日二诊：尽剂后患者诸症好转，乏力减轻，双耳轻微耳鸣，余尚可。苔白腻，脉弦滑、左尺虚。空腹血糖7.2mmol/L。每次胰岛素注射量减至10个单位，每日2次。治宜益气阴，通络。处方：**生黄芪** 30g，**生地** 15g，**熟地** 15g，**玄参** 15g，**苍术** 10g，**山药** 20g，**葛根** 18g，**丹参** 18g，**沙苑子** 12g，黄精12g，黄连10g，肉桂5g，女贞子12g，旱莲草12g。20剂，水煎服。

2016年11月9日三诊：尽剂后患者精神佳，二便调，眠可。苔微腻，脉势濡弦，左尺虚。空腹血糖7.2mmol/L。每次胰岛素注射量减至6个单位，每日2次。治宜益气阴，通络，补肾。处方：**生黄芪** 30g，**生地** 15g，**熟地** 15g，**玄参** 15g，**苍术** 10g，**葛根** 18g，**丹参** 18g，**山药** 20g，**沙苑子** 15g，枸杞子12g，黄精10g，菟丝子12g。20剂，水煎服。

2016年12月21日四诊：尽剂后患者体力增进，体重稍有减轻，饮不多，或有内热，二便调，眠可。苔薄白腻，脉沉滑，左尺虚。空腹血糖6.5mmol/L，餐后两小时血糖8～10mmol/L，每次胰岛素注射量减至5个单位，每日2次。治宜补气阴，通络。化入葛根芩连汤加减。处方：**生黄芪** 36g，**生地** 15g，**熟地** 15g，**玄参** 15g，**苍术** 10g，**山药** 20g，**丹参** 18g，**葛根** 18g，**沙苑子** 12g，鸡血藤 15g，黄芩 10g，黄连 12g，黄精 10g。20 剂，水煎服。

2017 年 1 月 18 日五诊：患者诉自入冬以来易感冒，体重有下降趋势，从 75kg 减至 68kg，余尚可。苔白腻，脉沉缓。空腹血糖 6mmol/L，餐后两小时血糖 8～10mmol/L。每次胰岛素注射量为 5～6 个单位，每日 2 次。治宜益气阴，通络，固卫。处方：**生黄芪** 30g，**生地** 15g，**熟地** 15g，**玄参** 15g，**苍术** 10g，**葛根** 18g，**丹参** 18g，**沙苑子** 12g，鸡血藤 15g，炒白术 12g，防风 10g，黄连 15g，夜交藤 12g。20 剂，水煎服。

2017 年 3 月 29 日六诊：尽剂后诸症减轻，体重稍增，余尚可。脉势微弦，左尺虚。空腹血糖 6mmol/L，餐后两小时血糖 8～10mmol/L。每次胰岛素注射量为 5～6 个单位，每日 2 次。治宜益气阴，通络。处方 1：**生黄芪** 36g，**生地** 15g，**熟地** 15g，**玄参** 15g，**苍术** 10g，**葛根** 18g，**丹参** 15g，**沙苑子** 12g，女贞子 12g，旱莲草 12g，桃仁 10g，杏仁 10g，红花 8g，黄连 10g。14 剂，水煎服。处方 2：**生黄芪** 100g，**生地** 40g，**熟地** 40g，**玄参** 50g，**苍术** 36g，**葛根** 60g，**丹参** 60g，**沙苑子** 50g，女贞子 45g，旱莲草 45g，桃仁 36g，杏仁 36g，红花 40g，黄连 40g。上药共研细末，水泛为丸，如梧桐子大。每服 6g，每日 2 次，温开水送服。

> **按：**患者为 1 型糖尿病，虽注射胰岛素治疗，但血糖控制不够理想，且近 1 个月内出现体重下降，因此寻求中医中药治疗。余老以糖尿病通治方为底方，行以健脾滋肾、调补气阴、通络之法。考虑患者脉微弦，系因脾肾两亏，土虚木旺、水不涵木所致，因此适当加用调肝之药柴胡、香附。又因其腰酸，既往有腰椎骨质增生，因此加用桑寄生、肉苁蓉、威灵仙，壮腰通痹。此外，因患者烦躁、舌红，余老加用黄连，与葛根相配伍，仿葛根芩连汤之意，升清兼以清热除烦。继服 1 个月后二诊，患者病情即趋稳定，仅稍感乏力、轻微耳鸣，故去柴胡、香附，以益气阴、通络、补肾为主法，加用女贞子、旱莲草育阴以治耳鸣。此后，患者每 1 个半月来调方 1 次，至 2017 年 3 月 29 日，患者每次胰岛素注射量稳定在

5~6个单位，空腹血糖稳定在6mmol/L左右，餐后两小时血糖稳定在8~10mmol/L，遂改服丸药以缓治。后经多次随访，患者病情一直稳定，每次胰岛素注射量维持5~6个单位，每日2次，血糖一直控制良好。（高宴梓整理）

例2：

刘某，男，54岁。1997年冬初诊。

主诉： 2型糖尿病10年，轻度水肿两个月。

现病史： 患者久患2型糖尿病，近两个月来，身有轻至中度水肿，眩晕，耳有轻度蝉鸣，视物模糊，食饮颇多，大便干结，腰痛甚，血压168/94mmHg。尿蛋白（＋＋）。有轻度氮质血症，空腹血糖11.8mmol/L，餐后血糖15.1mmol/L。

西医诊断： 2型糖尿病；糖尿病继发性肾损伤（糖尿病性肾小球硬化，肾乳头部分坏死）。

辨证： 脾肾气阴两虚，肝阳上亢，湿毒内滞，络脉瘀阻。

治法： 补脾肾，益气阴，通络，化湿，平肝，润腑。

处方：生黄芪36g，**玄参**15g，**苍术**12g，**茯苓**20g，**生地**15g，**熟地**15g，**丹参**18g，**沙苑子**12g，桑寄生15g，太子参12g，麦冬12g，白术12g，生薏苡仁15g，夏枯草10g，车前子12g（包煎），车前草12g，火麻仁20g（打碎）。

上方据症加减约服4个月，患者病情有明显缓解。体力转佳，头晕、耳鸣渐除，腰痛亦减，水肿已消，血压降至140/82mmHg。尿蛋白（＋），氮质血症亦已基本控制。根据患者病情的变化，遂以前法酌情加减药物予治。方药如下：**生黄芪**100g，**玄参**60g，**苍术**40g，**丹参**60g，**沙苑子**50g，**熟地**80g，麦冬60g，薏苡仁50g，陈皮24g，夏枯草45g，车前草50g，当归50g，火麻仁80g。上药共研细末，水泛为丸，如梧桐子大，装瓶待用。每次服6~8g，开水冲服，每日2次。

其后患者病情较稳定，已无明显症状。1998年6月18日查血糖，空腹6.5mmol/L，餐后8.9mmol/L。尿蛋白多为（±）或（－）。再予上述丸药方 1 料，以资巩固。

按：从临床实际来看，目前部分糖尿病可归属中医消渴病范畴论治。古人对于消渴病的治疗积累了丰富的经验。消渴作为病名，最早见于《素问·奇病论》，但《黄帝内经》在多数情况下称之为"消瘅"。所谓消瘅，指内热、饮食不充肌肉，揭示了此病的主要病理和证候。《黄帝内经》时期已分为上消（"鬲消""肺消"）、中消（"消中"）和下消（《灵枢·邪气脏腑病形》指出，有肾脉或肝脉微小之消瘅，即下消）。以消渴病作为专篇论述并介绍治法者，则见于张仲景《金匮要略》。但仲景著述中所论之消渴，并非都能与西医学之糖尿病相吻合。如《伤寒论》说"厥阴之为病，消渴，气上撞心，心中疼热，饥而不欲食，食则吐蛔，下之利不止"，对此，清·舒驰远谓：这是厥阴病"阴阳错杂之证"，与内科杂病之消渴病因、病理不同。又如《金匮要略》第十三篇"脉浮，小便不利，微热消渴者，宜利小便、发汗，五苓散主之"，如此脉证，也非糖尿病，但"男子消渴，小便反多，以饮一斗、小便一斗，肾气丸主之"，今人多以此条与糖尿病相联系。

须指出的是，《素问·通评虚实论》即认为消瘅多见于"肥贵人"（所谓"肥贵人则膏粱之疾也"），《素问·阴阳别论》还指出"二阳结，谓之消"（二阳指阳明，结则津血不足，结而不行，皆燥之为病），《素问·气厥论》谓"肺消者，饮一溲二，死不治"，描述了主症，交代了预后与难治的临床现实，该篇指出肺消为"心移寒于肺"，而鬲消则是"心移热于肺"，由此可见，消渴不一定都具有内热之病机。

当然，前面提到的三消，是指消渴病表现各异的不同发展阶段而言。唐·孙思邈《千金方》和王焘《外台秘要》又认识到消渴病每有小便甜、易生痈疽等情况，为预防生痈疽，孙思邈提出"长服瓜蒌汁以除热"（或瓜蒌、豉汁）。其后，金·刘完素则有专著《三消论》（见张子和《儒门事亲》）传世。《活法机要》（撰人不详）在描述三消症状、病机方面较为详备，谓："消渴之疾，三焦受病也（说明其发病与很多脏腑有关），有上消，有消中，有消肾。上消者，肺也。多饮水而少食，大便如常，小便清利，知其燥在上焦也……。消中者，胃也。渴而饮食多，小便赤黄，热能消谷，知其热在中焦也……。消肾者，初发为膏淋，谓淋下如膏油之状，至病成，面目黧黑，形瘦而耳焦，小便浊而有脂液……"后世所论消渴，主要指内伤杂病，吴鞠通《温病条辨》指出"治内伤如相"，意指复其所固有，即所谓"缓则治其本"。消渴病在多数情况下是以缓图治本为前提的。追溯消渴治法，金元以前虽有不少治疗方剂，临床效验却不太理想。有些属于治标的消渴治法，不适宜于施治内科杂病之消渴，如张仲景治内热、渴饮、津伤所用的白虎加人参汤。明清时期于消渴病之治疗有较明显的发展，但有相当一批医学家喜用肾气丸（以六味丸滋肾，加桂、附以引火归原），主要是受到了名医薛己治消渴（包括合并痈疽）常用肾气丸的影响，赵献可等医家亦宗此法，但效验或不太理想。余老通过查阅文献，筛选和整理了一些历代治疗消渴的通治方，这些方剂组方严谨、疗效确切，可供当今治疗糖尿病参考选用。

1. 玉泉丸（《仁术便览》方）

主治：消渴，小便频数。

处方：麦冬（去心）、人参、茯苓、黄芪（半生、半蜜炙）、乌梅（去核）、甘草各一两，瓜蒌根、干葛各一两半。

上为末，炼蜜丸弹子大。每服一丸，温汤嚼服。

龚信《古今医鉴》（稍晚于《仁术便览》）有"玉泉散"方，由葛根、天花粉、麦冬、生地、五味子、甘草、糯米共七味组成。此二方，余老在临床上常加减用以治疗糖尿病，较为平正可取。明·张景岳对玉泉散方亦颇欣赏，常用之以治中消。

2. 茯菟丸（《仁术便览》方）

主治：消渴（"三消"通治方）。

处方：菟丝子（酒浸）十四两，北五味七两，茯苓五两，石莲肉三两。

上为末，用山药六两为末，作糊为丸梧子大，每服 50 丸，米饮下。

3. 合治汤（《石室秘录》方）

主治：消渴。

处方：熟地三两，山萸肉、麦冬各二两，车前子五钱，玄参一两。

这是陈士铎用治消渴的通治方，他认为三消均有"肾虚以致渴"的病理特点，故消渴之内热缘于肾虚者不宜直折、不宜寒消，"治法必须补肾中之水，水足而火自消。然而此火，非实火也……。虚火必须火引，又须补肾之火，火温于命门，下热而上，热自除矣"。根据这个理论，陈士铎又拟定引火升阴汤［玄参二两，肉桂、北五味各二钱（上肉桂则用六分），山萸肉四两，熟地、麦冬各一两，巴戟天五钱］。余老曾以此方加减治疗 4 例糖尿病，有 3 例获得较满意的效验，症状控制较好，血糖、尿糖均降至正常范围。

4. 六味地黄丸加减方（《张氏医通》方）

主治：消渴。

处方：山药，山萸肉，丹皮，泽泻，茯苓，鱼鳔胶，潼沙苑。

此方原无方名，为张氏之经验效方。全方即六味地黄丸去地黄，加鱼鳔胶（鱼鳔即鱼肚，药用多采用大黄鱼或鲟鱼之鱼肚）、潼沙苑。鱼鳔胶多用以治梦遗、精滑，合潼沙苑名"聚精丸"。故张氏方治消渴，意在补肾益精为主。余老曾用此方不去地黄，另加天花粉、桑椹、杭芍、乌梅，施治于糖尿病，确有良效。青壮年患者，颇多兼有遗精、滑精者，宜用该方治疗。

余老认为，现代中医名家治疗糖尿病，具有代表性的是施今墨、祝谌予两位先生。余老曾专门向祝先生请教，习得他们治消渴的常用药：生黄芪、太子参、山药、苍术、石斛、生地、熟地、知母、黄柏、芡实、乌梅、天冬、麦冬、玄参、枸杞子、五味子、肉桂等。实际上是增液汤、生脉散合生黄芪、山药、苍术、玄参等药的合方，特点是脾肾、气阴兼顾，大法以滋阴、清热、生津、调中为主，较为平妥有效。余老临床中常用的这首治疗糖尿病的健脾滋肾降糖方，也是在汇通古今名医的经验和认识的基础上逐渐形成的，在临床中根据患者具体情况加减化裁，颇有效验。

（二）尿崩——缩泉止崩汤

【组成】

初期方：

党参9g，南沙参18g，麦冬12g，玉竹9g，石斛9g，天花粉9g，白术9g，制首乌9g，生地9g，山萸肉9g，山药9g，泽泻6g，阿胶5g（烊化），陈皮5g。

后期方：

党参12g，炙黄芪18g，麦冬9g，玉竹9g，天花粉9g，石斛9g，山药9g，山萸肉9g，枸杞子9g，金樱子9g，芡实9g，炙甘草6g。

【功效】

初期：滋肾阴，益气生津。后期：补气，扶脾益肾，生津固涩。

【主治】尿崩症。症见烦渴、多饮、多尿，或气短乏力，或烦躁不安，脉弦细或弦数、洪大。

【方解】尿崩症是一种水液代谢障碍性疾患（神经、内分泌功能失调），主要症状为口渴、多饮、多尿。尿比重显著减低（但尿中无糖及蛋白质）。从中医理论分析其病理，大多属于燥热津伤，脾、胃、肺、肾均有虚损。据余老体会，其初期病位在肺、肾，治宜滋肾养肺、益气生津法（党参、沙参、麦冬、玉竹、石斛、天花粉、山药、山萸肉、白术、制首乌、生地、阿胶、陈皮等），后期病位在脾、肾，治宜扶脾益肾、生津固涩法（党参、黄芪、麦冬、玉竹、天花粉、石斛、山药、山萸肉、枸杞子、金樱子、芡实、炙甘草）。

【加减】少阴不足，阳明有余，烦渴内热较甚者，可合入玉女煎或白虎汤。

【验案举隅】

崔某，男，32 岁。1960 年 6 月 24 日初诊。

主诉：呕吐、口干多饮、尿频、尿量增多两个月余。

现病史：患者呕吐、口干多饮、多尿已有两个月余。平均每天尿量在 8000ml 以上，尿比重低，全身有轻度水肿，拟诊为尿崩症，于 1960 年 6 月 14 日起，注射垂体后叶素（剂量为 10 单位，肌注，每日 2 次），当时尿量为 7400ml，尿比重 1.005，10 天后尿量为 7800ml，未见减少，遂求治于中医。刻诊：面色㿠白，水肿，神衰，口渴思饮，饮则溲频，竟日达 20 次左右，困倦欲睡，睡而不安，额头晕痛，肢体沉重，胃纳呆滞，食则腹胀，泛恶欲吐，大便日二行，稍有黏液，无下坠腹痛，口唇、眼胞浮而无华。舌苔淡白，脉濡弦、尺弱。

西医诊断：尿崩症。

中医诊断：下消。

辨证：脾肾不足，气阴两亏。

治法：滋肾阴，和脾胃，益气生津。

处方：党参 9g，**南沙参** 18g，**麦冬** 12g，**玉竹** 9g，**石斛** 9g，**天花粉** 9g，**白术** 9g，**制首乌** 9g，**生地** 9g，**山萸肉** 9g，**山药** 9g，**泽泻** 6g，**阿胶** 5g（**烊化**），**陈皮** 5g。

二诊：经服上方加减 4 周，患者尿量减至 5000ml 左右，尿比重由 1.005 增至 1.008，尿次减为每天 12 ~ 14 次，口渴亦减，头已不晕痛，精神较好，食欲转佳而无呕恶，大便日二行，但无黏液，改以扶脾益肾、生津固涩法。处方：**党参** 12g，**麦冬** 9g，**玉竹** 9g，**天花粉** 9g，**石斛** 9g，**山药** 9g，**山萸肉** 9g，**炙黄芪** 18g，**枸杞子** 9g，**金樱子** 9g，**芡实** 9g，**炙甘草** 6g。

服上方 10 剂后，尿量减为 2800ml，症状明显减轻，8 月 2 日化验尿比重已恢复正常（1.015）。

本例用中医药辨证施治仅 1 个多月（6 月 24 日至 8 月 2 日），小便量即由 7800ml 减为 2800ml，尿比重亦恢复如常，疗效显著。

> **按：**患者多饮而尿频，兼有水肿而肢重，中医认为属于下消，系由肾虚不能蒸腾气化水液所致。水邪泛溢而侮土，故见困倦乏力、腹胀纳呆、便黏。治宜滋肾为主，起效后，又改予脾肾两补、生津缩泉。

（三）痹病——蠲痹通络汤

【组成】 秦艽 10g，羌活 10g，独活 10g，桂枝 10g，制草乌 6g（先煎），当归 10g，丹参 15g，熟地 30g，陈皮 6g，千年健 10g，海风藤 15g。

【功效】 祛风除湿，温经养血，蠲痹通络。

【主治】 风湿性、类风湿关节炎。症见关节游走性疼痛，或周身麻木、疼痛、僵硬、屈伸不利。

【方解】 本方是在《素问病机气宜保命集》"大秦艽汤"和《医学心悟》"蠲痹汤"基础上化裁而来。方中药物可分为四类：桂枝、草乌温经止痛；秦艽、独活、羌活、海风藤祛风胜湿、蠲痹止痛；当归、丹参活血通络止痛；熟地、千年健补肝肾、强筋骨、疗痹痛，佐以陈皮补而不腻。全方正邪兼顾、标本同治，共奏祛风除湿、温经养血、蠲痹通络之功。

【加减】

夜间疼痛较甚者，加蒲黄 10g（包煎）、五灵脂 6g（包煎）。

腰骶部疼痛，不耐久坐，筋骨痿弱无力者，加淫羊藿 12g、补骨脂 12g、骨碎补 12g。

乏力恶风、自汗气短者，加生黄芪 30g、炒白术 10g、防风 10g。

筋脉拘挛疼痛者，加赤芍 12g、白芍 12g、葛根 15g、伸筋草 10g、络石藤 10g、老鹳草 15g。

颈部僵痛者，加葛根 15g、姜黄 12g、威灵仙 10g。

【验案举隅】

例1：

王某，女，36 岁。2015 年 2 月 11 日初诊。

主诉：产后发热，伴关节疼痛 7 年余。

现病史：患者 7 年前产后体虚多汗，受风后出现发热，自觉全身关节游走性胀痛、冒冷气。后经住院治疗后，发热暂时好转，但关节疼痛仍迁延不愈。目前，患者右腕、右膝关节、腰及脚后跟痛，畏风、畏寒尤甚，遇寒后疼痛加重，时有发热，盗汗，乏力，纳可，入睡困难且易醒。经期小腹痛甚，伴有坠胀，月经色量均可，经行后淋滴不尽。脉沉迟，苔薄腻。

辨证：风邪外袭，寒瘀阻络，郁热内伏。

治法：疏风通络，蠲痹止痛，补肾宁神。

处方：秦艽 10g，**羌活** 10g，**当归** 10g，**千年健** 10g，**海风藤** 15g，**桂枝** 10g，**制草乌** 6g（先煎），**熟地** 30g，**陈皮** 6g，**丹参** 15g，防风 10g，老鹳草 15g，骨碎补 12g，伸筋草 10g，炒枣仁 20g（打碎）。20 剂，水煎服。

2015 年 3 月 4 日二诊：患者服用前方后，关节疼痛、畏寒症状明显减轻，未再出现发热，睡眠、体力精神有所改善，但仍时有乏力，小腹下坠感，2 月 22 日月经来潮，痛经明显缓解，漏下症状未完全消除。上方去骨碎补、伸筋草，加炙黄芪 30g、山萸肉 12g 以益气养阴、固摄止漏，20 剂，水煎服。

2015 年 3 月 25 日三诊：患者体力增强，盗汗好转，痛经及漏下皆愈，关节疼痛基本控制。上方改做成丸药，嘱患者继续服用以巩固治疗。

> **按：**患者产后百脉空虚，风邪入侵而内伏于关节络脉，故致痹痛日久不愈。寒瘀闭阻，不通则痛，故除肢体疼痛外，还伴有痛经。阳气被郁、流转不畅致血分郁热，故患者又见时发热而盗汗。治法上应予解散风寒瘀之凝滞，郁热自然得透。

例 2：

丁某，女，57 岁。2014 年 11 月 24 日初诊。

主诉：强直性脊柱炎 10 余年。

现病史：在北京某三甲医院确诊为"强直性脊柱炎"10余年。目前背部、腰部、肩部、颈部均疼痛。心悸、胸闷憋气，咳嗽无痰，头顶部疼痛、头晕，视物模糊，晨起手肿，纳食可，腹微胀，眠一般，大便不成形，周身畏寒较甚。舌色深、苔薄腻，脉沉有弦意。

辨证：寒凝督脉，清阳被困。

治法：疏风通络，益心气，理气止嗽，健脾。

处方：**秦艽** 10g，**独活** 10g，**桂枝** 10g，**制草乌** 6g（**先煎**），鸡血藤 15g，伸筋草 10g，太子参 10g，麦冬 10g，五味子 10g，杏仁 10g，苏子 10g，厚朴 6g，百部 10g，紫菀 10g，山药 20g，炒白术 12g，茯苓 15g。14 剂，水煎服。

2014 年 12 月 31 日二诊：患者尽剂后关节疼痛、晨起手肿好转。后背及颈项部疼痛减轻，周身畏寒好转。大便时干时稀，腹中胀气，心悸胸闷，咳嗽咳痰。仍有腰腿疼痛，热则汗出。舌苔中度腻，脉沉、有弦意。治宜补肾强脊，补心气，健脾，宽胸止嗽。处方：熟地 30g，陈皮 6g，补骨脂 12g，骨碎补 12g，赤芍 12g，白芍 12g，秦艽 10g，威灵仙 10g，葛根 10g，太子参 10g，麦冬 10g，五味子 10g，炒白术 15g，瓜蒌 10g，木香 6g，白前 12g，厚朴 6g。14 剂，水煎服。

2015 年 1 月 21 日三诊：上方连服 21 剂，患者心悸、胸闷、咳嗽咳痰好转。颈、肩、背、腰疼痛均已控制。时有口干、腹泻、腹胀。治宜祛风除湿，蠲痹通络，补肾强脊，健脾助运。处方：**秦艽** 10g，**羌活** 10g，**独活** 10g，**桂枝** 10g，**制草乌** 6g（**先煎**），**千年健** 10g，**海风藤** 15g，**当归** 10g，老鹳草 15g，补骨脂 12g，骨碎补 12g，杜仲炭 15g，茯苓 15g，炒白术 15g，炒白芍 15g，炙甘草 6g。24 剂，水煎服。

2015 年 2 月 25 日四诊：患者前方共服 30 剂，自觉不适症状消失，畏寒症状自服药后明显好转。嘱其以上方 10 倍剂量，研细末，炼蜜为丸，丸重 6g，每服 1 丸，每日 2 次。

2015 年 8 月 5 日五诊：前丸药尽剂后，症情一直稳定，身痛未作。前方去草乌，加鸡血藤 15g、葛根 10g，再以 10 倍剂量，制蜜丸，巩固治疗。

（四）盗汗——固表止汗方

【组成】生黄芪24g，防风12g，白术10g，生地15g，熟地15g，生牡蛎30g（先煎），浮小麦20g。

【功效】益气固卫，敛阴止汗。

【主治】盗汗。

【方解】盗汗，《素问·六元正纪大论》名之为"寝汗"，《素问·脏气法时论》《素问·气交变大论》名之为"寝汗出"，是常见的汗证。一般情况下，自汗属阳虚，盗汗属阴虚。从发病的角度来说，病态出汗总由内热或虚火烦扰所致。阴虚或阳虚出汗，须结合整体的临床表现予以判定。临床证明，阴虚多汗患者，常伴有微热，或入夜火升，烦热汗出。虚劳、劳瘵往往在日晡时面颊潮红。故《素问·阴阳别论》说："阳加于阴，谓之汗。"明·马莳《素问注证发微》认为此处之"阳"和"阴"指尺寸而言也。"寸主动，尺主静，尺部而见阳脉，乃阳加于阴，则阴虚火盛，其汗自泄"。《素问·评热病论》谓："阴虚者，阳必凑之。"这里所说的"阳"，当指内热、虚火，这可以说是阴虚盗汗的又一发病因素。

所谓盗汗，有"睡而汗出、觉而止"的特点。从中医临床文献的载述分析，除虚劳、劳瘵之盗汗外，金·成无己将之分为"伤寒盗汗"与"杂病盗汗"（见《伤寒明理论》），明清以后多不采用这种分类法。关于阴虚（或血虚）盗汗，汉唐时期，专方较少，迄李杲立当归六黄汤（《兰室秘藏·自汗门》），是为古方治盗汗之名方。此方主治阴虚有火而致盗汗，发热，面赤口干，心烦唇燥，便难溺赤，舌红，脉数。方药为：当归、生地、熟地、黄芩、黄连、黄柏各等分，黄芪加一倍。共为粗末，每服五钱，水煎，食前服。此方经临床应用，确系效方。但须注意严格掌握其主治、适应证，阴虚火不盛者宜之。余老用此方加酸枣仁，可增强治效。《丹溪心法》虽承认当归六黄汤是盗汗良方，"但药性寒，人虚者，只用黄芪六一汤；盗汗发热因阴虚，用四物加黄柏，兼气虚，加人参、黄芪、白术"。并认为伤寒盗汗由于"心虚所致，宜敛心气、益肾水，使阴阳调和，水火升降，其汗自止"。

对于盗汗阴虚而火不盛者，余老常用玉屏风散（《丹溪心法》方：黄芪、防风、白术）加生地、熟地、生牡蛎、浮小麦施治，这种治法也是从丹溪学术见解中得到的启发。又据明·张景岳治疗汗证的经验，他认为不论自汗、盗汗均可随宜择用麻黄根、浮小麦、乌梅、北五味、小黑豆、龙骨、牡蛎之属作为止汗收汗之剂。（《景岳全书·杂证谟》）清·罗国纲《罗氏会约医镜》中也有相同的看法。张景岳还特别提出，"黄芪得防风而力愈大"。他对汗证的选药和配伍，于临证颇有借鉴、参考价值。

须指出的是，盗汗又可因于肝胆之火而发病。如清·沈源在《奇证汇》中提到吴篁池治秦状元案，患者"三年盗汗，每寤衣被俱湿，饮食起居如常，经数十医不效"，吴诊其脉，"六脉如丝，却悠扬无病（六阴脉），惟肝脉中取弦实"，诊为"肝胆有火……，用小柴胡汤加当归、生地、丹皮、霜桑叶，不数剂而愈"。

此案有两点值得注意：①汗出量明显大于阴虚盗汗；②脉象不同（阴虚盗汗以细数脉居多）。由此可见，盗汗未必一定是阴虚所致，但肝胆之火则属较少见之病因病机。

【外治方】

盗汗的外治法，古代方书中有所载述，余老认为明·龚信《古今医鉴》中所介绍的简便方较为可取，方以"五倍子末，津调，填满脐中，以绢帛缚定，一宿即止；或加枯矾末尤妙"。并认为五倍子用量倍于枯矾末较为适宜，不论盗汗、自汗均有效。

【验案举隅】

刘某，女，27岁。2015年1月28日初诊。

主诉：甲状腺癌术后2年，夜间汗多1周余。

现病史：患者2013年10月行甲状腺癌右侧全切术，2014年1月和5月做碘131放射治疗。目前夜间汗多，时有盗汗。自觉鼻干、口干口苦，咳痰，纳差，反酸，胃胀。右胁及全身关节疼痛，小关节尤甚。气短乏力，大便偏稀，小便次数偏多，夜尿3~4次。舌苔稍腻，脉沉弦。血压150/80mmHg。

辨证：肝脾不和，气阴两虚。

治法：扶正抗癌，固卫敛阴，平肝疏木，降气清脘，健脾止泻，兼治痹痛。

处方：生黄芪30g，**生地**15g，**熟地**15g，**浮小麦**20g，**炒白术**12g，**生牡蛎**30g，当归10g，白花蛇舌草24g，夏枯草10g，车前草10g，柴胡10g，川楝子10g，苏子10g，杏仁10g，木香6g，黄连10g，山药20g，鸡内金15g，老鹳草15g。14剂，水煎服。

2015年3月11日二诊：尽剂后，患者乏力及气短汗出症状明显改善。口干、鼻干减轻，胃胀、反酸偶尔发作，大便转为正常，咳痰好转。胁肋及小关节疼痛减轻，夜尿仍多，舌红、苔白稍腻，脉弦数。血压时有不稳定。宗前法参入和中、缩泉法。处方：**生黄芪**30g，**生地**15g，**熟地**15g，当归10g，生石决明20g（先煎），夏枯草10g，车前草10g，柴胡10g，川楝子10g，鸡内金15g，秦艽10g，海风藤12g，老鹳草15g，白花蛇舌草24g，苏梗15g，木香6g，覆盆子12g。14剂，水煎服。

2015年4月1日三诊：患者精神、精力较好，盗汗好转，胁痛及关节疼痛已基本控制。改为丸剂继续服用。治宜扶正抗癌，消瘿散结，兼以清肝平肝。处方：**生黄芪**100g，**生地**40g，**熟地**40g，白花蛇舌草80g，半枝莲36g，丹皮40g，炒栀子36g，柴胡36g，香附36g，川楝子36g，昆布40g，玄参50g，枸杞子50g，夏枯草45g，车前草45g，生石决明80g。上药共为细末，水泛为丸，如梧桐子大，每服6g，每日2次，温开水送服。

2016 年 4 月 6 日四诊：患者一直坚持服用上丸药，目前，一般情况较好。因畏惧化疗反应，故一直未接受化疗治疗，西药仅服用左甲状腺素钠（优甲乐）片。2015 年 11 月 20 日甲状腺彩超示：未见明显异常。上方去石决明，加女贞子 50g、旱莲草 50g、生牡蛎 60g，再制水丸，继续治疗。

> **按：**患者甲状腺癌术后接受放射治疗导致气阴两虚证候明显，症状繁杂，治疗予固表止汗方益气固卫、敛阴止汗为基础，同时佐以调肝疏木（柴胡、川楝子）以治土虚木乘之胁痛，佐以平肝（石决明、夏枯草、车前草）以降血压，佐以降气化痰（杏仁、苏子）治疗肝气侮肺咳痰症，佐以清脘和胃（黄连、苏梗、木香）调治胃中郁热气滞，佐以鸡内金、山药和胃健脾促消化、止泻。因患者宿疾为甲状腺癌，故在黄芪、生地、熟地扶正基础上，佐以白花蛇舌草、半枝莲抗癌散结，佐以玄参、昆布、夏枯草消瘿散结；又因伴有关节痛，故又佐用蠲痹法（老鹳草、海风藤、秦艽）。经多法联用、标本同治，所施处方药-证-症-病相合，收到良好效果。

（五）肌衄——透热消斑饮

【组成】生地 20g，玄参 12g，麦冬 10g，丹皮 12g，紫草 15g，金银花 10g，连翘 12g，生甘草 6g。

【功效】滋阴凉血，透热消斑。

【主治】过敏性紫癜或特发性血小板减少性紫癜等皮下出血疾患，辨证为阴虚血热、风热入络者。

【方解】过敏性紫癜或特发性血小板减少性紫癜属于中医"肌衄"范畴。余老认为，此类疾病多由外感风热之邪伏于血分，损络伤血而外逸所致。叶天士云："入血就恐耗血动血，直须凉血散血。"故组方应从滋阴凉血、透热消斑立法。本方是在增液汤、银翘散、犀角地黄汤三方基础上增损而成。方中生地、麦冬、玄参增液养阴，以壮水之源；金银花、连翘辛苦甘凉，体性轻清，透散络中伏热；丹皮、紫草清妄动之伏火，祛离经之败血，兼具凉血、散血、止血之功；甘草解毒和中，防寒凉药物伤胃，又可调和诸药。

【加减】

火毒炽盛者，可合入黄连解毒汤。

红疹瘙痒过敏者，加蝉蜕 6g、僵蚕 10g、地肤子 12g。

发热烦躁者，加竹叶 12g、生石膏 30g（先煎）、龙胆草 8g。

身热夜甚，心烦不寐，甚或神昏谵语者，加水牛角 24g（先煎）、赤芍 15g、地骨皮 12g，或送服紫雪散。

气虚乏力，大便稀溏，面色萎黄或㿠白无华者，加生黄芪 30g、炒白术 12g、炒山药 20g。

病程日久，肝肾阴亏者，加女贞子 12g、旱莲草 12g。

【验案举隅】

例1：

倪某，男，60 岁。2015 年 7 月 29 日初诊。

主诉：双上肢皮下紫斑反复发作 2 年余。

现病史：患者双上肢皮下出血反复发作 2 年余，在某医院诊断为特发性血小板减少性紫癜。刻诊：双上肢皮下有针尖至绿豆大小不等散在出血点，分布较为稀疏，颜色有紫红、暗红和黑褐色不等。不伴有皮疹和瘙痒。咳嗽少痰，腹胀，纳差，小便不利，大便不成形。舌红、苔薄，脉势沉濡。

辨证：血分伏热，肺脾两虚。

治法：凉血消斑，滋阴清肺，健脾止泻。

处方：紫草 15g，**丹皮** 15g，**金银花** 10g，**连翘** 12g，**生甘草** 6g，北沙参 12g，百合 15g，桑白皮 10g，黄芩 10g，黄柏 10g，僵蚕 6g，茯苓 15g，芡实 15g，山药 20g，苍术 10g，炒白术 10g。20 剂，水煎服。

2015 年 8 月 19 日二诊：尽剂后，患者由原来每 4～5 天出一次紫癜，延缓为 14～15 天出一次，且新发出血点明显减少。大便成形，腹胀好转。乏力。治宗前法，加生黄芪 20g，继服 20 剂。

以上方加减服用至 2015 年 12 月 23 日，患者血常规检查正常，遂停药。随访至 2016 年 3 月，患者未再发生紫癜。

> **按**：患者双上肢皮下紫斑反复发作，伴有纳差、腹胀、大便稀溏，脾虚不统血证候明显，同时还伴有咳嗽少痰，说明土不生金，肺气亦虚，故在使用透热消斑饮时，余老减去了易滋腻碍胃且有滑肠之弊的增液汤，佐以茯苓、芡实、山药、苍术、白术健脾培土，北沙参、百合、甘草益肺养气阴，桑白皮、黄芩、黄柏清肺止嗽，三组药物相合，培土生金、清金止嗽、泻火凉血。又佐以丹皮、紫草入血分凉血活血止血，金银花、连翘、僵蚕透热转气、疏泄血分郁热，标本兼顾，故获良效。体现了余老活用通治方与通治法的辨证思维。

例2：

张某，男，58 岁。2015 年 1 月 9 日初诊。

主诉：血小板减少性紫癜反复发作 2 年余。

现病史：患者患有特发性血小板减少性紫癜 2 年余，曾服用药物治疗，血小板略有回升，但停药后血小板仍波动于（26～42）×10⁹/L。全身不定期出现皮肤、黏膜出血，呈大小不等的瘀点，分布不均，以四肢为多，并伴有牙龈出血。眠食可。幼年时曾患癫痫，经治疗后好转，至今未发。舌红、苔浊腻，左脉沉细、反关，右脉沉滑。

辨证：血分伏热，肺脾气阴两虚。

治法：凉血消斑，益气健脾，育阴血，清热化浊。

处方：**生地** 36g **玄参** 15g **麦冬** 10g **丹皮** 12g **紫草** 15g **生甘草** 6g，丹参 15g，忍冬藤 12g，生黄芪 30g，山药 20g，苍术 12g，白术 12g，黄连 10g，桔梗 10g，生薏苡仁 20g。30 剂，水煎服。

2015 年 3 月 18 日二诊：3 月 17 日血常规示血小板 29×10⁹/L。尽剂后，患者牙龈出血已愈，双臂散在多发褐色紫癜斑块，双腿酸胀，余无不适。水滑腻苔，左脉反关、细涩，右脉沉小弦。治宜清伏热，消斑，育阴血，补气。处方：**生地** 30g，**玄参** 15g，**丹皮** 15g，**紫草** 15g，**金银花** 8g，**连翘** 12g，**生甘草** 6g，天冬 12g，女贞子 12g，旱莲草 12g，山药 20g，生黄芪 24g。30 剂，水煎服。

2015 年 4 月 22 日三诊：患者皮肤黏膜未再发生出血，4 月 20 日血常规示血小板 $87 \times 10^9/L$。腿酸沉好转，脉沉细，水滑腻苔减。治宗前法，佐以健脾渗湿。处方：**生地** 20g，**玄参** 15g，**丹皮** 15g，**紫草** 15g，**金银花** 12g，**连翘** 12g，**生甘草** 6g，女贞子 12g，旱莲草 12g，生黄芪 30g，天冬 12g，山药 20g，茯苓 15g，炒白术 12g。30 剂，水煎服。

2015 年 5 月 27 日四诊：患者腿酸沉完全好转，精神体力较好，5 月 25 日血常规示血小板 $121 \times 10^9/L$。舌红、苔薄白，脉沉细。改做丸药，巩固疗效。处方：**生地** 40g，**玄参** 40g，**丹皮** 36g，**紫草** 36g，**金银花** 36g，**连翘** 36g，**生甘草** 30g，生黄芪 100g，天冬 40g，山药 80g，茯苓 45g，炒白术 45g，女贞子 45g，旱莲草 45g。上药为细末，水泛为丸，如梧桐子大，每服 6g，每日 2 次。

> **按：** 患者皮下出血反复发作 2 年余，气随血脱、瘀因热成，故患者气阴两虚、夹热、夹瘀之病机可知。方用透热消斑饮凉血活血、透热宁络，佐以生黄芪益气固卫、健脾摄血，女贞子、旱莲草调补肝肾、养阴止血。又因患者苔腻夹湿，乃脾虚不运所致，故加山药、茯苓、白术健脾化湿。全方标本、主次分明，故收良效。

（六）虚劳——补天生血汤

【组成】生黄芪 25g，炙黄芪 25g，当归 10g，菟丝子 15g，生地 15g，熟地 15g，鹿角胶 15g（烊化），肉苁蓉 15g，补骨脂 12g，山药 20g，炒白术 12g。

【功效】益脾肾，补气生血。

【主治】慢性再生障碍性贫血。症见头晕目眩，少气乏力，精神倦怠，容易外感，心悸，皮肤紫癜或牙龈出血，活动后加重。舌淡，脉沉细无力或细数。

【方解】再生障碍性贫血是由多种病因所致的骨髓造血功能衰竭综合征，以骨髓造血细胞增生减弱和外周血全血细胞减少为特征，临床以贫血、出血和感染为主要表现。慢性再生障碍性贫血以贫血为主要临床表现，或有出血，属于中医"虚劳"范畴。中医学认为，脾胃为气血生化之源，《灵枢·决气》言："中焦受气取汁，变化而赤是谓血。"《灵枢·营卫生会》曰："中焦亦并胃中，出上焦之后，此所以受气者，泌糟粕、蒸津液、化其精微，上注于肺脉，乃化而为血，以奉生身，莫贵于此。"以上皆言后天脾胃对于血液生化的重要作用。此外，肾藏精，主骨生髓，精又可以生血。《灵枢·五癃津液别》载"五谷之精液和合而为血者，内渗于骨空，补益脑髓"，指出了血液与肾精的互化。因此，余老治疗本病从虚劳论治，以调补先后二天为主要治法。补天生血汤由《证治准绳》大菟丝子丸（菟丝子、泽泻、鹿茸、石龙芮、肉桂、附子、石斛、熟地、白茯苓、牛膝、川断、山萸肉、肉苁蓉、防风、杜仲、补骨脂、荜澄茄、沉香、巴戟天、小茴香、五味子、桑螵蛸、川芎、覆盆子）和《内外伤辨惑论》当归补血汤加减化裁而成。当归补血汤重用黄芪大补脾、肺之气，以资生血之源，配以当归养血和营，则阳生阴长，气旺血生。复取大菟丝子丸中菟丝子、熟地（易为生地、熟地）、鹿角胶、肉苁蓉、补骨脂温肾壮阳、滋阴益精，"阴中求阳、阳中求阴"以补先天之精，精血足而新血生化有源。山药、炒白术健旺后天之本，可增强黄芪、当归补脾生血之效，其助运之功又可防止滋肾药滋腻碍胃。全方肾脾同治，先后二天双补，促化源而生精血。

【加减】

皮肤紫癜、牙龈出血者，加女贞子 10g、旱莲草 10g、三七末 4g（分冲）。

烦躁舌红、五心烦热者，去黄芪，加知母 10g、黄柏 10g、龟板胶 10g（烊化）。

畏寒、肢冷、便溏者，加制附片 8g（先煎）、炒白术 15g、茯苓 15g。

【验案举隅】

黄某，男，42 岁。2002 年 7 月初诊。

主诉：贫血、出血反复发作 1 年余，加重 1 个月余。

现病史：患者自 2001 年春季开始逐渐感到体力虚乏，经常咯血、衄血、便血或皮下出血，未做正规检查和治疗。至 2001 年冬季，患者上述症状渐次加重，体重较前减少 6kg，遂于某三甲医院住院治疗 3 个月余，确诊为"再生障碍性贫血"，通过血象检测发现，已是中度贫血。由于治疗效果不理想，经友人介绍，请余老诊治。来诊时，患者面色㿠白无华，食量锐减，并感上气不足以息，衄血、呕吐、便血交替出现，腰痛，畏寒肢冷，便溏。舌体胖、色淡、苔微腻，脉沉弱、重取尤虚。

辨证：脾肾两虚，精血亏乏，阳气失煦。

治法：益脾肾，补气血，降气，扶阳，止血。

处方：生黄芪 25g，**炙黄芪** 25g，**当归** 10g，**生地** 30g，**鹿角胶** 15g（烊化），**肉苁蓉** 15g，**补骨脂** 12g，**菟丝子** 15g，**山药** 20g，**炒白术** 12g，苏子 10g，杏仁 10g，制附片 8g（先煎），玄参 18g，生蒲黄 10g（包煎），三七末 4g（分冲）。

以上方为主，据症加减，经治一载，患者身体状况明显好转，体力、精力皆大有改善，血象检查接近正常。[①] 嘱以原方改为丸药，巩固治疗。两年后随访得知，患者血象检查正常，基本痊愈。

> **按：**患者疲乏无力伴有出血迁延不愈，体重、体力明显下降，可诊断为中医"虚劳"和"血证"。根据辨证，患者脾肾两虚证候明显，肾虚寒凝则腰痛、畏寒肢冷，脾虚失运则纳差、便溏、肌肉消瘦，因此余老拟方以调补先后二天为主，兼以止血治标。附子温阳补火，取其暖脾厚土以化生气血，又可引诸补肾药入命门以生精血。因患者伴有肺气不降，咳逆咯血，故止血药中佐以苏子、杏仁降气止咳，佐玄参凉血止血以治鼻衄。全方阴阳并调、精血双补，安奠先后二天之本，故收良效。

①张卫. 余氏学验及其通治方研究. 北京：中医古籍出版社，2019：12.

第九章　妇　　科

（一）月经不调——调经二方

【组成】

方一：调肝通经方

柴胡 10g，香附 10g，当归 10g，赤芍 12g，白芍 12g，川芎 15g，刘寄奴 12g，茜草 12g，路路通 10g，海螵蛸 15g，益母草 10g，泽兰 10g。

方二：益气养血调经方

炙黄芪 36g，当归 12g，赤芍 12g，白芍 12g，川芎 15g，阿胶 10g（烊化），熟地 24g，陈皮 6g，山萸肉 10g，续断 15g，菟丝子 15g，补骨脂 10g。

【功效】

方一：调肝行气，活血通经。

方二：益肾健脾，调补气血。

【主治】　月经不调。症见月经或先期，或错后，或先后不定期，甚则闭经不潮或淋漓不净，或兼有乏力腰酸，经行腹痛，色暗血块。

【方解】　妇人月经不调大致有两端：气血生化不足或肝郁血行不畅。因于气血亏虚者，当益肾健脾、调补气血，因脾胃为气血生化之源，肾主经水；因于肝郁血行不畅者，当调肝行气、活血通经，因肝主疏泄，气机条畅，血行方能畅通。所以余老立此二方为月经不调辨证治疗之基础方。方一为柴胡疏肝散和四乌贼骨一蘆茹丸合方加减而成。方二为八珍汤参入补肾生精之品的加减方。二方可随具体病证加减施用。

【加减】

痛经者，加白芷 10g、延胡索 15g、生杭芍 15g。

带下量多者，加炒薏苡仁 20g、败酱草 12g、黄柏 10g。

小腹冷胀者，加艾叶10g、小茴香6g、乌药10g。

腰酸乏力者，加狗脊12g、杜仲炭12g。

【验案举隅】

例1：

刘某，女，30岁。2015年3月11日初诊。

主诉： 月经未至半年。

现病史： 患者结婚3年，未避孕而未孕，半年前月经每2~3个月一行，量一般，色黑，有血块，行经6日尽。现患者月经半年未至，平素心情较为忧郁沉闷，工作不顺心。夜眠多梦，二便调。舌红、苔薄腻，脉弦濡。

辨证： 肝气不舒，气血失和。

治法： 调肝通经，调补气血。

处方： 柴胡10g、香附10g、当归10g、赤芍12g、白芍12g、川芎15g、刘寄奴12g、茜草12g、路路通10g、海螵蛸15g、泽兰10g、生黄芪30g。20剂，水煎服。

2015年5月20日二诊：以此方服10天停1天，连续服用近两个月，月经于4月3日和4月30日分别来潮，色暗红无血块，行经5天。经净后，又服用本方1周余。因患者思嗣，改予益肾通络，调补气血，促孕。方合余老治疗不孕症之暖宫促孕方，即以上方去刘寄奴、川芎、泽兰、路路通，加生地15g、熟地15g、菟丝子15g、鹿角胶10g（烊化），续断12g。20剂，水煎服。

后患者家属来门诊求治他病，随访患者情况，诉患者间断服用本方至2015年6月底，月经未来潮，去医院检查，已怀孕3周。

> **按：** 肝主疏泄，定期疏泄血海冲脉则月经方能应期而至。患者心情忧郁，肝气被抑，气滞而血瘀，且肝郁则肝木乘脾，气血生化乏源，冲脉亏虚，血海蓄溢失调而闭经。故予调肝行气、养血活血之法，方用调肝通经方加减。待月信调，又转予滋肾填精、调补冲任以促孕，调经种子，层次井然。

例2：

陶某，女，37岁。2014年12月3日初诊。

主诉： 月经量少，结婚4年未孕。

现病史： 患者形体偏瘦，平素神疲体倦，畏寒恶风。月经量少，行经2天，色淡无血块。北京某三甲医院2014年7月7日子宫输卵管造影示：单角子宫。夜尿2~3次，大便每日1次、偏稀。舌尖微红、苔薄腻，脉沉、虚软无力。

辨证： 气血两虚，脾运不健。

治法： 调补气血，兼以通络、健脾、缩泉。

处方： 炙黄芪36g，当归12g，熟地15g，补骨脂10g，生地15g，丹参12g，泽兰12g，刘寄奴8g，益母草10g，炒白术12g，茯苓15g，炒山药20g，金樱子12g。14剂，水煎服。

2015年1月28日二诊：患者1月25日月经来潮，行经4天，经量较前增加，色红，目前已净。基础体温在排卵期略有波动，大便转实。经期腰酸、小腹胀。畏寒减，夜尿减为1次。舌苔腻减，脉沉弱。治宗前法，上方刘寄奴改为12g，去茯苓、泽兰、金樱子，加枳壳6g、木香6g、续断15g。20剂，水煎服。

2015年4月15日三诊：患者以此方加减服用两个月余，2月份、3月份月经已基本正常。治宜调补气血，滋肾益精，促孕。处方以益气养血调经方合暖宫促孕方加减：炙黄芪36g，当归15g，熟地15g，炒白芍12g，补骨脂12g，菟丝子12g，续断15g，鹿角胶10g（烊化），生地15g，炒白术15g，肉桂3g，木香6g，枳壳6g，桑寄生15g。30剂，水煎服。

后随访，患者上方服用近60剂，7月份、8月份月经未至，至医院检查已怀孕。

> **按：** 有余泻之，不足补之。形不足者，温之以气；精不足者，补之以味。该患者素有不足之征，故予益气养血调经方，同时佐以滋肾固摄缩泉之品。二诊时夜尿减说明肾气得固，加入枳壳、木香行气之品促进排卵受孕。三诊以益气养血调经方合暖宫促孕方加减，

例3：

丁某，女，19岁。1989年11月初诊。

主诉： 月经稀少2年。

现病史： 患者15岁初潮，约经半年许，经期、经量、经色趋于正常。近2年以来，经期后延4～5日，经量益趋减少。最近两次月经量均不足10ml，色淡而质稀，且经行涩滞难下，少腹冷痛，以热水袋置其上则感舒适。患者面色㿠白而少华，血液检查显示轻度贫血，自觉身疲乏力，体力不济，且素禀阳虚，冬日畏寒甚于他人。舌色淡红，脉沉小、微涩。

辨证： 阳虚内寒，中气不足，阴血虚滞。

治法： 益气养血，温经通络。

处方：炙黄芪 60g，**当归** 12g，**熟地** 15g，**川芎** 12g，**续断** 10g，艾叶6g，吴茱萸6g，川牛膝10g，肉桂5g，制附片6g（先煎）。10剂，水煎服。每一个月经周期在经净后第10天起连服10剂。

经过以上方连续7个月经周期的调治，患者经量、经色基本恢复正常，经行涩滞现象已除，贫血完全好转，但月经周期仍为30余天。

按： 月经量少，以血寒、瘀滞、气血亏虚等诸因较为多见。此例患者以气血不足、阳虚寒凝为主要病机。疏方以当归补血汤合艾附暖宫丸损益与治，证方契合。然此病证，治疗时通常在短期内不易见效，须"久久为功"。余老主张每个月经周期服10～12剂，调理大致安排在月经周期之中期为宜。

（二）痛经——理气温经汤

【组成】 柴胡10g，香附10g，赤芍12g，白芍12g，丹参15g，鸡血藤15g，生地15g，熟地15g，红花8g，延胡索10g，乌药6g，肉桂5g，小茴香 6g（后下），白芷 10g，炙甘草 8g。

【功效】 疏肝理气，温经通络，活血止痛。

【主治】 痛经。症见行经腰腹坠痛，畏寒肢冷，经水色暗瘀血，或有血块而不畅，舌暗唇紫，脉细涩。

【方解】 本方是在柴胡疏肝散和少腹逐瘀汤基础上加减演化而成。治疗重在疏肝行气，温经活血。方中柴胡、香附、白芷疏肝理气止痛；生地、熟地、赤芍、白芍、丹参、鸡血藤、红花、延胡索养血活血，通经止痛；肉桂、小茴香温经止痛；乌药入肝经，理气散寒止痛；芍药合甘草缓急止痛。全方共奏调肝益肾、温经通络、活血止痛之效。

【加减】

行经腹痛腹泻者，参入健脾法，加茯苓 15g、炒白术 12g、炒山药 20g。

经行呕吐者，参入降气止呕法，加旋覆花 10g（包煎）、竹茹 12g、制半夏 12g。

小腹或腰部胀痛，经血瘀块难下者，加炙乳香 6g、炙没药 6g。

经期头痛者，加入川芎 15g、蔓荆子 12g。

【验案举隅】

吕某，女，39 岁。2014 年 10 月 9 日初诊。

主诉： 经行腹痛 3 年。

现病史： 患者自月经初潮即有痛经，近 3 年来加重，月经前胸胁、乳房胀痛，且小腹疼痛而凉，畏寒。每次月经提前 5～7 天，色暗，有血块，伴有腰部酸楚困坠感，手脚凉，眠欠宁。B 超显示：双侧附件肿物，子宫结节。苔薄、微腻，脉沉取微弦。

辨证： 肝郁气滞，寒瘀阻络。

治法： 调肝消癥，温经通络，宁神。

处方：柴胡 10g，**香附** 10g，**赤芍** 12g，**白芍** 12g，**红花** 8g，**延胡索** 10g，**乌药** 6g，**小茴香** 6g（后下），**肉桂** 5g，**炙甘草** 8g，**丹参** 15g，玄参 15g，皂角刺 10g，当归 10g，黄连 10g，炒枣仁 20g（打碎）。20 剂，水煎服。

2014 年 11 月 26 日二诊：尽剂后患者月经提前 3 天来潮，痛经明显改善。血块已无，睡眠好转，腰痛。舌暗紫、苔薄，脉沉濡。治宜调肝通络、益肾、消癥、宁神。处方：**柴胡** 10g，**香附** 10g，**赤芍** 12g，**白芍** 12g，**鸡血藤** 15g，**丹参** 15g，**生地** 15g，**熟地** 15g，**红花** 8g，**延胡索** 10g，**乌药** 6g，**肉桂** 5g，续断 15g，皂角刺 10g，夜交藤 15g。20 剂，水煎服。

尽剂后，月经来潮，此后连续 3 个月行经未再出现痛经。

> **按：** 患者痛经以经前较甚，且伴胸胁、乳房胀痛及畏寒，说明肝气不舒、寒凝肝脉、血脉瘀滞较为突出，治以调肝理气、温经活血，兼以消癥（皂角刺、玄参）。又因眠欠宁增入黄连，与理气温经汤中的肉桂合成交泰丸，佐以炒枣仁宁心安神。全方增损切中病机，收效满意。

（三）崩漏——茅地治崩汤

【组成】白茅根 30g，生地 30g，杭芍 9g（酒炒），黄芩 15g，蒲黄炭 6g，小蓟 12g，生石斛 18g，益母草 12g，椿根皮 9g，阿胶 12g（烊化），生黄芪 30g，炙黄芪 30g。

【功效】清热养血，益气升陷，活血止血。

【主治】崩漏。症见经血逾期不止，淋漓不断，或暂停而复潮，或伴气短乏力，小腹空坠，腰膝酸软，舌暗或舌淡，脉弦细或沉涩。

【方解】此方体现了益气升陷止血和凉血止血的基本治法。方中白茅根、生地甘凉养阴，凉血止血，二药用量宜大，否则不足以挽崩中之急；佐以杭芍、阿胶、石斛增强养阴止血之效；黄芪用量亦宜多于其他诸味，在于益气升陷、固经止血；益母草、蒲黄炭活血止血，止血而不留瘀；黄芩、小蓟、椿根皮清热凉血止血。全方共奏清热养血、益气升陷、活血止血之效。

【加减】

气虚证候不明显者，可去生黄芪 10g、炙黄芪 10g。

血热重者去黄芪，并加黄连 6g、黄柏 9g，以凉血疗崩。

余老治崩巧用炭类药，重在"辨证用炭"。如气虚，加莲房炭、藕节炭、升麻炭；阴虚，加血余炭、陈棕炭、丹皮炭；阳虚，加艾叶炭、姜炭、百草霜（或另加伏龙肝等药）；血热，加地榆炭、苦参炭、侧柏炭；血瘀，加茜草炭、艾叶炭。

治疗轻证血崩或漏下，善用简效方药：其一为前贤用炭类药的变化方（莲房炭、百草霜、荆芥炭各6g，棕榈炭9g。共研、和匀，分2次酒调服或米饮调服）；其二是《罗氏会约医镜》中的一个验方，药用艾叶、姜炭、阿胶（烊化）各15g，水煎服。

【验案举隅】

何某，女，43岁。2014年2月15日初诊。

主诉：阴道不规则大量出血1周余。

现病史：患者3个月前先有月经延后1个月，后突发阴道流血，渐次增多（倍于月经期之经血），色暗红。少腹不适，腰部酸楚，烦热口渴，心微悸，晕眩，夜眠欠实，唇舌干燥，舌苔黄，脉滑数。两周前在某医院妇科求治，诊为功能失调性子宫出血。检查：子宫内膜厚，呈息肉样；右侧卵巢含有囊肿之滤泡。曾予以注射针剂及药物治疗均无效。

辨证：阴虚血热，冲任不固。

治法：清血热为主，兼以养阴调经止血。

处方：白茅根30g，生地30g，杭芍9g（酒炒），黄芩15g，蒲黄炭6g，小蓟根12g，生石斛18g，益母草12g，椿根皮9g，阿胶12g（烊化）。另加十灰散12g，水煎服。

患者服上方4剂后，血量大减，诸症悉缓；又服1周，出血渐止。后以调理脾胃、补气益血法以竟其功。

按：余老诊治崩中，尤着意辨析寒热、虚实及有无兼夹之证，以此为确立治法的辨证依据。余老指出，此病包括西医之功能失调性子宫出血，子宫或卵巢的多种肿瘤等。据临床所见，似以血热和中气虚陷两种证型较为常见，中医对此二型颇有效方。但新病、正气犹未大伤者较易奏效；久病虚羸、元气亏损者，则一时难以获痊，须在"澄源"与"复旧"方面精心调治。

此外，余老重视本病的中西医结合诊断，常嘱咐患者及早到医院做妇科检查。临床所见患者中，有一些是属于子宫、卵巢肿瘤患者。余老认为某些子宫肌瘤、卵巢囊肿所致之崩中，用中医辨证治疗颇有效验，而子宫颈癌（特别是菜花型）所致崩中，一般只能以"塞流"（止血）治法暂时取效，故仍当争取中西医结合治疗原发疾患，以免延误病情。

（四）带下——清利止带方

【组成】生地30g，丹皮15g，苍术12g，黄柏10g，生薏苡仁20g，败酱草12g。

【功效】利湿化浊，清肾止带。

【主治】妇科炎症性带下。症见带下黄浊，阴部异味，或伴有外阴瘙痒，舌红、苔腻，脉弦数。

【方解】带下为妇科炎症常见症状之一，其色有五，但俱不离湿邪为患。阴部属下焦，最易停湿聚热，故大法当以清利为主。方中生薏苡仁、败酱草、黄柏清化湿热；苍术燥湿运脾，以杜湿热酿生之源；带久伤阴助热，故以生地清热滋阴凉血，合丹皮清透血分伏热，兼以活血散瘀。全方共奏利湿化浊、清肾止带之功。

【加减】

带下清稀如水、量多无异味者，去黄柏，加芡实15g、白果10g。

气短乏力，腰酸痛者，加生黄芪30g、生白术15g，生地30g改为生地15g、熟地15g。

小腹冷痛，经期尤甚者，仿薏苡附子败酱散意，加制附子6~8g（先煎），温阳通经、活血化浊。

带下有血丝或呈咖啡色者，加茜草15g、乌贼骨30g、椿根皮12g。

【验案举隅】

李某，女，43岁。2015年2月4日初诊。

主诉：宫颈糜烂、阴道炎反复发作3年。

现病史：患者小腹胀痛不适反复发作3年余，白带多黏、色黄，伴有异味臭秽。月经提前4~5天，色黑，有血块。大便干燥结硬如羊屎，眠差多梦，舌尖红、苔薄腻，脉左沉小、右沉濡。

辨证： 气阴两虚，湿热下注，血瘀气滞。

治法： 清肾止带，益气阴，活血通经，润腑，宁神。

处方：生地 15g，**丹皮** 15g，**苍术** 12g，**黄柏** 10g，**生薏苡仁** 20g，**败酱草** 12g，生黄芪 15g，熟地 15g，当归 12g，柴胡 10g，生白芍 15g，延胡索 10g，丹参 15g，鸡血藤 15g，枳实 6g，熟大黄 3g，炒枣仁 20g（打碎）。14 剂，水煎服。

2015 年 3 月 18 日二诊：患者小腹胀痛好转，白带减少，已无异味，大便通畅，每日一行，睡眠改善，每晚能睡 6 小时左右。舌红、苔白，脉弦细。前方去丹参、鸡血藤，加芡实 15g、白果 10g，继服 20 剂。

后随访，患者称服完药后，带证治愈，多年小腹胀痛亦告痊愈。

> **按：** 患者宫颈糜烂、阴道炎反复发作，必有正气不足的一面，故治疗应着眼于扶正与祛邪兼顾。处方益气阴以扶正，清化湿浊、通腑逐瘀以祛邪。

（五）乳癖——疏肝消癖汤

【组成】 柴胡 10g，川楝子 10g，青皮 4g，陈皮 4g，玄参 15g，浙贝母 10g，夏枯草 10g，丹参 18g，炮山甲 8g（打碎、先煎）。

【功效】 疏肝消癖，通络化痰。

【主治】 乳腺炎、乳腺增生。症见乳房胀痛，经前痛甚，或增生结节，或乳头溢液，心情忧郁或急躁易怒，月经失调，舌红、苔白或苔腻，脉弦涩或弦数。

【方解】 此方是在柴胡疏肝散、金铃子散、消瘰丸等方基础上变化而成。方中柴胡、川楝子、青皮、陈皮疏畅肝、胃二经气机，气通则结散；浙贝母、夏枯草化痰散结，消瘰癖；佐以玄参滋阴解毒、软坚散结，使得疏肝化痰行散而不燥；丹参活血通络，凉血解郁；穿山甲活血消癥，为治疗乳腺增生要药。全方共奏疏肝消癖、通络化痰之功。

【加减】

发热、乳房红肿胀硬者，加蒲公英 30 ~ 60g、瓜蒌 15g、皂角刺 10g。

胸闷、胀痛明显者，加瓜蒌 10g、木香 6g、延胡索 10g。

结节硬痛者，加香附 10g、皂角刺 10g、王不留行 10g、莪术 10g、生牡蛎 30g（先煎）。

月经有血块，或兼有痛经者，加生地 15g、熟地 15g、鸡血藤 15g、川芎 15g、延胡索 10g。

急躁易怒者，加龙胆草 8～10g、丹皮 10g、栀子 10g。

【验案举隅】

例1：

赵某，女，34 岁。2014 年 6 月 11 日初诊。

主诉： 乳腺增生 10 余年，左侧乳房渗液 10 余天。

现病史： 患者未婚，素有双乳乳腺小叶增生疾患，并可触及多个增生肿块。每于月经前或生气时乳房胀痛，月经后缓解。10 余天前无明显诱因出现左侧乳房胀痛并渗出淡黄色液体，沾染衣服，故于 2014 年 6 月 6 日在当地市人民医院行彩超检查。彩超示：双侧乳腺组织增生；双乳低回声结节。颅脑核磁平扫＋增强：垂体微腺瘤，直径 0.5cm；左侧上颌窦炎症。甲状腺及妇科血检激素未见异常。目前患者除乳房胀痛外，伴有头痛、咽中有痰、胃中灼热，平素月经量少。水滑舌，脉沉小、微数。

辨证： 肝郁脾虚，痰凝瘀阻。

治法： 疏肝消癖，通络化痰，清脘，益气养血，兼治头痛。

处方： 柴胡 10g，川楝子 10g，**青皮** 4g，**陈皮** 4g，**玄参** 15g，**浙贝母** 10g，**丹参** 18g，**炮山甲** 8g（**打碎、先煎**），竹茹 10g，杏仁 10g，黄连 10g，黄芩 10g，炙黄芪 36g，当归 10g，川芎 15g，白芷 10g。20 剂，水煎服。

2014 年 10 月 22 日二诊：2014 年 9 月 26 日复查颅脑核磁，垂体右侧高度约为 0.6cm，左侧约为 0.52cm，垂体柄略左移。增强扫描后垂体明显强化，近右侧颈内动脉处见尖圆形轻度强化区约 0.3cm×0.28cm，海绵窦区未见异常信号。服前方后，患者头痛明显减轻，月经量少，本月月经推迟 10 天，经色正常。乳房溢液消失但仍有乳房胀痛，胃胀不消化，咽中有痰难咳，睡眠中易出现呼吸困难。大便黏滞，每2~3天一行。畏寒。舌苔薄腻，脉濡弦。治宜调肝，消瘾，散结，利咽，和中，补气血，护阳。处方：**柴胡**10g，**川楝子**10g，**青皮**5g，**玄参**15g，**炮山甲**8g（**打碎、先煎**），川芎15g，香附10g，莪术10g，白附子6g，桔梗10g，苏梗10g，木香6g，炙黄芪30g，当归10g，生地15g，肉桂5g，制附片6g（先煎）。30剂，水煎服。

2015年3月18日三诊：尽剂后，患者乳房胀痛明显缓解，咽部痰堵感及睡眠中呼吸困难消失。胃脘热、胀，头晕，乏力，双眼睑肿胀，后脑枕部偶有疼痛，大便时干时稀，每日1次。舌苔薄、微腻，脉弦意稍减。治宗前法出入。上方去玄参、桔梗、制附片，加胆南星6g、炒白术12g、僵蚕10g。继服30剂。

2015年4月22日四诊：5天前患者月经来潮，量较以前增多。胃脘热胀缓解，后脑痛消除，时有眩晕。大便每日1次、成形，舌红、苔白稍腻，脉弦细。2015年4月20日增强磁共振：垂体形态如常，未见明显增厚，垂体上缘未见明显局限性隆起，垂体高度约0.58cm。增强后垂体内未见明显异常强化。垂体柄居中。乳腺增生肿块亦全部消除。治宜调肝通络，散结化痰，益气养血。处方：**柴胡**36g，**川楝子**30g，**青皮**20g，**陈皮**20g，**炮山甲**60g，**玄参**30g，**浙贝母**30g，**夏枯草**30g，竹茹30g，香附36g，莪术40g，僵蚕40g，胆南星30g，山慈姑30g，生黄芪80g，当归36g，川芎36g，生地30g，熟地30g。上药为细末，水泛为丸，如梧桐子大，每服6g，每日2次。巩固治疗。

> **按：** 患者全身症状及病机较为复杂，虚实互见，寒热错杂，然而肝气不舒、痰凝血瘀为其核心病机，故初诊予疏肝消瘾汤调肝气、活血、化痰、散结，同时佐用清脘法（黄连、黄芩）以治肝胃郁热，佐以益气祛风活血法（黄芪、当归、川芎、白芷）以治头痛、月经量少。二诊以后，以益气养血护阳法（黄芪、当归、肉桂、附子）合化痰散结法（莪术、白附子、僵蚕、胆南星、山慈姑），攻补兼施，配合疏肝消瘾法治疗乳腺增生和垂体瘤，补泻得宜，收效明显。

例2:

王某，女，40 岁。2015 年 5 月 27 日初诊。

主诉: 乳腺增生、右侧卵巢囊肿。

现病史: 患者 1 个月前因经前乳房胀痛、小腹胀痛，去医院检查发现双乳结节样增生，左乳外上象限可触及枣大圆形肿块 3 枚，活动度较好，且有触痛，右乳乳头正下方可触及 2 枚黄豆大结节，伴触痛。右侧卵巢囊肿。且患者每值经期均有唇部生疮。现乳房时有胀痛，眠易醒，颜面及手脚心热，偶有头痛，排便不爽，每日 2 次。舌苔薄腻，脉势沉小。

辨证: 肝郁气滞，阴虚内热，痰瘀阻滞。

治法: 疏肝，育阴，消癖，宁神，健脾行气，兼治头痛。

处方: 柴胡 10g，**川楝子** 10g，**青皮** 6g，**玄参** 15g，香附 10g，生地 15g，熟地 15g，赤芍 12g，皂角刺 10g，炒枣仁 20g（打碎），枳实 5g，炒白术 12g，秦艽 10g。14 剂，水煎服。

2015 年 6 月 10 日二诊: 尽剂后，患者乳房胀痛减轻，乳腺肿块结节略缩小。手脚心热及头痛好转，大便每日 1 次。前方去秦艽、枳实、炒白术，加桃仁 10g、夏枯草 12g、穿山甲粉 5g（冲服），继服 20 剂。

2015 年 7 月 1 日三诊: 患者乳房胀痛好转，结节肿块几乎消散。睡眠好转，月经前腹胀痛消除且唇部生疮未再发生，改成丸药巩固治疗。

处方: 柴胡 40g，**川楝子** 40g，**青皮** 18g，**玄参** 40g，**夏枯草** 36g，**穿山甲粉** 18g，香附 40g，皂角刺 40g，生地 40g，熟地 40g，赤芍 36g，炒枣仁 40g（打碎），桃仁 18g。上药为细末，水泛为丸，每服 6g，每日 2 次。

> **按:** 患者乳房胀痛及唇疮发生于月经前，说明与气血不调密切相关，以柴胡、川楝子、香附、青皮调肝气、行气和血为主，佐以育阴法（玄参、生地、熟地）降虚火、敛疮痛，佐以皂角刺化痰散结，佐以枳术丸健脾行气、调气通腑，佐以秦艽疏风行经络兼治头痛。二诊增入桃仁、穿山甲、夏枯草加强散结消癖的力量。后改汤为丸以资巩固，疗效显著。

（六）产后风——疏风止搐散

【组成】 荆芥 12g，防风 10g，当归 12g，白芍 15g，川芎 12g，生龟板 12g（先煎），生牡蛎 24g（先煎），炙黄芪 45g。

【功效】 疏风养血，益气固表，滋阴潜阳。

【主治】 产后风。症见面色苍白或晦暗，关节疼痛，虚汗乏力，或搐搦不止，牙关紧急，舌淡、苔白，脉弦细。

【方解】 妇人产后血虚气弱，阴亏阳浮，最易感受虚风，风引经脉，筋肉瘛疭；或因血虚，筋脉失于濡养而挛急。当务之急为益气养血柔筋，同时佐以潜镇熄风以治搐搦。方中当归、白芍、川芎养血、濡润经脉，黄芪益气固表祛风，荆芥、防风散风止搐，牡蛎、龟板滋阴潜阳、熄风止痉。全方祛邪兼顾扶正，共奏益气养血、滋阴潜阳、疏风止痉之效。若为病情急重，抽搐频繁者，宜浓煎，每日服 2 剂，每隔 4 小时一服。

【加减】

汗出淋漓，易感风邪者，加山萸肉 20g、浮小麦 30g。

寒热恶风，自汗，颈强者，加桂枝 10g、葛根 15g、天花粉 6g。

关节痛甚，遇冷加重，或头痛较甚者，加制附片 6g（先煎）。

【验案举隅】

俞某，女，32 岁。2015 年 1 月 28 日初诊。

主诉： 产后关节酸软乏力伴手足抽搐疼痛 3 年余。

现病史： 患者 3 年前分娩后因体虚多汗而受风，后出现四肢及关节酸软乏力，时有手足及小腿拘挛抽搐疼痛，劳动后加重。除上述症状外，现还伴胃胀，易恶心，月经色黑有块，眠差易醒，纳食一般。舌苔薄，脉沉小。

辨证： 表虚失固，寒瘀内停，胃失和降，心肾不交。

治法： 疏风养血，益气固表，调经通络，和中，交通心肾。

处方：防风 10g，**当归** 10g，**炙黄芪** 30g，生地 30g，秦艽 10g，独活 10g，海风藤 15g，鸡血藤 15g，苏梗 10g，陈皮 6g，清半夏 6g，黄连 8g，肉桂 5g。14 剂，水煎服。

2015年3月18日二诊：此方先后服用30余剂，患者自觉关节酸痛明显缓解，抽筋疼痛现象未再发作。自汗症状减轻，体力较前增强，胃胀、恶心发作次数减少，睡眠较好。舌红、苔薄、脉沉小。宗前法，上方去黄连、肉桂，加生龟板12g（先煎）、生牡蛎24g（先煎），以滋肾潜镇止搐。继服20剂。

患者尽剂后复诊，全身无明显不适症状，病得痊愈。嘱其自购人参养荣丸2盒以资巩固。

> **按：** 患者产后外受风湿，且劳动后症状加重，则其病机为血亏气弱、邪气外侵，故以当归、鸡血藤养血和营，黄芪补气固表，秦艽、独活、海风藤祛风通络。因兼有胃胀、恶心及失眠，故佐以和中（苏梗、陈皮、清半夏）、交通心肾（黄连、肉桂）以促眠。二诊增入龟板、牡蛎潜镇止痉，滋补肾精，柔筋止痛。

（七）不孕症——暖宫促孕方

【组成】 炙黄芪30g，炒白术12g，当归10g，生地15g，熟地15g，炒白芍12g，肉桂5g，补骨脂12g，鹿角胶10g（烊化）。

【功效】 补气血，调冲任，益肾安胎。

【主治】 不孕症或习惯性流产。症见面色不华，倦怠乏力，经期下腹部寒痛、四肢寒冷、经血色黑暗滞，或夹有血块。难以受孕或屡孕屡堕。

【方解】 妇人不孕主要关乎肾气、冲任和胞宫。《素问·上古天真论》云："女子七岁，肾气盛，齿更发长；二七天癸至，任脉通，太冲脉盛，月事以时下，故能有子。"说明肾气充足，冲脉、任脉才能发挥正常涵养胞宫的作用，这是嗣育的基础。《傅青主女科·种子门》又指出："天寒冰之地，不生草木，重阴之渊，不长鱼龙，今胞胎既寒，何能受孕？"说明寒阻胞宫，寒凝血瘀，亦是造成不孕或胎孕不固的重要因素。余老认为，无器质性病变而难以受孕成胎或习惯性流产者，多是由于冲任气血亏虚、胞宫寒冷、肾失封藏。所以，余老临床对于不孕或习惯性流产患者多从升补气血、调畅冲任、益肾通络角度论治，处方选用补脾益气的黄芪和白术升阳促孕，当归、生地、熟地、白芍滋阴养血，充养血海根基，佐以肉桂、补骨脂、鹿角胶暖宫摄精、益肾固胎。

已孕而难保，频频堕胎者，亦责之于冲任气血亏虚、胞宫寒凝。而对于此证，余老往往又合入《景岳全书》举元煎（人参、黄芪、白术、炙甘草、升麻），以升阳气、固胎元。

【加减】

胎动不安，易于流产者，加黄芩 10g、苎麻根 15g。

宫腔粘连或输卵管不通畅者，加制香附 15g、皂角刺 10g、路路通 10g、刘寄奴 12g、茜草 12g。

肾气不足，孕卵发育不成熟，难以成孕，或反复流产者，加紫河车 8g、续断 15g、菟丝子 12g、桑寄生 15g。

痛经、小腹冷坠者，加小茴香 5g、延胡索 12g、白芷 10g。

月经量少，颜色稀淡者，加阿胶 10g（烊化）、艾叶 10g。

情绪不宁，精神紧张，月经稀少，甚则不排卵者，加柴胡 10g、枳壳 6g、木香 6g、制香附 10g、紫石英 20g（先煎）。

【验案举隅】

例 1：

张某，女，37 岁。2015 年 1 月 7 日初诊。

主诉：习惯性流产。

现病史：患者已婚 13 年，曾于 2007、2011、2013 年怀孕，但均流产。第一胎因腹泻流产，后两次均因无胎心而自然流产。2014 年因"宫腔粘连Ⅱ度"于北京某三甲医院行宫腔粘连松解术、子宫内膜息肉切除术、刮宫术。现月经周期 30 天，行经 3～4 天，色暗红，有血块，经前乳房胀痛，行经时腹坠，腰酸冷痛，纳食、睡眠、二便均正常。输卵管通畅，但较迂曲。舌苔薄、微腻，脉沉弦数。

辨证：冲任受损，气血两虚，寒瘀凝滞胞宫。

治法：补气血，调冲任，补肾通络。

处方：炙黄芪 36g，**炒白术** 12g，**当归** 10g，**生地** 15g，**熟地** 15g，**炒白芍** 12g，**肉桂** 5g，**补骨脂** 12g，**鹿角胶** 10g（烊化），续断 15g，升

麻 10g，柴胡 10g，制香附 12g，路路通 10g，炒山药 20g，益母草 12g。20 剂，水煎服。

2015 年 3 月 4 日二诊：患者连服 40 剂，尽剂后，月经量增多，行经 4～5 天，经色转红，近两次月经未出现痛经现象，月经周期变为 28 天，少腹凉。舌红、苔白，脉沉微弦。治宗前法，兼以温宫。处方：**炙黄芪** 50g，**当归** 10g，**生地** 15g，**熟地** 15g，**炒白芍** 12g，**鹿角胶** 10g（**烊化**），**补骨脂** 12g，**肉桂** 6g，桑寄生 15g，柴胡 10g，制香附 12g，升麻 10g，丹参 18g，炒山药 20g，小茴香 5g。20 剂，水煎服。

2015 年 3 月 25 日三诊：精力较好，小腹凉改善，舌红苔白，脉沉。前方去升麻、柴胡、丹参，加紫河车 8g、续断 15g、菟丝子 12g，继服 20 剂。

2015 年 4 月 15 日四诊：患者月经延迟 20 天未至，检查发现已经怀孕，宗前法，增强补肾固胎。处方：**炙黄芪** 30g，**当归** 10g，**生地** 15g，**熟地** 15g，**炒白术** 12g，**炒白芍** 12g，**补骨脂** 12g，桑寄生 15g，黄芩 10g，紫河车 8g，续断 15g，菟丝子 12g，炒山药 20g。20 剂，水煎服。嘱患者隔 1 天服 1 剂。

后随访，患者以上方隔日 1 剂，连续服用 45 剂，后妊娠足月而顺产一男婴。

> **按**：患者反复堕胎而难以正常孕育，据其脉证应责之于三方面因素：一是先天不足、冲任不固，二是胞宫寒冷、疏泄不畅、痰瘀阻滞，三是手术损伤。鉴于以上原因，余老选用具有升补气血、调畅冲任功能之暖宫促孕方合《景岳全书》举元煎加减，同时佐以补肾通络。方中鹿角胶、续断补肾温经，均为延嗣要药；升麻、柴胡增强原方升举阳气、固胎安胎之效，炒山药增强原方健脾固摄之力；香附、路路通、益母草疏肝行气、活血化痰，为余老常用的具有疏通输卵管作用的经验用药。经过调补冲任，二诊时患者月经已有改观，惟现少腹凉，说明仍有宫寒证候，故加肉桂、小茴香暖宫理气。全程坚持以升补气血、调畅冲任、补肾通络为基本治法。待受孕后，增加桑寄生、黄芩、紫河车、续断、菟丝子、炒山药等补益肝肾、安胎固胎药物收功。

例 2：

刘某，女，32 岁。2014 年 2 月 26 日初诊。

主诉：习惯性流产。

现病史：患者已婚 6 年余，患宫外孕并行药物流产两次，于 2014 年 2 月 4 日怀孕不足 40 天而自然流产。目前腹痛、腹泻，腰酸，既往月经正常，经前畏寒。舌红、苔薄，脉沉小，重取无力。

辨证：脾肾两亏，气血不足，寒凝胞宫。

治法：调补气血冲任，益肾健脾，升清止泻。

处方：炙黄芪 30g，**炒白术** 12g，**当归** 10g，**熟地** 30g，**炒白芍** 12g，**肉桂** 5g，**补骨脂** 12g，续断 15g，紫河车 6g，西洋参 3g，茯苓 15g，炒山药 20g，陈皮 6g，赤石脂 12g，升麻 6g，炙甘草 6g。30 剂，水煎服。

2014 年 3 月 26 日二诊：尽剂后，患者腹泻症状减轻，腰酸好转，本月 22 日行经，月经前仍怕冷，行经时腹微痛。舌红、苔薄，脉沉濡。治宜调补气血，固冲任，升清止泻，温经养血。处方：**炙黄芪** 30g，**炒白术** 12g，**当归** 10g，**熟地** 15g，**炒白芍** 15g，**肉桂** 5g，**补骨脂** 12g，升麻 6g，茯苓 15g，黄芩 10g，太子参 10g，阿胶 10g（烊化），艾叶 10g。30 剂，水煎服。

2014 年 4 月 23 日三诊：尽剂后，患者腹痛、腹泻好转。劳累后易疲劳、腰痛，左脉沉濡，右脉微弦，苔薄、微腻。治宜调补气血冲任，健脾升清，兼以益肾。处方：**炙黄芪** 20g，**生地** 15g，**熟地** 15g，**当归** 10g，**炒白芍** 15g，**补骨脂** 12g，**肉桂** 5g，**生黄芪** 20g，黄芩 10g，升麻 6g，太子参 10g，炒山药 20g，紫河车 8g，续断 15g，山萸肉 10g。30 剂，水煎服。

2014 年 6 月 25 日四诊：尽剂后，患者主观症状完全消除，停药已有 3 周余，腰痛复现。舌苔腻减，脉势小弦、尺弱。治宗前法，上方去紫河车、山萸肉、黄芩，加制附片 6g（先煎）、沙苑子 15g、桑寄生 15g。30 剂，水煎服。

2014 年 8 月 6 日五诊：患者夜间睡眠时腰痛加重，胸部易生痤疮。苔薄微腻，脉沉濡。治宜养血，益肾，清木消痤。处方：**当归** 10g，**炒**

白芍 15g，**炒白术** 12g，**熟地** 24g，柴胡 10g，黄芩 10g，陈皮 5g，续断 15g，炒山药 20g，龙胆草 6g，僵蚕 6g，地肤子 12g。30 剂，水煎服。

2014 年 9 月 10 日六诊：患者腰痛明显好转，痤疮渐愈，自觉体力、精力较初诊时已明显增强。舌苔薄微腻，脉沉小，重取偏虚。治宜调补气血，益肾通络。处方：**生地** 15g，**熟地** 15g，**当归** 10g，**炒白芍** 15g，**炒白术** 12g，**补骨脂** 12g，**生黄芪** 30g，黄芩 10g，太子参 10g，茯苓 15g，紫河车 8g，陈皮 6g，沙苑子 12g，丹参 15g。30 剂，水煎服。

2014 年 12 月 17 日七诊：患者已停药两个月，月经正常。偶觉口干，余皆正常。脉沉濡，苔白微腻。患者计划于下月行人工辅助生殖术，现希望增强体质，确保成功。治宜调补气血、脾肾。处方：**炒白术** 12g，**生地** 15g，**熟地** 15g，**白芍** 12g，**生黄芪** 30g，**当归** 10g，**补骨脂** 10g，**鹿角胶** 10g（**烊化**），太子参 10g，茯苓 15g，黄芩 10g，赤芍 12g，川芎 12g，山萸肉 10g，生石斛 20g，炒山药 20g。30 剂，水煎服。

2015 年 12 月随访：患者于 2015 年 1 月 12 日在北京某三甲医院行辅助生殖人工授精术，嗣后监测孕卵情况较为良好，怀孕至足月顺产一男婴。

> **按**：患者宫外孕流产及自然流产致冲任损伤，究其原因显系脾肾亏虚、胞宫寒冷所致。治疗重在益气养血、调摄冲任，故予暖宫促孕方合举元煎加紫河车、续断，补益先后天、暖宫促孕。西洋参、炙甘草、山药、茯苓、赤石脂健脾固肠，佐以升麻升补中气、固摄胞宫，以充胎元之气。后续方药虽有加减，但基本未离调补先后天之本。佐以黄芩，一是为防止肉桂过于燥热，二是黄芩有安胎效能。

（八）癥瘕——柴桂消癥饮

【组成】柴胡 10g，香附 10g，桂枝 10g，茯苓 15g，赤芍 10g，生黄芪 30g，三棱 10g，莪术 10g。

【功效】调肝消癥，活血散结，益气通络。

【主治】子宫肌瘤。症见痛经，经行加重，或小腹绵绵冷痛，痛引腰骶，经量失常，或崩漏不止，或艰涩难行，脉沉涩细弦。

【方解】子宫肌瘤是子宫平滑肌组织增生而形成的良性肿瘤，属于中医"癥瘕"范畴。子宫又称胞宫，为奇恒之腑，亦泻亦藏，藏泻有时，其藏泻之功与肝密切相关。余老临证重视调肝，认为肝主疏泄，为一身气机条畅之主，百病每多生于气郁，而气郁又易致脏腑气机郁滞，故调肝之法虽然是在调节一脏，但是实际有助于其他四脏生理功能的发挥以及病理状态的自愈。对于本病而言，肝气调畅，胞宫气血疏泄、蓄溢方能调畅而有序。反之，肝气不舒，气机郁结，则阳气失煦、阴血失濡，寒气、痰饮、瘀血相兼乘之，日久则化为有形之癥瘕，故治疗立法重在调肝活血以消癥。本方是在柴胡疏肝散、桂枝茯苓丸、理冲汤（生黄芪、党参、白术、生山药、天花粉、知母、三棱、莪术、生鸡内金）三方基础上化裁而来。柴胡疏肝散为疏肝活血、理气解郁名方，桂枝茯苓丸为仲景治疗妇人癥瘕、崩漏要剂。理冲汤出自张锡纯《医学衷中参西录》，主治"妇女经闭不行或产后恶露不尽，结为癥瘕，以致阴虚作热，阳虚作冷，食少劳嗽，虚证沓来"。三方合用，疏肝活血、散寒通络、益气消癥，补泻兼施，标本兼顾，切中病机。且全方补泻得当，既能消伐有形之癥瘕，又无攻破耗损正气之虞，正如张锡纯所言，"用三棱、莪术以消冲中瘀血，而即用参、芪诸药，以保护气血，则瘀血去而气血不至伤损。且参、芪能补气，得三棱、莪术以流通之，则补而不滞，而元气愈旺。元气既旺，愈能鼓舞三棱、莪术之力以消癥瘕，此其所以效也"。

【加减】

痛经较甚者，加生白芍 15g、白芷 10g、延胡索 10g。

月经量多，经期延长者，加阿胶 10g（烊化）、艾叶炭 10g、棕榈炭 10g。

月经量少者，加当归 10g、鸡血藤 15g、生地 15g、熟地 15g。

带下量多者，加败酱草 12g、黄柏 10g、生薏苡仁 20g。

【验案举隅】

于某某，女，42 岁。2014 年 8 月 1 日初诊。

主诉：月经量少 1 年余。

现病史：患者月经量减少 1 年余，在北京某三甲医院检查，B 超示子宫肌层实质性肿块，大小约 2.5cm×3.2cm，诊断为子宫肌瘤。因畏惧手术治疗，求治于余老。目前急躁易怒，神疲乏力，纳眠差，月经量少，经行 1 天即止，行经前后腹痛。舌红、苔薄腻，脉沉微数、右脉小弦。

辨证：肝郁血瘀，气血亏虚，瘀滞胞宫。

治法：调肝，益气血，消癥，通络，除烦宁神。

处方：**柴胡** 10g，**香附** 10g，**桂枝** 5g，**茯苓** 15g，**赤芍** 10g，**生黄芪** 36g，**三棱** 10g，**莪术** 10g，当归 10g，白芍 10g，鸡血藤 15g，生地 15g，熟地 15g，玄参 15g，龙胆草 8g。20 剂，水煎服。

2014 年 8 月 22 日二诊：尽剂后，患者周身乏力改善，烦躁除，月经经期 4 天，趋于正常。眼眶痛，偶有不寐，身痒有红疹。舌苔薄、微腻，脉微弦。治宜调肝消癥，调补气血，兼以宁神，治皮疹。处方：**柴胡** 10g，**赤芍** 10g，**桂枝** 5g，**茯苓** 15g，**生黄芪** 24g，**三棱** 10g，**莪术** 10g，当归 10g，白芍 10g，丹参 15g，丹皮 12g，玄参 15g，夜交藤 12g，地肤子 12g，僵蚕 6g。20 剂，水煎服。

2014 年 9 月 24 日三诊：患者于 9 月 18 日复查 B 超：子宫正常范围声像图，肌层回声均匀，未见肿块。目前精神较前明显改善，经期 4～5 天，经量正常。睡眠佳，红疹消除。舌红、苔白微腻，脉细、左尺弱。嘱患者自购艾附暖宫丸和桂枝茯苓丸巩固治疗。

> **按**：患者平素情志抑郁烦躁，肝气不舒证候明显，日久肝郁血瘀，导致气血生成不足且流通不畅，胞宫藏泻失职，形成子宫肌瘤又会加重气滞血瘀。治宜调肝行气、活血通络，气血调和则癥瘕自散。方用柴桂消癥饮佐以养血和血（当归、生地、熟地、白芍、鸡血藤）、润燥除烦（玄参、龙胆草）之品，其中玄参滋水涵木、龙胆草清肝除烦，以增强疏肝的效果。二诊烦躁除，故去龙胆草、香附。去香附，因恐其过用则劫肝阴，耗气伤血，《医学衷中参西录》有言，"从来医者调气行血，习用香附，而不习用三棱、莪术。盖以其能破癥瘕，遂疑其过于猛烈。而不知能破癥瘕者，三棱、

莪术之良能，非二药之性烈于香附也。愚精心考验多年，凡习用之药，皆确知其性情能力。若论耗散气血，香附犹甚于三棱、莪术。若论消磨癥瘕，十倍香附亦不及三棱、莪术也"，诚为经验之谈。全方攻补兼施，患者不仅体力和精神明显改善，子宫肌瘤亦完全消散，收到较好效果。

第十章　儿　　科

（一）小儿咳喘——疏风止嗽饮

【组成】麻黄 1 ~ 3g，杏仁 1 ~ 3g，生甘草 1 ~ 3g，荆芥 1 ~ 3g，黄芩 1 ~ 3g，苏子 1 ~ 3g，葶苈子 1 ~ 3g（包煎），炙桑白皮 1 ~ 3g。

【功效】疏表宣肺，清金止嗽。

【主治】3 岁以下小儿发热咳喘，或伤风感冒后，咳嗽不愈，或哮喘。症见恶风，发热，咳嗽，气急，鼻翼煽动，或伴咽哑声嘶，痰多气急，痰稠色黄，大便不通，舌红苔白，或苔黄腻，脉浮数，或浮细，或滑数。

【方解】本方是在三拗汤和定喘汤二方基础上化裁而来。三拗汤出自《太平惠民和剂局方》，治疗外感风寒留恋于肺，肺失宣降之证。表寒不解故发热恶寒或恶风，肺气不宁故咳喘。定喘汤出自《摄生众妙方》，功能宣肺降气、清热化痰，主治风热外束、痰热内蕴之哮喘。二方合方加减增强了外散风寒、内化痰热、宣肺降气的功效。方中麻黄、荆芥疏风散寒，开表宣肺；黄芩清金肃肺，佐以苏子、杏仁降气化痰；桑白皮、葶苈子泻肺祛痰，止嗽定喘；甘草利咽止嗽，调和诸药。

【加减】

高热不退者，加生石膏 6 ~ 10g（先煎）、芦根 3 ~ 6g、蝉蜕 3 ~ 6g。

便秘，痰黏难咳者，加天竺黄 1 ~ 3g、牛蒡子 1 ~ 3g（打碎）、瓜蒌 3 ~ 5g。

鼻塞或流涕者，加苍耳子 1 ~ 3g、辛夷 1 ~ 3g（包煎）、细辛 1 ~ 1.5g（后下）。

病毒性感冒，发热，咳喘，血象白细胞不高、淋巴细胞降低者，加板蓝根 3 ~ 5g、大青叶 3 ~ 5g。

【验案举隅】

朱某，男，1岁3个月。2003年11月15日初诊。

主诉： 咳喘迁延不愈4个月余，感冒后加重并伴发热1天。

现病史： 患儿其母代诉，患儿4个月前忽患咳逆，上气不足，经常烦哭。近来咳喘加重，入夜不能安眠。曾在妇幼保健院诊治，确诊为"外感后毛细支气管炎"。1天前感冒后咳喘加重，目前主症：面色㿠白，干咳，气憋，鼻翼煽动，不能平卧，烦躁，发热（38.1℃），呼吸76次/分。

辨证： 风寒闭肺，痰热内蕴。

治法： 疏表宣肺，清金止嗽。

处方： 麻黄1.5g（先煎），荆芥2g，黄芩2g，苏子2g，杏仁2g，葶苈子3g（包煎），炙桑白皮2g，生甘草2g。

上方连服8剂，热退而诸症悉除，咳嗽痊愈。

> **按：** 小儿外感咳喘，最畏肺表郁闭，闭则热难退、喘难定，且易生变证。同时，应注意肺与大肠相表里，大肠腑气通畅则肺气易于宣肃，故方中除选用疏风清肺药外，佐用杏仁、苏子化痰，因二者兼有润肠通腑降气之效。

（二）小儿遗尿——益气缩泉饮

【组成】 炙黄芪6~10g，北沙参3~6g，炒白术3~6g，陈皮1~3g，菟丝子3~6g，益智仁2~5g，桑螵蛸3~6g，覆盆子3~6g。

【功效】 补肺益气，缩泉止遗。

【主治】 小儿遗尿。症见3岁以上小儿，每周夜间遗尿超过2次，持续半年以上。或伴有纳差、便溏、夜寐不实，舌淡苔白，脉细弱尺虚。

【方解】 余老指出，肾主膀胱，司二便，小儿遗尿多责之于肾气未全，世人多用金匮肾气丸、固脬饮、缩泉丸治之。然而亦有缘于脾气不固者，明·张景岳认为，"盖小水虽利于肾，而肾上连肺，若肺气无权，则肾水终不能援，故治水者必须治气"（《景岳全书·杂证谟》）。

清·林珮琴《类证治裁》曰："大抵遗溺、失精，由肺、肾、膀胱气虚。"故方用补中益气汤和缩泉丸加减，培补脾肾以固堤。方中黄芪、北沙参、炒白术、陈皮健脾益肺，升清阳以制水之上源；菟丝子、益智仁、桑螵蛸、覆盆子温肾暖脬，以固水之下源。诸药共奏缩泉止遗之效。

【加减】

大便稀溏者，加茯苓3～6g、炒山药8～10g。

食积腹胀，消化不良者，加焦三仙各3～6g、炒内金3～6g、鸡矢藤3～6g。

咳嗽或咽炎，平素咽部不适者，加白果3～6g、锦灯笼3～6g、金果榄3～6g。

【验案举隅】

周某，男，5岁。1961年7月8日初诊。

主诉：夜间遗尿两年余。

现病史：其母代诉，两年来患儿几乎每夜都有遗溺，外无别症。在诸多诊疗机构诊治，曾用过金匮肾气丸、固脬丸加减而乏效。

辨证：肺脾气虚，肾气不固，水道失约。

治法：补肺益气，缩泉止遗。

处方：炙黄芪10g，**北沙参**5g，**炒白术**4g，**陈皮**2g，**菟丝子**5g，**益智仁**5g，**桑螵蛸**4g，**覆盆子**5g。6剂，水煎服。

以上方据症加减，服药1个月余，遗尿基本好转。

> **按：**小儿肾气未充，脾气不实，肺气虚，水道失约，而致遗尿。治宜补肺脾益气、升清，佐以固肾缩泉，故收良效。

（三）小儿痿病——养荣健步汤

【组成】党参4g，苍术5g，白术5g，山药8g，麦冬5g，木瓜3g，生地8g，熟地8g，乌梢蛇3g，红花4g，土鳖虫2g，桂枝3g，生薏苡仁6g，川牛膝4g。

【功效】益气养营健脾，温经活络渗湿。

【主治】 小儿麻痹症，进行性肌营养不良，或运动神经元疾患，属于中医痿病。症见肌肉无力，或下肢肌肉萎缩，不能行走，体乏肢倦，脉沉无力。

【方解】 小儿麻痹症又名"软脚瘟"，中医认为，该病系由于外感湿热疫毒之邪，耗气伤血，留恋脾肾，日久损伤精血，湿热下注，导致筋脉弛纵而成。其他神经肌肉疾患导致身痿或下痿，皆是由正气不足，精血亏虚，外受湿热所致，证属本虚标实，亦可归属于中医痿证。治宜益气养营健脾，温经活络渗湿。《素问·太阴阳明论》曰："四肢皆禀气于胃，而不得至经，必因于脾乃得禀也，今脾病不能为胃行其津液，四肢不得禀水谷气，气日以衰，脉道不利，筋骨肌肉皆无以生，故不用焉。"方中党参、山药、苍术、白术益气健脾，佐以木瓜、麦冬滋养胃阴，两组药物相配伍，阳生阴长，输布精微，强壮肌肉；生地、熟地滋阴养血，佐以乌梢蛇、红花、土鳖虫活血通络，桂枝温经活血、助阳化气；生薏苡仁化湿浊、疗痿躄；川牛膝引药下行，调补肝肾，活血利湿。诸药合用共奏补虚泻实、养荣健步之效。

【加减】

气短乏力，肌肉萎缩，甚或瘫软不能起床者，加生黄芪 8~10g、炙黄芪 8~10g。

发热口渴，或心烦、咳喘，舌红，脉数者，可以合入竹叶石膏汤加减，清肺胃之热。

发育迟缓者，加入制龟板 3~6g（先煎）、菟丝子 6~10g。

消化不良，大便溏泻者，加炒内金 3~5g、赤石脂 5~8g（包煎）、草豆蔻 1~3g（后下）。

【验案举隅】

于某，男，3 岁。1961 年 4 月 11 日初诊。

主诉： 双下肢痿弱无力，影响行动 1 个月余。

现病史： 家长告称，患儿于两个月前曾有高热，连续 4 日。其后 1 周余即感肢体痿弱。原能快步跳跃、登高，现感肢体痿软，不良于行。来诊时，患儿腿部肌肉痿软、松弛殊甚，大便稀溏。在包头市立医院儿科诊治，确诊为小儿麻痹症。舌苔微腻，脉细数。

辨证：肺脾气虚，湿瘀阻络。

治法：益气养营健脾，温经活络渗湿。

处方：**党参**4g，**生地**8g，**熟地**8g，**麦冬**5g，**红花**4g，**苍术**5g，**白术**5g，**山药**8g，**桂枝**3g，**乌梢蛇**3g，**木瓜**3g，**生薏苡仁**6g，**川牛膝**4g，**土鳖虫**2g。7剂，水煎服。

后以此方据症加减，患者连续服用80余剂，症情明显好转，下肢肌肉痿软、行步明显改善。

> **按**：患儿腿部肌肉痿软无力，发生于外感热病之后，中医认为，是属"肉痿"范畴，缘于脾肺功能为热邪所约，不能宣布精微、行气于四肢，故治疗重在益气健脾。因患儿伴有消化不良、大便稀溏，脾虚兼湿证候明显，故佐以渗湿之品。痿证为顽疾，日久必致络脉湮瘀，故又选用乌梢蛇、土鳖虫通络搜剔之品。药证相合，故收良效。

（四）儿童多动症——平肝清心饮

【组成】生龙骨20g（先煎），生牡蛎20g（先煎），珍珠母15g（先煎），生杭芍8g，玄参10g，生地15g，黄连8g，柏子仁6g，远志6g，石菖蒲6g。

【功效】潜镇育阴，清心开窍。

【主治】儿童多动症。症见注意力不集中，注意短暂，活动过多，情绪易冲动，烦躁失眠，或伴有认知障碍和学习困难。舌红苔白或黄，脉沉数或细数。

【方解】余老认为，小儿心、肝有余，肾水易亏，由于先天不足（本病多见于剖宫产和早产儿）或后天失养（乳食厚味、电子声像等声光刺激、学习紧张、家庭关爱不足）等因素，以致水火失济，故而导致本病发生。其治疗重点在于调理心、肝二脏，心肝气火平复则肾水易充，水升火降，心肾既济，且水源充足自能涵濡肝木，阴平阳秘，精神乃治。平肝清心饮是在唐·孙思邈《备急千金要方》孔圣枕中丹（龟板、龙骨、远志、石菖蒲）和宋·许叔微《普济本事方》真珠母丸

（珍珠母、酸枣仁、柏子仁、龙齿、当归、熟地、人参、茯神、沉香、犀角、辰砂、金银花、薄荷）二方基础上化裁而来，此二方一开心窍，一镇肝逆，相辅相成。佐以玄参滋肾柔肝木，生杭芍养血柔肝，黄连清心降火；牡蛎咸寒，收敛魂魄兼有补益肾水之能。全方潜镇制动，育阴降火，清心除烦，开窍益智，切中病机。

【加减】

便秘者，加麦冬10g、火麻仁15g（打碎）、郁李仁12g（打碎）。

烦躁易怒，口苦咽干，头痛耳鸣者，加龙胆草8g、秦艽10g。

舌质紫暗，夜间心胸烦热，或伴有刺痛者，加丹参15g、红花10g、鸡血藤30g。

【验案举隅】

顾某某，男，11岁。2003年7月10日初诊。

主诉： 注意力缺陷伴四肢异常运动1个月余。

现病史： 患儿家长告称，患儿1个多月前出现注意力难以集中，手足乱动，自己不能控制，并伴有多言、烦躁、情绪冲动明显加重。在北京某三甲医院儿科诊断为小儿多动症。来诊时，患儿面色微红，手足心热，夜眠易惊醒，其多动、多言举动近来加重，已难以在学校上课。脉势微数、左尺虚，舌色微红、苔薄腻。

辨证： 心肾阴虚火旺，肝气偏亢。

治法： 潜镇育阴，清心开窍。

处方：生龙骨20g（先煎），**生牡蛎**20g（先煎），**珍珠母**15g（先煎），**生杭芍**8g，**玄参**10g，**生地**15g，**黄连**8g，**柏子仁**6g，**远志**6g，**石菖蒲**6g。

以上方加减，连服两个月左右，患儿手足多动及伴发症状完全治愈。

> **按：** 儿童多动症又称注意缺陷多动障碍，或脑功能轻微失调，是一种常见的儿童行为异常疾病。该病容易导致儿童持久的学习困难、行为问题和自尊心受挫，且此类患儿在家庭及学校均难与人相处。若不能得到及时有效的治疗，部分患儿成年后仍有症状，明显

影响患者学业、身心健康以及成年后的家庭生活和社交能力。本病在儿童期发生，较为棘手，中医药治疗具有较好疗效，且无毒副作用，因此具有较好的应用和推广前景。余老认为，本例患儿多动症多源于稚阴未充、稚阳易动，肾亏肝旺，水不涵木，而致虚风内动。治疗宜滋肾水、潜肝阳，佐以清心开窍。方中生龙骨、生牡蛎、珍珠母重镇潜阳，平熄内风；柏子仁养阴润燥、宁心安神；生杭芍、玄参、生地滋肾水以涵养肝木，使其不亢；黄连清心火，止烦躁；石菖蒲、远志开窍化痰、醒神。以此方为基础，坚持治疗，辅以精神安慰和指导，终获痊愈。

第十一章 外 科

（一）蛇串疮——清肝止痛方

【组成】 柴胡 10g，赤芍 12g，炒白芍 12g，龙胆草 10g，丹皮 12g，忍冬藤 10g，鸡血藤 15g，瓜蒌 10g，红花 8g，生甘草 6g，僵蚕 6g，地肤子 12g。

【功效】 清肝解毒，活血利湿，消疹止痛。

【主治】 带状疱疹。症见患处皮肤灼热疼痛，水疱糜烂，沿某一周围神经呈带状排列，或伴有乏力、低热等。皮损愈合后可遗有顽固性神经痛。

【方解】 本方是在《太平惠民和剂局方》龙胆泻肝汤和《赤水玄珠》瓜蒌散的基础上加减而成。带状疱疹，又称"缠腰火丹""蛇串疮"，中医学认为其病机是湿热疫毒侵袭肝经。因此，发病部位多为胸胁、腰胁。病成之后，气滞血瘀，湿毒留阻，日久痰瘀互结，从而形成顽固性的后遗神经痛。治疗上应该尽早疏通肝经、行气活血、化痰利湿解毒。龙胆泻肝汤清热利湿，清肝胆湿热火毒，导湿毒从二便而出；瓜蒌散行气散结、活血通络，为治疗胸胁瘀血作痛之要药；僵蚕、地肤子化痰渗湿、利尿解毒，为余老消疹常用经验药物。全方共奏清肝解毒、活血利湿、消疹止痛之功。

【加减】

胁痛甚者，加川楝子 10g、延胡索 20g。

体虚自汗，气短乏力，正气不足者，加生黄芪 24g、防风 10g。

眠差多梦、烦躁者，加炒枣仁 20g（打碎）、夜交藤 15g、生石决明 30g（先煎）、珍珠母 30g（先煎）。

疱疹糜烂、渗出液体较多者，加生薏苡仁 20g、苍术 12g、革薢

10g、白鲜皮 10g。

【外治方】

（1）蜈蚣 60g，全蝎 30g，雄黄 10g，白矾 10g，冰片 10g。共研成细粉，取适量用黄酒调敷患处。适用于皮损基本愈合，无糜烂、渗出的后遗神经痛患者。

（2）土茯苓 60g，龙胆草 30g，板蓝根 30g，紫草 30g，黄柏 30g，水煎外洗，适用于糜烂渗出较多者。

【验案举隅】

邹某，女，54 岁。2014 年 1 月 22 日初诊。

主诉： 左侧胸部、胁肋疱疹伴阵发针刺电灼样疼痛 1 周余。

现病史： 患者两周前左胸胁部偶发针刺样疼痛，未予注意。近 1 周疼痛部位出现绿豆大小晶莹水疱，伴有皮肤潮红，阵发性电灼样疼痛加重，夜间难以入眠。伴有烦躁头痛，口苦。血压升高，145/95mmHg。舌苔黄腻，脉弦数。

辨证： 肝郁化火，湿瘀化毒入络。

治法： 清肝止痛，活血解毒，渗湿平肝。

处方： 柴胡 10g，赤芍 12g，炒白芍 12g，龙胆草 10g，丹皮 12g，忍冬藤 10g，瓜蒌 10g，红花 8g，生甘草 6g，鸡血藤 15g，僵蚕 6g，地肤子 12g，川楝子 10g，延胡索 20g，车前子 15g（包煎），车前草 15g，生石决明 20g（先煎）。14 剂，水煎服。

2014 年 2 月 5 日二诊：尽剂后，疱疹平复结痂，疼痛缓解，在触碰时偶有刺痛发作，血压正常，夜眠转安。时有口干、咽干，舌苔白稍腻，脉弦细。上方去川楝子、延胡索、车前子、车前草、生石决明，加郁金 12g，南沙参 15g，麦冬 15g。继服 14 剂。

后随访，患者尽剂后，诸症完全好转，皮损处遗有浅褐色色素沉着。

（二）瘿病——调肝消瘿汤

【组成】 柴胡 10g，香附 10g，玄参 15g，昆布 10g，浙贝母 10g，皂角刺 10g，黄药子 6g，僵蚕 10g，当归 12g，生地 15g，熟地 15g，夏枯

草 10g，生牡蛎 30g（先煎）。

【功效】调肝消瘿，育阴平肝。

【主治】甲状腺功能亢进症、甲状腺功能减退症、甲状腺结节、甲状腺囊肿等甲状腺疾患。症见颈部瘿结，心烦易怒、情绪不宁，口苦咽干，自汗盗汗，多食消瘦，心悸失眠，脉弦细；或情绪低落、心情忧郁，畏寒肢冷，气短乏力，纳差便溏，脉沉细。

【方解】余老认为，甲状腺疾患多与心、肝二经密切相关，治疗重点在于育阴以降虚火、调肝以散瘿结。此方是在柴胡疏肝散和消瘰丸基础上加减化裁而来，方中柴胡、香附疏肝解郁、调畅肝气；生地、熟地、当归、玄参育阴清热，滋水涵木；浙贝母或川贝母、黄药子、夏枯草、僵蚕、昆布、皂角刺化痰散结、消瘿肿；生牡蛎育阴潜阳、平肝软坚。全方共奏调肝消瘿、育阴平肝之功。

【加减】

心悸失眠者，加炒枣仁 20g（打碎）、生龙骨 30g（先煎）、五味子 10g。

心烦易怒者，加龙胆草 10g、丹皮 10g、栀子 10g。

咽干不适者，加麦冬 10g、桔梗 10g、生甘草 6g。

胸闷者，加瓜蒌 10g、木香 6g。

心情忧郁、畏寒肢冷，下肢水肿，乏力便溏者，去生地、熟地、玄参、夏枯草，加茯苓 10g、白术 10g、桂枝 10g、淫羊藿 10g。

胁肋胀痛者，加川楝子 10g、延胡索 10g、青皮 6g。

血压升高者，加车前草 10g、车前子 12g（包煎）、生石决明 15g（先煎）。

【验案举隅】

例1：

李某，男，44 岁。2014 年 2 月 26 日初诊。

主诉：发现甲状腺右叶囊状物 1 个月余。

现病史：1 个月前患者体检发现甲状腺右叶囊状物，大小 2.1cm×1.5cm×1.2cm。目前患者恶心，呕吐，厌食，腹微胀痛，偶有嗳气，反酸，烧心，口中异味。严重失眠，健忘，背部及腰骶部疼痛，全身乏力酸胀，大便偏稀。舌苔微腻，边有齿痕，脉势稍沉、滑数。

既往史：慢性浅表性胃炎，反流性食管炎，胆囊炎。

辨证：肝胃不和，脾失健运，痰瘀阻滞。

治法：和中清脘，健脾化痰，消瘿，通络，宁神。

处方：苏梗 10g，木香 6g，麦冬 10g，佛手 10g，黄连 10g，陈皮 6g，清半夏 6g，茯苓 15g，炙甘草 6g，炒山药 20g，炒白术 12g，皂角刺 10g，玄参 15g，丹参 15g，赤芍 10g，白芍 10g，炒枣仁 20g（打碎）。20 剂，水煎服。

2014 年 5 月 21 日二诊：患者腹胀、口中异味减轻，出汗，畏寒，易感冒，入睡困难，腰痛，记忆力减退，咳嗽、咳白痰，咽痒，气短。舌苔白腻，边有齿痕，脉濡弦。治宜和中清脘，消瘿结，止嗽化痰，理气，宁神。处方：**昆布** 10g，**柴胡** 10g，**川贝母** 8g，**浙贝母** 8g，**玄参** 15g，苏梗 10g，清半夏 6g，陈皮 6g，木香 6g，黄连 10g，前胡 10g，百合 15g，竹茹 10g，厚朴 6g，炒枣仁 20g（打碎）。20 剂，水煎服。

2014 年 9 月 10 日三诊：患者大便每日 1～2 次，先干后稀，较黏。咳痰减少，腹胀、反酸消除。食欲较差。舌苔白腻。前方去苏梗、木香、柴胡，加佩兰 10g、苍术 10g、白术 10g，20 剂，水煎服。

2014 年 11 月 5 日四诊：患者大便每日 1 次，咳嗽、腹胀均好转。咽痒、消化不良，眠差。苔稍厚腻，脉沉弦。治宜调肝消瘿，和中清脘，利咽，宁神。处方：**柴胡** 10g，**昆布** 10g，**黄药子** 6g，**生地** 12g，**熟地** 12g，**玄参** 15g，**皂角刺** 10g，青皮 6g，麦冬 10g，苏梗 10g，黄连 10g，木香 6g，桔梗 10g，生甘草 6g，炒枣仁 20g（打碎）。20 剂，水煎服。

2015 年 3 月 11 日五诊：尽剂后，患者失眠改善，咽痒缓解，时有咳嗽咳痰，多汗，容易感冒，眩晕、肢颤。舌苔白腻，脉滑。宗前法，兼以益气宣肺，化痰止嗽。处方：**柴胡** 10g，**昆布** 10g，**黄药子** 6g，**玄参** 15g，**浙贝母** 6g，**生牡蛎** 24g（先煎），**皂角刺** 10g，青皮 6g，生黄芪 30g，桔梗 10g，生甘草 6g，百部 10g，川贝母 6g，白前 12g，炒枣仁 20g（打碎）。20 剂，水煎服。

以此方加减间断服用至 6 月中旬，诸症缓解。甲状腺 B 超显示：甲状腺未发现病理性回声，囊肿已消除。

例2：

林某，女，33 岁。2015 年 1 月 7 日初诊。

主诉： 甲状腺功能检查失常 1 个月。

现病史： 患者 1 个月前因心悸、多汗，去北京某三甲医院就诊，检查甲状腺功能发现异常。三碘甲状腺原氨酸（T_3）5.17nmol/L，甲状腺素（T_4）256.82nmol/L，游离三碘甲状腺原氨酸（FT_3）9.67pmol/L，游离甲状腺素（FT_4）39.91pmol/L，促甲状腺激素（TSH）0.02mU/L。现心悸汗出，急躁易怒，颈部肿大，食欲增加。行经 2~4 天，最近一次月经提前 10 天。口干，饮水颇多。肝功能亦有异常。面生痤疮，身体易疲乏。舌苔中度腻，脉沉濡弦。

辨证： 肝郁化火，火扰心神，痰瘀阻滞。

治法： 疏肝，消瘿，通络，化湿，消痤。

处方： 柴胡 10g，**玄参** 15g，**昆布** 10g，**黄药子** 6g，**僵蚕** 6g，川楝子 10g，丹参 15g，桃仁 10g，苍术 12g，生薏苡仁 20g，地肤子 12g，龙胆草 6g。14 剂，水煎服。

2015 年 2 月 4 日二诊：患者月经按期来潮，未提前。乏力症状改善，烦躁减，余无明显改善。舌面水滑，苔腻，脉沉细、有弦意。肝功能化验：丙氨酸氨基转移酶（ALT）256U/L，天冬氨酸氨基转移酶（AST）142U/L。治宜调肝消瘿，补气血，保肝。处方：**柴胡** 10g，**香附** 10g，**生地** 15g，**熟地** 15g，**玄参** 15g，**昆布** 15g，**浙贝母** 10g，**黄药子** 6g，**当归** 10g，赤芍 12g，白芍 12g，生黄芪 30g，鸡内金 15g，鸡血藤 15g，鸡骨草 30g。20 剂，水煎服。

2015 年 4 月 1 日三诊：T_3 4.01nmol/L，T_4 231.29nmol/L，FT_3 9.26pmol/L，FT_4 22.02pmol/L，TSH 0.02mU/L。患者颈部肿大较前柔软变小，面部痤疮减少，月经周期正常，眠食可。舌苔滑腻，脉沉小弦。宗前法，上方去黄药子、赤芍、白芍、鸡血藤，加夏枯草 10g、生牡蛎 30g（先煎）。20 剂，水煎服。

2015 年 5 月 6 日四诊：服前方后，患者自觉症状消失，颈部肿大缩小，面部痤疮仅遗有色素沉着，未有新发，改为丸药巩固治疗。处方：**柴胡** 36g，**香附** 36g，**生地** 30g，**熟地** 30g，**玄参** 40g，**昆布** 30g，**浙贝母** 40g，**夏枯草** 40g，**生牡蛎** 60g，**当归** 40g，杭芍 45g，生黄芪 60g，延胡索 45g，炮山甲 20g，鸡血藤 45g，苏梗 40g，炒枣仁 100g（打碎）。上药研细末，水泛为丸如梧桐子大，每服 6g，每日 2 次。

2015 年 11 月 18 日，患者介绍其他病友就诊时述，10 月份在某医院内分泌科复查，各项数据均已正常，颈部肿大消除，身体无不适，心情较愉快，生活、工作正常。

> **按：**余老认为，甲状腺疾病引起的心悸、心神不宁、烦躁易怒多与肝经失调相关，系因母病及子，木火扰心所致，故治疗此类病证多从调肝入手。结合该患者具体症情，佐以降火、化痰、通络，对于颈部瘿结又佐以僵蚕、浙贝母、穿山甲、夏枯草、玄参、牡蛎等药软坚散结，诸法合用，有利于肝气的疏泄及脏腑气血的调达，诸郁解而病证痊。

例3：

尹某，女，40 岁。2015 年 8 月 5 日初诊。

主诉：心悸时有发作 1 个月余。

现病史：患者患有甲状腺功能减退症 3 年余，一直服用左甲状腺素钠片（优甲乐）。近期甲状腺功能五项检查中，TSH 升高，22mU/L，余皆正常。刻诊：情绪低落，心悸时有发作，乏力，嗜睡，双下肢非凹陷性水肿，畏寒。舌体胖、薄腻苔，脉沉濡、微弦。

辨证：肝郁血瘀，心脾两虚，痰湿阻络。

治法：调肝利瘿，益心气，消肿开窍。

处方：柴胡 10g，**香附** 10g，**玄参** 15g，**当归** 12g，**生地** 15g，**熟地** 15g，海藻 10g，青皮 6g，川楝子 10g，生黄芪 30g，太子参 10g，麦冬 10g，五味子 10g，茯苓 20g，车前草 15g，远志 10g，石菖蒲 12g。20 剂，水煎服。

2015 年 8 月 26 日二诊：服药后患者精神、体力较前有所改善，水肿减轻，仍畏寒，心悸偶有发生。舌淡、苔薄，脉沉细。治宜调肝疏郁，益心气，温阳利水。处方：**柴胡** 10g，**香附** 10g，**玄参** 15g，**当归** 12g，**生地** 15g，**熟地** 15g，海藻 10g，青皮 6g，川楝子 10g，生黄芪 30g，太子参 10g，麦冬 10g，五味子 10g，茯苓 20g，车前草 15g，桂枝 10g，炒白芍 12g。20 剂，水煎服。

2015 年 9 月 16 日三诊：尽剂后，畏寒减轻，水肿消退，精神体力好转。上方去青皮、海藻，加淫羊藿 12g、菟丝子 15g，继服 20 剂。

患者以上方加减服用半年余，并规律服用左甲状腺素钠片至 2015 年底，诸症均消除。2016 年 3 月 5 日甲状腺功能检查各项指标正常。

> **按**：患者甲状腺功能减退，情绪低落，精神、体力较差，伴有畏寒、水肿，皆系肝郁脾虚、阳气不能化气行水所致。处方以调肝消瘿汤主要药物为基础，佐以参、芪、麦、味益心气、止悸动，川楝子、青皮、海藻疏肝理气，石菖蒲、远志开窍化痰以治嗜睡，茯苓、桂枝温阳利水。后期增入温肾益精的淫羊藿、菟丝子，补命火，温脾土，促气化，以培元固本。

（三）脱疽——清和汤

【组成】金银花 18g，玄参 18g，当归 12g，赤芍 12g，白芍 12g，川芎 12g，鸡血藤 12g，川牛膝 10g。

【功效】清热解毒，和营通络。

【主治】血栓闭塞性脉管炎。症见足趾疼痛，畏寒肢冷，或间歇性跛行，或肢端皮色暗黑，皮温下降，舌暗瘀色，脉沉细或细涩。

【方解】血栓闭塞性脉管炎，又名特发性坏疽，是一种慢性、进行性、非特异性血管炎症性病变。血管因炎症变狭窄，以致完全闭塞，肢体末端组织产生缺血性变化，临床主要表现为患肢局部的皮肤颜色和温度改变、间歇性跛行、静止性疼痛，严重者可并发溃疡、坏疽，以青壮年男性最易罹患。现代医学认为，本病病因不明，其诱发因素与性激素紊乱、精神紧张、吸烟、受寒、营养不良、高凝状态等有密切关系，并认为其为交感神经功能紊乱或自身免疫损伤相关性疾病。本病属于中医学"脱疽"范畴，又称为"脱痈""十指冷落"。早在《灵枢·痈疽》篇中就载述其"发于足指，名脱痈，其状赤黑，死不治；不赤黑，不死。治之不衰，急斩之，不则死矣"。至晋隋唐时期，《刘涓子鬼遗方》《备急千金要方》等更深化了对脱疽的认识，并提出"毒在肉则割，毒在骨则截"的具体手术治疗方案。明代以后，中医对脱疽的诊治进一步系统化，许多医家对脱疽的病因、证治等作了更为具体的阐述，同时还出现不少有关脱疽的专篇、专书。在治疗上，除内服中药、手术切除外，还有针灸、熏洗等。清代鲍相璈《验方新编》收载治疗本病的一首验方，该方药味精简、量大力专，具有清热解毒、活血止痛之功效。主治热毒炽盛之脱疽，症见患肢暗红微肿灼热、溃烂腐臭、疼痛剧烈，或发热口渴，舌红，脉数。本方亦可用于丹毒、红斑性肢痛症、慢性骨髓炎以及臁疮等疾病的治疗。《验方新编》载述治脱疽方共四味药，即金银花三两、玄参三两、当归二两、生甘草一两。原书并无方名，后世名之曰"四妙勇安汤"。余老所拟清和汤即此方去甘草，加赤芍、白芍、川芎、鸡血藤、川牛膝诸药，以加强和营通络之效。脉管炎疗程较长，须坚持服用才能取效。

【加减】

畏寒肤冷、皮色苍白者，加制附子6～10g（先煎）、桂枝10g、细辛3g。

气短乏力，汗出，易于外感者，加生黄芪30g、炒白术12g、防风10g。

患处皮肤瘙痒、糜烂者，加黄柏10g、地肤子10g、苦参10g、白鲜皮10g。

【验案举隅】

刘某，男，32岁。2005年2月6日初诊。

主诉：右足足趾麻木、疼痛3周，加重1周。

现病史：患者平素工作繁忙、压力较大，且嗜好烟酒。3周前自觉右足趾麻木、疼痛，伴有行走时小腿酸胀、乏力，近1周来病情加重，右足趾及足背色暗、紫红，伴有足背轻度水肿。行走不及50米即感疼痛，休息时也出现右下肢疼痛，足背动脉搏动微弱，经某医院确诊为血栓闭塞性脉管炎。来诊时右足趾麻木、疼痛，小腿酸胀易疲乏，心情烦躁，小便黄赤，大便偏干。舌红、苔黄，脉细涩数。

辨证：瘀热互结，脉络痹阻。

治法：清肝解毒，和营通络，兼以润腑。

处方：金银花 18g，**玄参** 18g，**当归** 12g，**赤芍** 12g，**白芍** 12g，**川芎** 12g，**鸡血藤** 12g，**川牛膝** 10g，龙胆草 6g，生地 15g。20 剂，水煎服。

2005 年 2 月 28 日二诊：尽剂后，患者足趾麻木、疼痛减轻，足背水肿消失，行走 500 米后小腿略微感觉酸困，大便通畅，心情烦躁减。治宗前法，去生地，加丹皮 12g。20 剂，水煎服。

2005 年 3 月 21 日三诊：尽剂后，患者麻木、疼痛消失，行走耐力明显增强，以 2 月 28 日方 10 倍量，制水丸，每服 9g，每日 2 次。

3 个月后随访患者，病情未见反复，已正常工作。

> **按：**患者平素工作紧张、心情焦虑，加之嗜好烟酒，导致火毒流窜经络、郁滞营血、痹阻脉络，故见足趾麻木疼痛、小腿酸胀等。治宜清肝解毒、活血通络，方以清和汤解毒通络，佐以龙胆草清肝泻火除烦，丹皮清透血分伏热，药证相合，收效显著。

（四）阴汗——利湿止汗汤

【组成】滑石 12g（包煎），龙胆草 9g，猪苓 9g，泽泻 9g，茯苓 9g，白术 9g，肉桂 1.5g，灯心草 20 支。

【功效】渗湿清热，助阳化气。

【主治】阴汗。症见阴部（或阴囊）汗出，夜间加重，阴部异味，或男子淋浊，女子带下、阴痒，舌红苔滑腻，脉弦细或滑细。

【方解】此方见于明·孙志宏《简明医彀》，孙氏认为阴汗是由于下焦湿热郁滞所致，全方清利湿热，兼助阳化气。方中滑石、茯苓、泽泻、猪苓利湿邪、通水道，给邪以出路；灯心草清热利湿，龙胆草清热燥湿，引药入肝经；茯苓、白术健脾化湿以杜生湿之源；少佐肉桂助阳化气，以复下焦气化之职，令湿邪无处羁留。此外，有阴汗而湿热不明显，但有肾虚见证者，前人有用青娥丸（出自《太平惠民和剂局方》：补骨脂、胡桃肉、杜仲、大蒜）施治的记载。

【外治方】 以煅蛤粉、煅牡蛎各等份，研极细，绢袋盛，外扑。

【验案举隅】

徐某，女，29岁。1978年6月初诊。

主诉： 阴部出汗1周余。

现病史： 患者先有发热（38.3℃），头痛，身体重痛，腹满食减，小便短涩、黄赤，带下色微黄而量多。请中医施治，诊为湿热型外感，经治后热退，头痛缓轻，惟溺短涩、带下黄未见著效。又服原方数剂，病势不退，反增局部阴汗，近1周阴汗甚多，患者穿两条内裤，半日即须更换，甚以为苦。舌苔薄黄腻，脉濡数、微弦。

辨证： 下焦湿热郁滞不行。

治法： 清热渗湿利水，兼治带下。

处方： **龙胆草**15g，**滑石**15g（包煎），**猪苓**8g，**茯苓**12g，**肉桂**4g，**灯心草**20支，黄柏10g，山药12g，薏苡仁30g。10剂，水煎服。

外用药： 煅蛤粉30g、煅牡蛎30g，研极细末，绢袋盛，外扑于阴部。治约两周，即告痊愈。

> **按：** 阴汗于临床并不少见，但由于有些异性患者羞于告知，医者在问诊中对此症亦较易疏忽，故临床凡见有湿热下注诸证，医者应主动问询。阴汗大多由肝肾湿热所诱发，治宜渗湿利尿，兼清肝肾。但阴汗亦有湿热症状不明显的情况，多见于老年人，往往除阴汗外，还有腰膝酸软等症，此多属肾虚，前贤有用青娥丸（杜仲、补骨脂、胡桃肉、大蒜）施治者，余老曾试用，确有良效，其外治法则与湿热阴汗相同。

（五）阴疮——渗湿敛疡汤

【组成】 萆薢12g，薏苡仁24g，黄连12g，黄柏10g，泽泻10g，茯苓15g，丹皮10g，车前子15g（包煎），山药15g。

【功效】渗湿清热，解毒敛疡。

【主治】外阴溃疡。症见阴部溃破、糜烂，或痛或痒，分泌物臭秽黏稠，小便黄，大便秘，舌红苔黄，脉弦数或滑数。

【方解】外阴溃疡，古名"阴蚀"（见《神农本草经》石硫璜条），又有"阴疮""阴䘌虫"等名。多由阴部破损、感染毒邪，或由情志郁火、湿热下注所致。清·高锦庭主张用萆薢渗湿汤治疗。余老用此方去通草、滑石，加黄连、山药、车前子而成渗湿敛疡汤，主治下焦湿热证，收到较好效果。方中"三泻"（茯苓、丹皮、泽泻）合车前子清利水道兼清瘀血，佐助萆薢、薏苡仁祛除下焦停聚湿浊；黄连、黄柏苦寒燥湿，解毒降火；佐以山药甘平，护胃以防伤阳。诸药合用，祛湿化浊，清热解毒，化瘀利水，邪去而正复。

【验案举隅】

肖某，女，31 岁。1974 年 8 月就诊。

主诉：阴部溃疡反复发作半年余。

现病史：患者于半年前，其外阴部偏左侧受自行车座磕碰而致外伤破皮，因未及时治疗，逐渐溃烂渗液，或痛或痒，曾用青霉素软膏外敷，乏效，现溃疡面达 4cm×5cm，局部微肿，疮边发红，兼见阴部坠痛、压痛，并有心烦、卧不安枕等症。带下黄赤色，量颇多，舌质红绛，舌苔浊腻、黄，脉小弦、微数。

辨证：湿热下注，气滞血瘀。

治法：祛毒渗湿，清热除烦，兼以活血。

处方：**萆薢** 12g，**薏苡仁** 24g，**黄连** 12g，**黄柏** 10g，**泽泻** 15g，**茯苓** 20g，**丹皮** 10g，**车前子** 15g（包煎），**山药** 15g。

外用药：苦参 30g、珍珠 15g、青黛 25g、黄连 40g、冰片 15g（此为 1 剂量）。上药共研细末，另加凡士林 100g，共和匀，装瓶待用，1 日外敷 2 次（敷药前须清洗疮面）。忌辛辣刺激品，禁房事。

用上方内服、外治 9 周余，疮面完全愈合。

（六）痤疮——清木消痤汤

【组成】 龙胆草8g，连翘10g，忍冬藤12g，丹皮12g，僵蚕6g，地肤子12g，生地30g，麦冬10g，玄参15g。

【功效】 清木消痤，解毒，育阴凉血。

【主治】 痤疮。症见颜面、胸背部毛囊性丘疹，红肿，或伴刺痒疼痛，心烦急躁，舌红苔白，脉弦数。

【方解】 余老认为，青春期痤疮多系多坐少动，气血郁滞，风湿热毒郁于肝经，肝经郁火发于皮肤所致。故在治疗上应注重清理肝经气血火湿，因此，处以清木消痤、育阴凉血、解毒之法。方中僵蚕、连翘疏风泄热，解肝经风热之毒；忍冬藤、龙胆草清肝经火毒；地肤子渗肝经湿毒。佐以增液汤凉血育阴，丹皮凉血活血，以清伏热毒邪。

【加减】

痤疮色暗疼痛，表面隆起、结硬者，加皂角刺10g、乳香6g、没药6g。

痤疮平塌不起脓头，郁滞皮下，不易酿脓者，加生黄芪30g、丹参20g、地丁12g。

痤疮色淡硬结、舌苔白腻者，加生薏苡仁20g、浙贝母12g、夏枯草12g，或合以海藻玉壶汤（海藻30g，昆布15g，浙贝母15g，半夏10g，青皮6g，陈皮10g，当归15g，川芎10g，连翘10g，甘草6g）。

【验案举隅】

耿某，女，20岁。2014年3月5日初诊。

主诉： 面部痤疮反复发作2年，加重1周。

现病史： 患者从18岁起，颜面部及前胸后背散发痤疮，数量不多。近1周以来，面部痤疮加重，伴有口干渴甚，饮水较多，心烦易怒，大便干结。月经正常。舌红、苔薄腻，脉濡弦。

辨证： 肝火化毒，肠腑津亏。

治法： 清木消痤，育阴通腑。

处方： **龙胆草** 8g，**连翘** 10g，**忍冬藤** 12g，**丹皮** 12g，**僵蚕** 6g，**地肤子** 12g，**玄参** 15g，**生地** 30g，**麦冬** 10g，生山药 20g，枳实 5g，生大黄 3g（后下）。20 剂，水煎服。

药后大便通畅，心烦除，面部痤疮消退。

第十二章 五 官 科

（一）鼻渊——疏风通窍饮

【组成】 生黄芪 24g，炒白术 10g，防风 10g，柴胡 10g，北沙参 12g，天冬 12g，黄芩 10g，辛夷 6g（后下），苍耳子 6g，细辛 3g（后下）。

【功效】 益气疏风，养阴清肺，通鼻窍。

【主治】 过敏性鼻炎、鼻窦炎。症见鼻塞、喷嚏、流清涕或黄涕浊秽，遇风加重，不知香臭，舌红苔黄或白腻，脉滑或濡。

【方解】 本方是在玉屏风散、小柴胡汤、苍耳子散基础上加减而成。余老认为，过敏性鼻炎患者，多属肺肾气虚，每因气候变化而导致病情反复或加重。除应用治鼻的常用药物，如苍耳子、辛夷、川芎、黄芩、连翘等，配合玉屏风散，可起到固卫御风之效。胆移热于脑则鼻渊浊涕，故合入小柴胡汤，宣通肝胆气机，开泄调和枢机。

【加减】

面部过敏、潮红而发痒疹者，加地肤子 12g、僵蚕 6g。

肺气不宣，大便干结者，加牛蒡子 12g（打碎）、火麻仁 20g（打碎）。

头痛、头晕者，加白芷 10g、川芎 15g、蔓荆子 10g、秦艽 10g。

咳嗽、咳痰者，加川贝母 4g、浙贝母 6g、杏仁 10g、竹茹 10g。

鼻流清涕不止者，加乌梅 10g、五倍子 10g、车前子 10g（包煎）、泽泻 10g。

【验案举隅】

董某，女，34 岁。2015 年 4 月 8 日初诊。

主诉： 鼻炎反复发作 2 年余。

现病史：患者近两年鼻炎不定时发作，且时有鼻衄，喷嚏，呼吸时鼻部不适感明显加重，每次感冒后容易发作且加重。右膝关节活动后疼痛不适，眠差、入睡困难、醒后难以再睡，白天乏力、精神差，便秘，每2~3天一行，干结。月经后期2~4天，量少。颈椎病。舌苔薄腻，脉濡沉。

辨证：肺卫失固，鼻窍不宣，肠腑不畅。

治法：益气疏风，清肺通窍，调腑，宁神，兼治颈椎病。

处方：生黄芪30g，柴胡10g，北沙参12g，黄芩10g，辛夷6g（后下），苍耳子6g，细辛3g（后下），枳实6g，火麻仁20g（打碎），生地30g，夜交藤15g，炒枣仁20g（打碎），赤芍12g，秦艽12g，威灵仙10g。14剂，水煎服。

2015年4月22日二诊：尽剂后，鼻干痒症状缓解，偶有遇冷空气则喷嚏，睡眠改善，大便通畅，每日1次。治宗前法，前方去枳实、火麻仁、夜交藤，加桂枝10g、炒白芍10g、葛根15g，继服14剂。

2015年5月6日三诊：服前方，颈部不适症状减轻，鼻部通畅、无不适，余症皆改善。嘱其上方继服20剂，以资巩固。

（二）咽炎——清养利咽方

【组成】生地15g，熟地15g，玄参15g，麦冬10g，南沙参12g，黄芩10g，百部12g，陈皮6g，竹茹10g，僵蚕6g，桔梗10g，苏子10g，生甘草6g。

【功效】益肺降气，清金止嗽，化痰利咽。

【主治】慢性咽炎。症见咽干咽痛，喉中异物感，或伴咽痒咳嗽，咳痰不利，或伴气短胸闷，大便不畅，舌红、苔燥，脉弦细或弦数。

【方解】本方是在增液汤、养阴清肺汤和玄麦甘桔汤基础上化裁而来。咽喉为肺胃门户，最易受风、寒、燥、热侵袭，饮食偏嗜、寒温不调、起居不慎，均可导致肺津耗伤，咽喉渐失濡养，而成咽痒、咳嗽、咽干而痛等症状；津液不归正化，聚而为痰则痰阻喉痹，痰粘咽喉，咽中异物难以咳出。方中增液汤合南沙参养阴清热，濡润咽喉；陈皮、竹茹、僵蚕、苏子化痰降气，清嗓利咽；黄芩、百部清肺降气；桔梗、甘草利咽排痰，引药上行。全方共奏益肺降气、化痰利咽之效。

【加减】

咳嗽较著者，加炙百部 10g、炙紫菀 10g、前胡 10g、款冬花 10g。

咽干痛者，加北沙参 12g、天冬 10g、蒲公英 10g、锦灯笼 8g。

颈胀，并伴胸腹胀闷者，加佛手 6g、苏梗 10g。

咽痒气急，咳痰不利，面红目赤者，加黛蛤散 10g（包煎）、杏仁 10g。

【验案举隅】

郑某，男，32 岁。2015 年 4 月 3 日初诊。

主诉： 咽部堵闷、异物感 1 年余。

现病史： 患者 1 年前因工作借调至西北地区，对当地干燥气候不适应，开始感觉咽喉有棉絮状异物梗塞，咯之不出，咽之不下。经当地某医院确诊为慢性咽炎，先后服用过罗红霉素、头孢拉定、黄连上清丸、西瓜霜含片、金果饮口服液、养阴清肺丸、金嗓子喉宝等，病情稍减轻，但未能完全缓解。遂于借调工作结束后，求治于余老。就诊时咽部异物感明显、干痒，说话多时疼痛，声音嘶哑，时咳米粒大小痰块，且有咳不尽感。情绪急躁，胸闷气短，夜间口干，每食辛辣、饮酒及心情不舒时加重。舌质红、边尖甚，苔薄白，脉弦数。

辨证： 肝肺阴虚，木火刑金，气滞痰凝化燥。

治法： 滋水涵木，平肝润肺，降气化痰。

处方：生地 15g，**熟地** 15g，**陈皮** 6g，**玄参** 15g，**麦冬** 10g，**黄芩** 10g，**苏子** 10g（**打碎**），**桔梗** 10g，**僵蚕** 10g，**甘草** 6g，黛蛤散 10g（包煎），锦灯笼 8g，苏梗 10g，杏仁 10g。20 剂，水煎服。

2015 年 4 月 24 日二诊：尽剂后，患者咽喉异物感、干痒疼痛基本消失，声音清亮无嘶哑，胸闷气短、夜间口干、咳痰块及情绪急躁现象明显缓解。舌质淡红、苔薄白，脉弦细。宗前法，增强益气养阴。上方去杏仁，加**南沙参** 12g，继服 20 剂。

后随访得知，患者慢性咽炎已基本痊愈，除饮酒和作报告后稍有不适外，平时无异常感觉。

> **按：**中医认为，肺为娇脏、易伤于燥气。该患者因对工作生活环境变化不适应而发病，有明显的伤燥病因。肺（金）阴被伤，无力克制肝木，则肝气盛，肝气盛兼夹燥气而化火，炼液成痰，随肝气上逆阻于咽喉，故见咽喉感棉絮状异物梗塞，咯之不出，咽之不下。肺气宣肃失常，上逆而咳。毕竟气火较盛，津液不归正化而生痰，痰亦为燥痰。故当辨证溯因、标本同治。方中生地、熟地、玄参、麦冬调补肺肾，滋水涵木，令金水相生而木气得平；黛蛤散、僵蚕、黄芩平肝降气，清热泻火，令肝火不刑肺金，则肺气自降，咳嗽、咽痛自愈；桔梗、苏梗、锦灯笼、杏仁、南沙参，宣肺降气，润肺化痰，令肺窍得养，津液复归正化，燥痰自除。

（三）口疮——育阴敛疡方

【组成】 生地 15g，熟地 15g，天冬 12g，麦冬 12g，玄参 15g，丹皮 12g，黄连 10g，炒白术 12g，茯苓 15g，生山药 20g，鸡血藤 15g，红花 8g。

【功效】 育阴健脾，清脘通络。

【主治】 慢性复发性口腔溃疡。症见口腔溃疡反复发作，经久难愈，口中灼痛，或齿龈肿胀，便黏难解，口中异味，舌红、苔腻、或白或黄，脉弦数。

【方解】 本方系由清胃散、增液汤和甘露饮加减化裁而成。慢性复发性口腔溃疡迁延不愈的原因，在于其寒热虚实的错杂病机，过用苦寒则伤脾阳，过用温燥则耗胃阴，气血耗伤则溃疡难敛。所以治疗本病当平调寒热、补虚泻实。方中增液汤及熟地、天冬等药育阴涵阳，佐以黄连清火而不伤阴；脾主肌肉，故予白术、茯苓、山药健脾益气，促进溃烂黏膜、肌肉生长；佐以丹皮、鸡血藤、红花通络活血，去瘀生新，鼓舞气血生长，腐去新生，溃疡自敛。

【加减】

脘胀嗳气，口黏或反酸者，加苏梗 10g、木香 6g、乌贼骨 20g（打碎）。

烦躁失眠，便秘口苦者，加龙胆草 8g、炒枣仁 20g（打碎）。

便溏恶寒，胃脘冷痛者，去生地、天冬、黄连、丹皮，加党参 15g、补骨脂 10g、肉桂 3g、干姜 6g。

口中异味、嗳腐吞酸者，加蒲公英 20g、神曲 10g、木香 6g、佩兰 12g。

【验案举隅】

王某，女，39 岁。2014 年 9 月 10 日初诊。

主诉：口腔溃疡反复发作 1 年余。

现病史：患者近 1 年来口腔溃疡反复发作，曾服用清热泻火类中成药及维生素类药物，未能控制。现近舌根处又发溃疡，疼痛较甚。手心及面部时觉发热、泛红，精神倦怠，畏寒，眠差易醒，排便不爽、便不成形，舌淡、苔中度腻，脉沉濡。

辨证：脾虚胃热，气阴两虚。

治法：育阴健脾，清脘通络，补气血，宁神。

处方：生地 15g，**熟地** 15g，**天冬** 12g，**麦冬** 12g，**玄参** 15g，**丹皮** 12g，**黄连** 10g，**炒白术** 12g，**茯苓** 15g，**生山药** 20g，**鸡血藤** 15g，**红花** 8g，生黄芪 30g，当归 10g，女贞子 12g，炒枣仁 20g（打碎）。14 剂，水煎服。

2014 年 9 月 24 日二诊：患者服前方后，睡眠改善，精神较好，较以前体力和耐力增强。畏寒症状好转，手心及面部发热症状消除，口腔溃疡基本愈合，大便成形，每日 1 次，舌淡苔白，脉沉细。服药期间月经来潮，痛经及腰酸症状较以前缓解。原方继服 14 剂，以资巩固。

> **按：**口疮除内服方外，对于心肝火旺者，亦可选用外用方——连柏散，组成：黄连 40g，黄柏 40g，竹叶 40g，升麻 30g。上药共研细末，混匀，餐后以 4g 开水冲化，待稍温，于口中含后饮服，每日 3 次。此方清心、解毒、升提，经过临床使用，收效较为满意。

（四）耳鸣——通窍止鸣汤

【组成】柴胡 10g，香附 10g，生地 15g，熟地 15g，玄参 15g，麦冬 10g，陈皮 6g，女贞子 12g，旱莲草 10g，川芎 15g，石菖蒲 15g，远志 12g。

【功效】调肝补肾，育阴通窍。

【主治】神经性耳鸣，或耳聋。症见耳鸣如蝉如潮，耳闷耳堵，或伴心悸、怔忡，失眠，脱发，五心烦热，盗汗遗精，记忆力减退，听力下降，腰酸。或心烦易怒，口苦目赤，小便赤涩，大便秘结。舌红苔白或黄腻，脉弦细数。

【方解】本方是在增液汤、二至丸、孔圣枕中丹基础上化裁而来。临床所见中老年或脑力劳动者患耳鸣多属于肝肾阴虚，精血亏虚不能上荣耳窍，故发耳鸣。鸣响即有"空穴来风""空谷回声"之义。其治法重在调补肝肾精血，兼以开窍通络。方中生地、熟地、玄参、麦冬增液养肝滋肾、育真阴，女贞子、旱莲草平补肝肾之阴，佐以陈皮行气；合入柴胡、香附调肝通气，石菖蒲、远志化痰开窍；川芎上达巅顶而疏风通络开窍。全方既填下焦之阴液，又通中焦之气郁，兼开上焦之清窍，相得益彰。

【加减】

肝火炽盛，烦躁易怒，目赤口苦者，加青皮 4g、陈皮 4g、龙胆草 8g。

肾虚腰痛，记忆力减退者，加补骨脂 12g、煅磁石 30g（打碎）、骨碎补 12g、炒杜仲 12g。

盗汗遗精，夜间烦热者，加制龟板 6～10g（先煎）、砂仁 3g（后下）、黄柏 6g。

头痛、眩晕者，加天麻 10g、钩藤 10g（后下）、秦艽 10g。

【验案举隅】

例1：

邓某，男，51 岁。2014 年 12 月 10 日初诊。

主诉：耳鸣间歇性发作 10 余年。

现病史：患者耳鸣间歇性发作 10 余年，曾在北京 3 家三甲医院就诊，发现高频听力减弱。今年耳鸣发作频繁，且持续时间延长。平素工作压力较大，眠差，多梦易醒。患颈椎病 5～6 年，头痛。夜间时有腿抽筋，口臭，咽中有痰，时有咳嗽，纳食、二便均可。胸闷气短，平均每 1～2 个月胸痛发作 1 次，持续 30 秒左右，能够自行缓解，查心电图及心肌酶均（－）。水滑舌，薄腻苔，脉沉、右尺尤弱。

辨证：肝郁气滞，痰气蕴肺，清窍闭阻。

治法：调肝补肾，育阴通窍，宽胸，降气化痰，兼治颈椎及头痛。

处方：**柴胡** 10g，**香附** 10g，**生地** 15g，**熟地** 15g，**玄参** 15g，**麦冬** 10g，**陈皮** 6g，**女贞子** 12g，**旱莲草** 10g，**川芎** 15g，**石菖蒲** 15g，**远志** 12g，瓜蒌 10g，木香 6g，苏子 10g，杏仁 10g，秦艽 12g。20 剂，水煎服。

2015 年 1 月 14 日二诊：耳鸣发作次数明显减少，声音减弱。胸闷未作，咳痰消失，头痛减轻，宗前法。上方去瓜蒌、木香、杏仁、苏子，加制龟板 10g（先煎）、磁石 30g（先煎）、炒枣仁 20g（打碎），继服 20 剂。

2015 年 2 月 11 日三诊：患者睡眠改善，耳鸣音较前又有减弱，自述蝉鸣音遥远。心情舒畅，胸闷痛未作。舌红、苔白稍腻，脉沉细。治宜清肝滋肾，通络开窍，解郁安神。处方：**柴胡** 10g，**生地** 15g，**熟地** 15g，**石菖蒲** 10g，**远志** 10g，**川芎** 15g，丹皮 12g，炒栀子 10g，当归 12g，赤芍 12g，炒白芍 12g，茯苓 12g，郁金 15g，山萸肉 12g，五味子 10g，葛根 20g。30 剂，水煎服。

半年后随访患者，耳鸣未再发作，精力及体力较前明显改善。

> **按**：患者虽以耳鸣为主诉就诊，但木旺刑金之象较重，除耳鸣、眠差外，咳嗽、咳痰伴见胸闷，故基本治法以调肝育阴、宽胸化痰为主。二诊虽有药物变化，但治法仍以滋水涵木、调肝通窍为核心。末次复诊以滋水清肝饮合通窍止鸣汤加减，收效良好。

例2：

李某，女，59岁。2015年2月11日初诊。

主诉：脑鸣、耳鸣1年余。

现病史：患者脑鸣、耳鸣1年余，急躁易怒，咽干，盗汗，入睡难，腿易抽筋，大便不成形。甲状腺结节5年，脂肪肝。苔薄腻，脉沉、右有弦意。血压145/80mmHg。

辨证：肝郁乘土，阴虚火旺，痰气凝结。

治法：调肝育阴，消瘿，健脾，宁神。

处方：柴胡10g，**陈皮**4g，**生地**15g，**熟地**15g，**玄参**15g，**女贞子**12g，**麦冬**10g，**石菖蒲**15g，**远志**12g，青皮4g，龙胆草6g，昆布10g，浙贝母10g，山慈姑4g，茯苓15g，山药20g，炒白术12g，炒枣仁20g（打碎）。20剂，水煎服。

2015年3月18日二诊：尽剂后患者咽干改善，脑鸣、耳鸣由电锯声转为蝉鸣声，太阳穴时有涨痛，健忘，急躁易怒，心悸、盗汗。时或入睡难，大便黏滞，每日1次。血压降至120/70mmHg。舌苔薄，脉沉、微弦。治宜调肝消瘿，育阴平肝，宁神。处方以调肝消瘿汤加减：**柴胡**10g，**当归**10g，**玄参**12g，**昆布**10g，**黄药子**6g，**浙贝母**10g，**生地**24g，**夏枯草**10g，龙胆草10g，制龟板6g（先煎），黄柏6g，砂仁3g（后下），车前草10g，桔梗10g，生甘草6g。20剂，水煎服。

2015年6月24日三诊：患者以此方加减服用3个月，烦躁易怒及脑鸣、耳鸣症状消失。复查B超示，甲状腺结节较前明显缩小。上方去龙胆草、黄药子，加生牡蛎30g（先煎）、赤芍12g、白芍12g，继服20剂。

2015年底随访患者，已无不适症状，血压平稳，B超检查未见结节。

> **按：**患者肝肾不足、肝火偏亢，故见烦躁易怒、盗汗、失眠，伴有气机郁滞，血郁痰阻，故见甲状腺结节。肝木乘克脾土，故见便不成形。方予具有调肝滋肾、通窍止鸣的耳鸣通治方为主，佐以消瘿散结之昆布、浙贝母、山慈姑，佐以清肝泻火行气的龙胆草、青皮，又佐以扶土健脾之茯苓、山药、白术，兼用炒枣仁宁神促眠，

故尽剂后收到较好疗效。二诊因耳鸣减,将治疗重点转为调肝消瘿,然而二方在调肝育阴的基本治法上是一致的,加入封髓丹增强方药泻火坚阴之效。三诊复增柔肝软坚之剂。全案层次井然,疗效确切。

第十三章 男 科

（一）不育症——生精促育方

【组成】 熟地 30g，陈皮 6g，补骨脂 12g，肉苁蓉 15g，沙苑子 15g，菟丝子 12g，锁阳 10g，茯苓 15g，鹿角胶 10g（烊化），炒山药 20g，枸杞子 12g，仙茅 10g，淫羊藿 12g。

【功效】 益肾健脾，扶阳生精。

【主治】 男子不育，阳痿少精，早泄或遗精、滑精。症见精神衰惫，腰酸膝冷，小便清长，夜尿频多，脉沉、尺弱。

【方解】 男子不育主要关乎肾阳、命火和精室。隋·巢元方在《诸病源候论·虚劳无子候》指出"丈夫无子者，其精如水，冷如冰铁……泄精、精不射出，聚于阴头，亦无子"。说明肾气温养不足，精液生成稀薄，阳虚而施泄无力，导致不育。宋·严用和在《严氏济生方·妇人门求子论治》又云："男子其精气不浓……皆使人无子。治疗之法……男子益肾生精，以节嗜欲，依方调治，阴阳和平，则妇人乐有子矣。"指出生精之法惟有补肾节欲。临床所见，患者多伴有面色黧黑无华，腰膝酸软，阳痿早泄，或精液稀薄，睾丸寒痛等。综合以上论述，余老在临证中体会到，男子少精或精子质量不高导致不育，多是由于先天命门火衰、精室寒冷、生化不足，治宜温补命门、滋肾益精、生精促育。本方集合了众多补肾益精、强肾温阳的药物而成一方，具有益肾健脾、扶阳生精之效。脾为后天之本，健脾在于健运培育；肾为先天之本，益肾在于固摄温养。方中熟地、沙苑子、菟丝子、枸杞子补肾益精，得陈皮，补而不腻；补骨脂、仙茅、淫羊藿温养强肾，得肉苁蓉、鹿角胶、锁阳多汁稠厚之味，温而不燥，阳生阴长，互根互用，嗣育无穷；佐以山药、茯苓、陈皮健运后天脾胃，促进补益之品的运化吸收。

【加减】

遗精或早泄者，加五倍子10g、五味子10g、桑螵蛸15g。

大便不实或腹泻者，加莲子15g、炒白术15g。

腰膝冷痛，乏力身困者，加炙黄芪30g、炒杜仲12g、骨碎补12g。

睾丸冷痛者，加小茴香4g、延胡索10g、柴胡10g、川楝子10g。

夜尿频多者，加覆盆子12g、金樱子12g以温肾缩泉。

勃起功能障碍者，加韭子12g、阳起石12g（先煎）。

【验案举隅】

例1：

刘某，男，34岁。2015年3月11日初诊。

主诉： 不育5年。

现病史： 患者结婚5年，未避孕而未育。行精液检查（2014年7月13日），精液量：3.3ml。液化时间：30分钟。活动精子数量：143×10^6/ml，其中a 8%，b 15%，a+b 23%。精子活率（a+b+c）42.32%。患者平素畏寒，饮凉水或食冷物即易泄泻，大便每日2~3次，或不成形。阴囊潮湿，眠差易醒，性生活基本正常，平素无吸烟及其他不良嗜好。颈痛，腰部无酸痛。舌体微胖、苔滑腻，脉沉、尺弱。

辨证： 脾肾阳虚，命门火衰，寒湿下注。

治法： 温补命门，滋肾益精，健脾固肠。

处方：熟地30g，**陈皮**8g，**肉苁蓉**15g，**沙苑子**15g，**菟丝子**12g，**锁阳**10g，**仙茅**10g，**淫羊藿**12g，**炒山药**20g，**茯苓**15g，怀牛膝12g，生黄芪24g，炒白术12g。20剂，水煎服。

2015年4月1日二诊：服前方腹泻已愈，大便每日1次且成形，睡眠好转。水滑腻舌苔，脉沉小、右尺弱。治宜益肾扶阳，健脾，调肝。方药：**熟地**30g，**陈皮**6g，**肉苁蓉**15g，**锁阳**12g，**仙茅**10g，**淫羊藿**12g，**沙苑子**15g，**补骨脂**12g，**炒山药**20g，玄参15g，肉桂4g，制附片6g（先煎），炒白术12g，柴胡6g。20剂，水煎服。

2015年8月5日三诊：患者一般情况明显好转，腻苔已除。检查精液（2015年7月23日）示，精液量：3.1ml。液化时间：15分钟。活动精子数量：$255 \times 10^6/\text{ml}$，其中 a 12%，b 45%，a+b 57%。精子活率（a+b+c）88.54%。精液质量明显改善。前方再加鹿角胶 10g（烊化），嘱其继服 30 剂，以资巩固。

2015 年 11 月 18 日，因其他病就诊，告知其爱人已怀孕 12 周。

> **按**：患者虽属壮年，但平素畏寒，饮凉水或食冷物即易泄泻，大便不成形，伴有阴囊潮湿，舌体微胖、苔滑腻，脉沉、尺弱等，显为脾肾阳虚、命门火衰。命门之火无以温煦则精室寒冷，精子活率低下。余老拟定温补命门、滋肾益精之法，并佐以健脾固肠法，在经验方生精促育方基础上加上生黄芪、炒白术健脾益气，怀牛膝活血利湿，引药下行。经过近半年的治疗，患者精子质量改善、活率提升，体现了温肾生精法治疗该病的突出效验。

例2：

方某，男，40 岁。1995 年 10 月 16 日初诊。

主诉：早泄数年。

现病史：患者多年来体质衰惫，形体怯冷，易感风寒，卧则多汗，每年外感多次。自诉腰部酸楚，阴茎勃起为时甚暂，入房每易早泄，右侧足后跟痛，阴囊、睾丸部颇有凉感，腑行亦欠润畅。舌苔白、微腻，其脉沉濡、右尺虚伏。

辨证：肾虚阳衰，命火不足。

治法：补肾益精，温阳固卫，兼以润腑。

处方：熟地 120g，**陈皮** 40g，**山药** 80g，**枸杞子** 80g，**菟丝子** 80g，**沙苑子** 80g，**补骨脂** 80g，**淫羊藿** 80g，山萸肉 60g，丹皮 50g，肉桂 30g，制附子 60g，当归 80g，蛇床子 60g，金樱子 80g，桑寄生 80g，阳起石 80g，生黄芪 100g，防风 60g，炒白术 80g，火麻仁 120g（打碎）。

上药浓煎两次，滤汁去渣，再加鹿角胶 80g、阿胶 150g、蜂蜜 120g、冰糖 250g，文火收膏。每服 12～15ml，开水冲化温服（或淡盐汤送服）。

膏药尽剂后复诊，体力及精力明显好转，性生活满意。

例3：

王某，男，35岁。2014年5月28日初诊。

主诉：阳痿10余年。

现病史：患者18岁时频繁手淫导致阴茎内缩，睾丸亦内缩，病延至今。婚后因阳痿、早泄严重，现已离异。偶有遗精，腰酸，头晕，恶风，口干不苦，头发早白，膝盖、脚凉。现易疲乏，精神情绪低落。舌苔薄腻，脉沉濡、尺弱。

辨证：肾虚精亏，肝郁气滞，命火不足。

治法：益肾育阴，调肝疏郁，扶阳。

处方：熟地15g，沙苑子15g，补骨脂12g，肉苁蓉15g，锁阳10g，淫羊藿15g，续断15g，生地15g，蛇床子10g，金樱子12g，柴胡10g，川楝子10g，五味子12g，肉桂6g，制附片8g（先煎）。24剂，水煎服。

2014年6月25日二诊：尽剂后，患者阴茎、睾丸内缩觉冷症状好转，膝盖及腰冷缓解，阳痿、早泄稍有改善。现仍畏风，疲乏，时有咳嗽，便干。舌苔薄白微腻，脉沉尺弱。治宜补肾温阳，益气，利咽，润腑。上方去蛇床子、五味子、续断，加鹿角胶10g（烊化）、厚朴6g、火麻仁20g（打碎）。24剂，水煎服。

2014年7月23日三诊：尽剂后，患者阳痿、早泄、阴部内缩继有改善。治宜温肾育阴，通络，健脾。处方：熟地30g，陈皮8g，肉苁蓉15g，鹿角胶10g（烊化），菟丝子12g，锁阳10g，仙茅10g，淫羊藿12g，炒山药20g，茯苓15g，川牛膝10g，怀牛膝10g，生黄芪24g，炒白术12g。20剂，水煎服。

后随访患者得知，阳痿已痊愈，并于次年重新组建家庭，夫妻生活满意。

例4:

杨某,男,27岁。2014年12月3日初诊。

主诉: 勃起功能障碍7年余。

现病史: 患者已婚3年,婚前即勃起功能障碍,硬度较差。婚后同房时间短,1~2分钟即泄。平素怕冷,身体困乏明显,阴囊潮湿,劳累后头晕头胀。情绪易急躁,双目干涩,手脚凉且麻,食少腹胀,夜寐多梦,小便灼热,大便偏稀。舌苔白腻,脉微滑,右尺脉沉细。

辨证: 命门失煦,肝郁化火,湿热下注。

治法: 温阳补肾,调肝,通络,渗利。

处方:熟地15g,**肉苁蓉**15g,**沙苑子**12g,**补骨脂**12g,**仙茅**10g,**淫羊藿**12g,**茯苓**15g,**锁阳**10g,**菟丝子**12g,生地15g,柴胡10g,龙胆草6g,丹参15g,生薏苡仁20g,赤小豆30g。24剂,水煎服。

2014年12月24日二诊:服药后,患者勃起功能增强,同房较满意。阴囊潮湿、小便热好转。腰酸楚发凉,腿麻,胃中觉热,头或有晕胀,咳嗽痰多,大便每3~4天一行。腻苔已除,脉沉、微滑、尺弱。治宜补肾益精,清脘,通络,化痰,健脾,通便。处方:**熟地**15g,**肉苁蓉**15g,**锁阳**10g,**沙苑子**12g,**菟丝子**12g,**仙茅**12g,**淫羊藿**15g,**鹿角胶**10g(烊化),生地15g,韭子12g,黄连10g,肉桂6g,丹参15g,杏仁10g,炒白术12g,熟大黄3g(后下)。24剂,水煎服。

2015年1月21日三诊:尽剂后,患者性功能继续有所改观,咳痰及便秘好转。眼干涩,偶有头晕,胃胀或热,后背紧,胸口闷痛,劳累后睾丸酸胀,易疲劳紧张。左脉沉细,右沉弱。治宗前法,上方去韭子、杏仁、熟大黄,加枳实6g、玄参15g、丹皮12g。24剂,水煎服。

尽剂后,腰腿及胃部症状亦好转,二便调,性功能已正常。

(二) 疝瘕——清睾止痛汤

【组成】 柴胡10g,川楝子10g,知母10g,黄柏8g,蒲公英12g,苍术10g,生薏苡仁20g,生地15g,熟地15g,沙苑子15g,小茴香4g,

延胡索 15g。

【功效】调肝滋肾，清睾化湿，行气止痛。

【主治】睾丸炎、附睾炎，可归属于中医"疝瘕"范畴。症见睾丸胀坠疼痛，活动劳累及受寒后加重，或伴有性功能下降，睾丸萎缩，舌红、苔白，脉弦紧。

【方解】睾丸隶属于肝经而统辖于宗筋之会，肝郁气滞、肾虚失养、湿热下注、寒凝肝脉均可导致睾丸偏坠胀痛，治疗重点在于行气滞、温肾利湿。方中柴胡、川楝子疏肝解郁、行气止痛；知母、黄柏、苍术、生薏苡仁、蒲公英清肾燥湿，化浊解毒；生地、熟地、沙苑子补肾育阴生精、助气化；延胡索活血止痛，小茴香温化肝经寒凝、行气止痛。诸药共奏清睾化湿、行气止痛之效。

【加减】

肾精不足、弱精症者，加五味子 10g、锁阳 12g、肉苁蓉 15g、淫羊藿 12g、补骨脂 12g、枸杞子 15g。

睾丸偏坠胀痛或肿痛者，加橘核 10g、荔枝核 12g。

小便不畅，小腹冷痛者，加肉桂 3g、乌药 10g、怀牛膝 12g、车前子 12g（包煎）。

【验案举隅】

王某，男，42 岁。2014 年 7 月 16 日初诊。

主诉：右侧睾丸疼痛 8 年。

现病史：患者右侧睾丸疼痛，触碰后疼痛较甚，并向右侧腹股沟放射，几年来自觉睾丸变小，无性欲，伴有阳痿、早泄，腰痛。3 月 16 日生殖器 B 超示：前列腺稍增大伴钙化点。精液检查示：无成活精子。眠易醒，眼干，疲倦乏力，记忆力减退。舌苔中度腻，脉沉滑，重取有弦意。

辨证：肾虚肝郁，命门火衰，脾虚失运，湿浊内阻。

治法：调肝清睾止痛，益肾填精，补气。

处方：柴胡 10g，川楝子 10g，黄柏 8g，蒲公英 12g，苍术 10g，生薏苡仁 20g，小茴香 4g，延胡索 15g，生地 15g，熟地 15g，沙苑子 15g，五味子 10g，锁阳 12g，肉苁蓉 15g，淫羊藿 12g，补骨脂 12g，枸杞子

15g，生黄芪 30g。30 剂，水煎服。

2014 年 8 月 27 日二诊：患者睾丸疼痛缓解，触碰后疼痛已能忍受，放射痛消失。性功能未见起色，眠差，易醒。舌苔薄腻少津，脉沉、尺弱。治宜调肝补肾，扶阳生精，益气清利，宁神。以生精促育方加减，处方：**熟地** 30g，**陈皮** 6g，**仙茅** 10g，**淫羊藿** 15g，**肉苁蓉** 15g，**锁阳** 12g，**鹿角胶** 10g（烊化），柴胡 10g，制香附 10g，狗脊 15g，生黄芪 30g，川楝子 12g，炒枣仁 20g（打碎）。30 剂，水煎服。

2014 年 10 月 29 日三诊：尽剂后睾丸疼痛好转，性功能有一定起色，患者思嗣，宗前法，清睾止痛汤与生精促育方合方改为丸药继续服用。处方：**柴胡** 30g，**生地** 60g，**熟地** 60g，**沙苑子** 60g，**川楝子** 30g，**黄柏** 30g，香附 40g，**陈皮** 20g，山萸肉 60g，**山药** 40g，韭子 30g，**锁阳** 60g，**枸杞子** 80g，**菟丝子** 80g，当归 40g，**鹿角胶** 80g，金樱子 60g，**补骨脂** 60g，**淫羊藿** 80g，阳起石 60g，生黄芪 80g，桑寄生 60g，炒枣仁 40g。上药为细末，水泛为丸，如梧桐子大，每服 6g，每日 2 次。

2015 年 1 月 28 日，患者介绍的其他患友就诊时告知，其性功能改善，精液检查基本正常，爱人备孕中。

> **按**：患者下焦阳气不足，精液生成虚乏，气化不利，湿热郁滞，且寒凝肝脉，致不育及睾丸疼痛。方予清睾止痛汤清除湿热瘀滞后，再予生精促育方加减扶阳生精，取得一定疗效。此案体现了分步治疗与合方合法治疗下焦虚实错杂、寒热互见的病证的优势。

（三）癃闭——清补通癃汤

【组成】柴胡 10g，香附 10g，川楝子 10g，生地 15g，熟地 15g，赤芍 12g，白芍 12g，鸡血藤 15g，鸡骨草 30g，黄柏 8g，蒲公英 12g，车前子 12g（包煎），茯苓 15g。

【功效】调肝益肾，活血通络，清肾利水。

【主治】前列腺炎，前列腺肥大。症见小便淋沥，或伴有尿频、尿急，小腹胀痛，或小便浑浊，或有尿液乳白。舌红、苔白，脉弦数。

【方解】前列腺疾患在青年男子多属肝郁湿热证，在老年人多属肾虚湿浊证。其病理产物可致血瘀湿阻，并兼有气滞。所以临床治疗重点在于调肝益肾，活血通络，兼以清肾利水道。方中柴胡、香附、川楝子疏肝解郁，行气消胀；生地、熟地滋肾润腑，生津凉血，佐以赤芍、白芍、鸡血藤养血活血，通络止痛；黄柏、蒲公英清肾解毒，降火消肿；鸡骨草清热利湿，解毒化浊；车前子、茯苓利水渗湿、降浊，通畅水道。全方清补结合，标本兼顾，可作为前列腺疾患的基础方加减使用。

【加减】

小便频数、夜尿尤多者，参以缩泉法，加覆盆子 12g、金樱子 10g。

大便稀溏，小腹隐痛者，参入健脾法，加炒白术 10g、炒山药 20g、莲子肉 12g、桂枝 10g。

前列腺肥大，小便点滴不畅者，参入消瘕法，加皂角刺 12g、路路通 12g。

小便淋沥、涩痛者，参入通淋法，加萹蓄 10g、瞿麦 12g、石韦 10g。

排尿无力、努责汗出者，参入益气法，加生黄芪 24g、生甘草 6g。

尿血者，参入凉血、利尿、通淋法，加小蓟 15g、蒲黄炭 12g、血余炭 12g。

【验案举隅】

王某，男，45 岁。2014 年 7 月 16 日初诊。

主诉：尿频、尿急 1 年余，加重 3 天。

现病史：患者尿频、尿急，偶伴有排尿困难 1 年余。前日饮酒久坐后，出现排尿困难加重，且尿频、尿急感紧迫，如厕后小便点滴而出，每日小便十余次。平素有腰酸，久坐加重，小腿轻度水肿，下腹及腹股沟排尿时胀痛，小便淋沥不畅，大便不成形，每日 2~3 次。纳食、睡眠一般，舌苔微腻，脉势濡弦。

辨证：肝郁气滞，脾肾亏虚，运化、气化失职，湿热下注。

治法：调肝，补肾，健脾，清利缩泉。

处方：**柴胡** 10g，**香附** 10g，**鸡血藤** 15g，**鸡骨草** 30g，**川楝子** 10g，**生地** 15g，**熟地** 15g，**茯苓** 15g，**蒲公英** 12g，**车前子** 12g（包煎），苍术 12g，白术 12g，炒山药 20g，莲子肉 12g，覆盆子 10g，金樱子 10g。20

剂，水煎服。

2014年8月6日二诊：尽剂后排尿转为通畅，且较前有力，未再出现尿频及小腹胀痛现象。大便每日2次，且成形。宗前法，上方去莲子肉、苍术，加黄柏6g、泽兰12g，继服20剂。

尽剂后，诸症痊愈。随访1年，病情未有反复。

> **按：**患者宿疾为前列腺炎，在饮酒及久坐后诱发，且出现排尿困难，中医诊断为癃闭。系由脾肾亏虚、肝气郁滞导致下焦气化不利，复因饮酒助湿增热，久坐瘀血阻滞，导致病情加重，故治疗重在调补脾肾、疏肝行气、清利湿热，方予清补通癃汤补泻兼施，收效满意。

附录 余瀛鳌从医治学之路

（一）治学之路

1. 世医家学

余瀛鳌先生出生于世医家庭，其先曾祖赞襄公业医于清代道光至光绪中期，诊务繁重，是江苏阜宁县的名医。其祖父奉仙公（1860—1939）受教于其曾祖，熟读经典，旁及历代名著，早年即悬壶济世，诊治富于胆识，经方、时方择善而从，于伤寒、温病、疫病及内、妇诸科疑难杂症多所致意，效验卓著，中壮年时即已名播千里，是晚清"苏北三大名医"之一（另两位是淮安的张子平和兴化的赵海仙）。其父无言公（1900—1963）年少时得奉仙公亲授，攻习经典医籍，选读各家名著，术业精进。在当时汪伪政府采取限制、消灭中医政策的形势下，其父站在卫道的立场上，为维护中医合法权益、推进中医教育，进行了不懈的努力。无言公是我国近现代中医教育发展史上颇有影响力的一位名医。

世医家庭出身的余老，当然受到先辈们的一些影响。余老回忆，过去在他的家中有一个木质大书柜，父亲在书柜上题了一副对联，上联是"好古不求秦汉后"，下联是"知医当在和缓间"。这实际上是标明了其父余无言先生为医治学的渊薮，即重视早期的经典医籍，崇尚古朴醇厚的医风。这一副对联，余老在小学、中学、大学阶段，几乎每天都要看到，因此印象颇深。余老高中毕业时中华人民共和国刚成立，当时国家还没有创办中医高等院校，其父建议他先学西医，先取得正规学历，待以后有机会再学中医。

2. 师授要领

对余老学术、诊疗思想影响最大的人主要有两位，即其父余无言先生与其师秦伯未先生。1955年冬，余老参加卫生部和中国中医研究院（现中国中医科学院）主办的首届西医学习中医研究班系统学习中医。1956年，无言公让他拜在秦伯未先生门下。他们二老长期在上海临诊，无言公以经方驰名，秦老则多以时方鸣世，他们各有所长，对余瀛鳌授学时多强调要"勤求古训，博采众方"。余老在数十年的中医工作中，也一直坚持文献研究与临床诊疗相结合。

在学术方面，余老也深受其父亲、老师教诲，由于其父病逝较早，余老受秦老的影响更大。秦老指出，学问的增长、学术经验的丰富，主要靠"学习、钻研、积累、探索"这八个字，他说："一个临床医生不加强学习是十分可惜的，当医生和其他学科不一样，有的在相当年轻时就在学术与临床方面取得了成就，成为名医，有的当了一辈子医生，经治的患者也很多，但效验就是难以提高，学术上也缺乏长进。这是为什么？最重要的是重视学习不够，基础没有打好，没有勤奋学习的基础，也就谈不上钻研。有些医生平时也比较注意学习，甚至从古书中抄录大量的资料，也就是说他注意到学术的积累，但由于缺乏探索精神，没有掌握在临床中如何将这些学术资料加以分析鉴别和应用的方法，也就难以取得更多的收获……这里须予以强调的是，要打好中医理论基础，既要学好《黄帝内经》《伤寒论》《金匮要略》等经典著作，又要加强文学和医古文等方面的学习以提高传统文化素养。因此，这个基础就必须打得比较深广，应有计划、持之以恒进行艰苦的学习，钻研其义理所在。如果要提一个较高的要求，那就是要学得深透一些，这样你再学习晋唐以降的各家著述，就会感到源流清晰，易学易用。"秦老在治学方面所强调的这八个字，对余老数十年来的临床、科研、教学起到了重要的指导作用。

在学术方面，秦老精于《黄帝内经》研究，曾有多种研究《黄帝内经》的专著，故在上海有"秦内经"之称。值得纪念的是，秦老在1929年整理出版过《内经类证》，当他获悉余瀛鳌主要从事中医临床文献研究后，建议他将《内经类证》予以重订，秦老让他在阅习《黄帝内经》全文的基础上，将书中有关病证的阐述摘录在卡片上，并注明篇章出处（原著中病证条目未标明篇章）。余老用了将近一年的时间，共摘录了 1000 多张卡片，将《内经类证》予以重订，全书分 44 个病类，311 种病候，每类病证均写一篇按语，使《黄帝内经》中的病证能进一步"提纲挈领，揭示线索"。重订后的《内经类证》于 1962 年 4 月在上海科学技术出版社刊行问世（署名为：秦伯未原编，余瀛鳌重订）。秦伯未先生对于经典著作的这种启发性研究思路，使余老在此后 50 余年的临床文献学习、工作和研究中受益匪浅。

3. 教学相长，利人利己

1958 年，余老被分配至中国中医研究院（现中国中医科学院）的编审室工作，主要从事编写或审阅、修改中医药方面的论文和书稿，并在广安门医院每周出两次门诊。1960 年，卫生部组织医疗队，要求中国中医研究院派一批医生去内蒙古包头市从事医疗工作。当时余老被分配到内蒙古自治区包头市包钢职工医院的门诊和病房工作。第一年主要是从事中医诊疗工作。次年春，余老再次来到包头，并和卫生部中医司的路志正先生共同主办了一个西医学习中医进修班。余老和路志正先生轮流带教，每人一天教学，一天带临床实习。进修班的学员在这大半年中，既要学理论，还要跟着老师们上门诊，非常忙碌。但是充实的教学和临床带教经验也为余老中医水平的提高奠定了基础。1978 年，中国中医研究院成立了研究生部，余老和马继兴教授共同培养了一名中医文献专业研究生。1979 年，余老和马老又招收了 3 名研究生。此后，余老陆续招收培养过硕士和博士研究生近 30 名，培养方向均是临床文献专业。近几年国家中医药管理局在中国中医科学院设立了"著名中医药专家学术经验传承博士后工作室"，以余老的学术研究和临床经验传承为培养方向，余老先后带教指导了 4 名博士后研究人员。

余老认为，中医药的学术经验传承，应根据从学人员不同的学历与经历，对有基础的学生、无基础的学生、从事临床工作的学生、从事文献专业工作的学生施教时，要做到同中有异，区别对待。就余老个人来说，读高中时，曾在上海跟随父亲余无言先生抄过方，后来拜秦伯未先生为师，也曾跟诊抄方或外出会诊。余老在施诊带教时也有学生或侍诊者协助抄方或记录，亦将个人临证摸索积累的治疗经验扼要地向从学者介绍。又如余老研究中医临床文献，为文献专业人员讲课时，就强调必须要认真研读中医古今临床文献，在众多的名医名著中精选精读，阐述与提炼临床学术要点，特别是在评述一本书的学术特色时，力求在其临床实用性方面做出比较客观的评价。久而久之，才能对历代医籍形成一定程度的鉴识能力，并告诫学生应在选读、精用经典名著的基础上，力求做到博采诸家之长。同时，治学宜谦谨，诊疗须重视医德的修养，力求实效，这也是余老对学生所提出的基本要求。

此外，余老还强调，对于一名中医师，临床经验不能单靠家传或师授，还要注意向古人学习、与今贤进行学术经验交流，更离不开的是，从诊疗中探索、学习，要不断地在临床实践中予以反复鉴别、积累。秦老曾向他提出："你在今天的门诊或者病房会诊中，如果感到诊疗患者的方治不太合适，或所治病证你比较陌生，就应在其后抽时间查阅文献或请教有经验的医生，不可放任自流，否则你学术经验的增长就成了一句空话。"余老亦将此言转告学生们，希望学生们能通过老师的教导和自己的努力早日成才。

4. 中医学术传承必当重视临床文献研究

余老从事中医临床文献研究，始于 20 世纪 50 年代后期，至今已 60 余年。他对临床文献的编纂、整理和研究主要可分为以下几个方面。

（1）综合编纂，流溯百家，集萃丛刊。主要是选取历代医籍中在学术和临床方面较有代表性的名著，其中又以经典名著为主。如余老在 1993 年应全国古籍整理出版规划小组之请，参加任继愈先生作为总主编的《中国科学技术典籍通汇》的编纂整理，任先生找余老面谈，让余老领衔编纂《中国科学技术典籍通汇·医学卷》。余老组织中国中医研究院有关专家共同整理编纂，全书共六个分册，第一分册包括《黄帝内经》《难经》《神农本草经》《针灸甲乙经》《诸病源候论》，第二分册包括《肘后备急方》《备急千金要方》，第三分册包括《伤寒论》《金匮要略》《三因极一病证方论》《宣明论方》《脾胃论》《格致余论》《温热论》《温病条辨》《寿亲养老新书》，第四分册包括《妇人大全良方》《小儿药证直诀》《外科正宗》《仙授理伤续断秘方》《银海精微》

《重楼玉钥》《兰台轨范》，第五分册包括《证类本草》，第六分册包括《本草纲目》。以上所选典籍，在学术和临床方面，均有足够的规范性和代表性。而且较为重要的是，所择编的全部医籍均采用中国中医科学院图书馆的珍贵版本，并予以影印，最大程度地保持了刊本的原貌，减免了排印本的错讹。其中对每一部著作，整理者均写了一篇提要，对其学术价值、编著特色和历史意义予以阐介。

（2）**精选推介，提要钩玄，荐读名著**。现存的历代医籍中，绝大部分属于临床医学论著。从中选取具有规范性、权威性、学术代表性和对后世影响极为深远的名著，向读者做一个总体性的论述，这是余老从事中医临床文献研究近 60 年的夙愿。为此，余老在数年前组织有关专家编写了一部书，署名为《中医临床必读名著 30 种》，对于 30 部名著，均从作者简介、内容概要、背景回顾、传承导读、必读理由、前贤点评、延伸阅读等不同的角度和层面，介绍该书的学术全貌，尽可能恰当地阐论该书的学术精粹和方治特色，使读者能较快地阅习该书的学术精髓、要义，掌握学习方法，对提高读者临证水平有重要意义。

（3）**融古汇今，去粗取精，类编集成**。历代名医名著，或有与先贤论述类似者，然而最为宝贵的是论著中的创新点和论治中的新法、新方。因此，需要做一些整理工作，力求"去粗取精"，着重介绍一本临床著作的证治精华，并适当介绍原著中的立方遣药对后世的影响。如李东垣的补中益气汤重在补中益气、升阳举陷，是临床治疗脾胃病证的最常用名方之一。此方原治脾胃气虚而致身热有汗、渴喜热饮、头痛、恶寒、少气懒言、饮食无味等，但经后世不断地临床实践，其治疗范围扩展到多个临床科别的病证，如内科的重症肌无力、肌萎缩等，外科的脱肛，妇科的崩漏，儿科的肌营养不良，均可用此方加减获效，并已有很多的临床报道。所以余老在临床研究中，很重视古方的诊疗新用，并将它们介绍给读者，其真实目的在于"弘扬古方，阐介新用"。

鉴于上述的学术、诊疗思路，余老先后主编过以下一些临床文献整理、研究的相关图书。如"历代中医名著精华丛书"（1998 年科学出版社出版），共选《外台秘要》《圣济总录》《古今医统大全》《普济方》《证治准绳》等 10 种；"中医古籍新点、新校、新参考系列"（2007 年辽宁科学技术出版社出版），共选《备急千金要方》《景岳全书》《医宗金鉴》《医学衷中参西录》等共 10 种；"中医古籍临床新用丛书"（2007 年贵州科技出版社出版），共选《太平惠民和剂局方》《张氏医通》《古今图书集成·医部全录》等 10 部名著中的学术经验，这套丛书所选古籍中的名方，又以"临床新用"为重点。以上几套丛书，余老整理编纂的方法，不是照录。因为这些书中的内容有相当一部分是重复的、缺乏新意的，为便于读者获取书中精粹，余老及其他编者们在精选方剂和扩充临床使用范围方面下足了功夫，特别是将所选方剂中的现代临床应用作为阐论重点。从上述三套丛书的书名也可获知，"历代中医名著精华丛书"是所选医籍的"精华本"，"中医古籍新点、新校、新参考系列"对所选医籍的书名做了些改动（原书名加"集要"），如《外台秘要集要》《圣济总录集要》《普济方集要》，也就是说这套丛书是所选医籍的"集要本"。这反映了余老对中医临床文献新的编纂、整理方法。2013 年 8 月，"中医古籍新点、新校、新参考系列"丛书被国家新闻出版总署和全国古籍整理领导规划小组评选为"首届向全国推荐优秀古籍整理图书"。

此外，余老还参与主编和领衔主编过多种中医辞书，并在临床文献研究中重视方剂学的研究，如余老和王乐匋教授、陈广路教授主编了"中国传统医学大系"，其中有《传统疗法大成》《方剂大成》等，还领衔主编刊行过大型方书《宋以前医方选》《中医通治方精选》，这是中医文献中第一部以"通治方"命名的方书。在医案文献整理方面，余老与高益民教授共同主编了《现代名中医类案选》（1983 年人民卫生出版社出版），该书出版后在不长的时间内再版了 3 次，印数近 8 万册。并另有日文本刊行问世。前几年，余老又邀请陶广正教授参与主编，补充案例等，修订为"第二版"，再次刊行，这是现代医案著作中有较大学术影响的一种。

（4）探研流派，综考各家，致意传承。 余老在研究临床文献过程中，除了注重对历代名医名家学术思想的整理和研究外，对地域医学和学术流派也非常重视。如 1985 年冬，余老和王乐匋教授、李济仁教授等人共同主编了一套大型的地域性医学文献——"新安医籍丛刊"。这套丛书在选本、校勘等方面下了很大的功夫，全书刊行后，于 1996 年获得华东地区科技出版社优秀科技图书评委会颁发的"第九届华东地区科技出版社优秀科技图书一等奖"。此外，余老还为孟河、燕京、海派等地域医学做过一些工作。余老指出，通过对学术流派相关文献的研究，不仅得以泛览与探索经典医著、丰富多彩的地域医学流派学术思想，更重要的是，他认为学术流派既是地域医学的学术特色，又反映了地域医学的人才发展和学术传承规律，对于中医学的传承和发展具有重要的启示。

5. 汲取文献精华，学以致用

中医临床文献逾万种，是一个巨大的宝库，呈现了历代学术理论和临床诊疗水平的发展与提高。余老强调，中医从业人员不可不读古书，既要学习具有代表性的名医流派和医著的学术经验，又要博取诸家之长。只有重视全面继承古籍文献中的精华，临床中才有可能提高与创新。

譬如余老临床中治疗肾病主要取法于张仲景，但又吸取近代医家的学术经验。治疗肝炎，最初常以柴胡疏肝散加减施治，1960—1961 年，余老诊疗了多例传染性病毒性肝炎患者，起初用柴胡疏肝散，结果是或有效或无效，令人不太满意，后来余老写信请教业师秦伯未先生，秦老复函让查看清·魏之琇《续名医类案》中的医案，其中治疗肝燥胁痛用的是一贯煎方。后来余老从案例中获知，20 世纪 60 年代初，当时正值三年困难时期，肝炎患者属于肝燥胁痛的病状较多，故此受到启发，在疏肝的同时，必当重视养肝柔肝。其后若干年，余老治疗多种肝炎，往往又加上"三鸡"（鸡内金、鸡血藤、鸡骨草），此三味药对于改善患者临床症状和化验指标具有比较可靠的疗效。秦老告诫余老，在诊治过程中如果遇到困难，疗效不理想，应该多查阅临床文献。

又如治疗糖尿病，余老比较赞赏近现代名家施今墨先生的方治，选药多用生黄芪、生地、熟地、苍术、玄参、葛根、山药等，但糖尿病患者除气阴虚等病因病机外，多数情况还兼有肾虚，张璐《张氏医通》治疗消渴病，常用沙苑子等补肾，余老亦适当选用。如糖尿病患者内热严重，亦可选加黄芩、黄连等清热。祝谌予先生告诉余老，他学习施老治糖尿病，为了减少并发症，在方治中往往加一些活血通络药，收效甚佳。

余老多年来治疗偏头痛的经验，也是研究临床文献结合实际诊疗，并反复斟酌形成的。自拟方"柴芎蔓芷汤"，组成为柴胡、川芎、蔓荆子、白芷、秦艽、当归、生杭芍、菊花，临床中根据不同的症情予以加减变化。如有巅顶痛须加藁本，夹痰则加化痰药。此方是余老参阅了《兰室秘藏》的清空膏、《传信适用方》的杏芎散、《类证活人书》的柴胡半夏汤、《同寿录》的治头痛方，将四方的方药予以综合思考、变化加减而成。患者如果是偏头痛，柴胡基本上是必用，而方治中的川芎、当归用量比较大。全方治重调肝、养血、祛风、通络以止痛。

综上所述，在诊疗过程中，多参阅中医临床文献，有利于提高临床疗效。更重要的是，得以拓宽诊治思路，逐步学到圆机活法，这也体现了方治中的权变性。另外，在中医临床文献中，古今医案著作应该尽可能地多加参阅，余老十分赞成章太炎先生对医案的评价："中医之成绩，医案最著。欲求前人之经验心得，医案最有线索可寻。循此钻研，事半功倍。"近代中医名家周学海先生也曾说："每部医案中必有一生最得力处，潜心研究，最能汲取众家之长。"余老在多年的临床文献研究中也认识到"医案是中医文献研究中与中医临床结合得最为密切的科研领域"。因此，"中医医案最值得认识学习、研究和总结"。中国医学史上，影响较大的医案有《薛立斋医案》、江瓘《名医类案》、魏玉璜《续名医类案》、喻嘉言《寓意草》、叶天士《临证指南医案》、俞震《古今医案按》等。明·江瓘《名医类案》提出医案著作的重大作用是"宣明往范，昭示来学"。清·李延罡谓："医之有案，如奕之有谱，可按而覆也。"清·俞震《古今医案按》也指出，多读医案，可以指导医者辨证、立法，方治中的灵活变化，给习案者一隅三反的启示。中医临床诊疗的传承与创新，主要见于医案著作，我们从中既能学到诊疗中的定法与活法，又能见到诸多创新的治法。同时，医案还能重点反映医家们的经验心得和方治特色，其中可能包含在一般方书、论著中不易学到的临床见解和诊疗心得。从历代各家医案，我们还可以看到一些时代性特征，其中比较突出的是近现代的名家医案。这些医案在病名诊断方面多选用西医学诊断病名，这样的学术变化有利于向西医学习，有利于中西医结合，更有利于我国的传统医药面向世界，从而为国际临床医学交流和诊疗水平的提高贡献一份力量。

余老对于常见多发病，比较重视通治效方的研究，但通治效方的形成，往往需要参阅很多的临床文献，然后予以斟酌、定方。其中的加减法也需要参阅前人的学术经验，在诊疗选用时往往还有一个试用的经历，而这个过程中，中医临床文献的研习也起到重要作用。所以余老以数十年来临证探索的经历和体会提出，作为一名新时期的中医师，诊疗生涯中须重视临床文献的研习。

余老认为，立志于学习中医药的青年学子，首先应该热爱这个专业，有了这样的思想基础，就应该以《易经》所说的"自强不息"来要求自己。初学时一定要打好学术、理论的基础，对于必读经典应认真研读。在学习、临床过程中遇到疑难之处，要多多请教师长、学友，或翻阅相关文献，以解惑并加强认识。在诊疗实践中，宜重点习读名医名著，这样既能打基础，又能博采诸家之长。此外，还应该在突出中医药学术与临床的基础上，重视中西医结合，只要是有利于中医诊疗传承和创新的科学知识或方法，都应该予以融会。

（二）学术传承

1. 业师

余无言先生、秦伯未先生。

2. 学术传承

（1）研究生有以下人员。

1）硕士：王大鹏、黄汉儒、王立、郭君双、伊广谦、盛维忠、路京达、苏晶、张遥、朱清、曹东义、杜晓玲、陶晓华、蔡永敏、王友智、李焕荣、杨盛名等。

2）博士：陶晓华、李焕荣、徐成俊（韩国）等。

3）博士后：王凤兰、李哲、李鸿涛、张卫。

（2）师承带徒：潘树和、张耀圣、李文忠、王世利、余永燕、孙波、谢琪、刘学春、陈辉、冯磊、王玮等。

（3）进修班：孔嗣伯、周超凡、陆拯、赵法新、顾植山、李良松、苏礼、方启中、呼素华、施如雪、严季澜等。

（4）从学人员：尚博文、王咪咪、朱定华、李洪晓、王亚芬、陈湘萍、邱浩、余杨、陈思燕、吕金山、黄炳炎、郑蓉、王小岗、李建鹏、李杰、高宴梓等。

（5）全国中医优秀人才培养专项学员：武晓冬、岳广欣。

（三）学术成就

1. 科研工作

审查医著 60 余种，编纂医著 30 余种，其中包括参与主编的大型医著如《中华大典·医药卫生典》《中医大辞典》等，已刊行较有代表性的医著是"历代中医名著精华丛书""中国传统医学大系"《中国科学技术典籍通汇·医学卷》《中医文献辞典》《中医古籍珍本提要》"中医古籍新点、新校、新参考系列""新安医籍丛刊"《现代名中医类案选》《中医古籍珍本提要》《宋以前医方选》《中华文化通志·医药学志》《中医临床必读名著 30 种》等医籍 30 种左右，发表学术论文 300 余篇。

2. 教学工作

1961 年参与主办内蒙古包头市西学中班。从 1978 年开始指导硕士研究生，以后又陆续招收并指导博士、博士后，共指导和培养研究生 30 名。现为"全国中医药传承博士后合作导师"，为中国中医科学院中医药传承博士后培养项目在站培养博士后人员 3 名，在全国性文献研究班（共 2 期）担任中医临床文献研究主讲，并担任第二届"中医古典医籍高级进修班"班主任。

3. 医疗工作

从 20 世纪 50 年代后期迄今，一直坚持临床文献研究与诊疗相结合，先后在中国中医科学院中医门诊部、京城名医馆、炎黄国医馆等多家医疗机构应诊。2014 年被评为"首都国医名师"。临床精于中医内科、妇科，主张辨病与辨证相结合，重视通治效方，尤长于治疗肝病、心脑血管病、泌尿生殖系疾病及糖尿病、癫痫等多种疑难病证。

4. 获奖及荣誉

国家科学技术进步奖三等奖；

中国中医科学院"岐黄中医药基金会传承发展奖"；

首都国医名师；

首届全国名中医。